D&T InforMed

Clínica Médica

D&T InforMed

Clínica Médica

DIAGNÓSTICO E TRATAMENTO EM MINUTOS

COORDENADORA

Maria do Patrocínio Tenorio Nunes

informed by manole

manole editora

2ª EDIÇÃO

Editora: Anna Yue
Produção editorial: Soares Gestão Editorial
Projeto gráfico: Departamento de Arte da Editora Manole
Editoração eletrônica: HiDesign Estúdio
Ilustrações: Formato Editoração e Luargraf Serviços Gráficos
Capa: Ricardo Yoshiaki Nitta Rodrigues
Imagem de capa: istockphoto

CIP-BRASIL. CATALOGAÇÃO NA PUBLICAÇÃO
SINDICATO NACIONAL DOS EDITORES DE LIVROS, RJ

D492
2. ed.

D&T InforMed Clínica Médica : diagnóstico e tratamento em minutos / coordenação Maria do Patrocínio Tenorio Nunes. - 2. ed. - Santana de Parnaíba [SP] : Manole, 2025.
384 p. : il.

Inclui bibliografia e índice
ISBN 9788520467381

1. Clínica médica. 2. Protocolos médicos. 3. Medicina baseada em evidências. I. Nunes, Maria do Patrocínio Tenorio.

25-96182 CDD: 616
CDU: 616-07

Gabriela Faray Ferreira Lopes - Bibliotecária - CRB-7/6643

1ª edição – 2024
2ª edição – 2025

Direitos adquiridos pela:
Editora Manole Ltda.
Alameda Rio Negro, 967 – cj. 717 – Alphaville
06454-000 – Barueri – SP – Brasil
Tel.: (11) 4196-6000
www.manole.com.br | https://atendimento.manole.com.br

Impresso no Brasil | *Printed in Brazil*

Coordenadora

Maria do Patrocínio Tenorio Nunes
Livre-Docente em Medicina pela Faculdade de Medicina da Universidade de São Paulo (FMUSP). Professora Associada da Disciplina de Clínica Geral e Propedêutica da FMUSP.

Autores

Aline Alves de Deus
Doutoranda em Nefrologia pela Faculdade de Medicina da Universidade de São Paulo (FMUSP). Médica Assistente da Equipe de Hospitalistas da FMUSP.

Aline Regina Tavares Macedo Furtado de Mendonça
Médica pela Universidade Federal Fluminense (UFF). Residência em Clínica Médica no Hospital das Clínicas da Faculdade de Medicina da Universidade de São Paulo (HCFMUSP).

Anna Louise Stellfeld Monteiro
Médica pela Universidade Federal do Paraná (UFPR). Residência em Clínica Médica no Hospital das Clínicas da Faculdade de Medicina da Universidade de São Paulo (HCFMUSP). Residência em Endocrinologia no HCFMUSP.

Ariel Fernando V. Agreda
Graduado em Medicina pela Universidade de Aquino Bolivia (UDABOL), Santa Cruz de la Sierra. Residência em Clínica Médica no Hospital das Clínicas da Faculdade de Medicina da Universidade de São Paulo (HCFMUSP), em Clínica Médica Avançada pelo HCFMUSP e em Hematologia, Hemoterapia e Terapia Celular pelo HCFMUSP.

Daniel Abdalla Added Filho
Médico pela Faculdade de Medicina da Universidade de São Paulo (USP). Residência em Clínica Médica no Hospital das Clínicas da Faculdade de Medicina da Universidade de São Paulo (HCFMUSP). Preceptor da Residência de Clínica Médica do HCFMUSP. Assistente da Divisão de Clínica Médica do Hospital Universitário da USP.

Daniel Costa Guimarães

Médico pela Universidade Unichristus. Residência em Clínica Médica pelo Hospital Universitário Walter Cantídio. Professor Universitário na Universidade Unichristus. Preceptor da Residência de Clínica Médica na Santa Casa de Misericórdia de Fortaleza. Chefe do Setor de Clínica Médica na Santa Casa de Misericórdia de Fortaleza.

Daniela Engelender Abreu

Residência em Clínica Médica no Hospital das Clínicas da Faculdade de Medicina da Universidade de São Paulo (HCFMUSP).

Felipe Carvalho Barros Sousa

Médico pela Universidade Federal do Maranhão (UFMA). Residência em Clínica Médica no Hospital das Clínicas da Faculdade de Medicina da Universidade de São Paulo (HCFMUSP). Preceptor da Residência de Clínica Médica do HCFMUSP.

Glauco Cabral Marinho Plens

Médico pneumologista. Graduação pela Faculdade de Medicina da Universidade de São Paulo (FMUSP). Residência Médica em Clínica Médica e Pneumologia pelo Hospital das Clínicas da FMUSP (HCFMUSP). Preceptor da Residência em Clínica Médica do HCFMUSP. Preceptor e Doutorando da Disciplina de Pneumologia do HCFMUSP.

Guilherme Aquarone Salzstein

Assistente da Disciplina de Clínica Médica do HU-USP. Assistente de Medicina Hospitalar do Hospital das Clínicas da Faculdade de Medicina da Universidade de São Paulo (HCFMUSP). R3 de Clínica Médica pelo HCFMUSP.

Isabela Carvalhinho Carlos de Souza

Médica pela Escola Superior de Ciências da Santa Casa de Misericórdia de Vitória (EMESCAM). Residência de Clínica Médica pela Faculdade de Medicina da Universidade de São Paulo (FMUSP).

Marcos Tadashi Kakitani Toyoshima

Médico pela Universidade de São Paulo (USP). Residência Médica em Clínica Médica e em Endocrinologia e Metabologia no Hospital das Clínicas da Faculdade de Medicina da Universidade de São Paulo (HCFMUSP). *Postdoctoral fellow* em Endocrinologia pela Emory University (Atlanta, EUA). Médico Assistente da Unidade de Onco-Endocrinologia do Instituto do Câncer do Estado de São Paulo Octávio Frias de Oliveira (ICESP) do HCFMUSP. Médico da Unidade de *Check-Up* do Hospital Sírio Libanês. CEO da MedTool e Desenvolvedor dos aplicativos InsulinAPP, InsulinAPP-UTI, GlucoGoal e ThyroNod.

Pedro Brandes

Médico internista, com Residência em Clínica Médica no Hospital das Clínicas da Faculdade de Medicina da Universidade de São Paulo (HCFMUSP). *Fellow* do American College of Physicians.

Raif Restivo Simão

Médico pela Faculdade de Medicina da Universidade de São Paulo (FMUSP). Residência em Clínica Médica no Hospital das Clínicas da FMUSP (HCFMUSP). Preceptor da Residência de Clínica Médica e Médico Assistente da equipe de Hospitalistas no HCFMUSP. Professor da Disciplina de Estações Clínicas na Universidade Municipal de São Caetano do Sul (2020 e 2021). Residente de Geriatria no HCFMUSP.

Renato Antunes dos Santos

Professor de Psiquiatria e Psicologia Médica da Faculdade de Medicina da Universidade de Brasília (UnB). Psiquiatra pela Escola Paulista de Medicina (Unifesp). Doutor em Medicina (Educação e Saúde) pela Faculdade de Medicina da Universidade de São Paulo (FMUSP).

Rodrigo Antonio Brandão Neto

Médico do pronto-socorro do Hospital das Clínicas da Faculdade de Medicina da Universidade de São Paulo (HCFMUSP). Responsável Técnico da Emergência do Hospital Moyses Deutsch (Hospital M'Boi Mirim) em São Paulo/SP. Doutorado em Ciências Médicas pelo HCFMUSP.

Thaís Lopes Bastos

Médica pela Universidade Federal do Rio de Janeiro (UFRJ). Residência em Clínica Médica pela UFRJ e Ano Adicional em Clínica Médica pelo Hospital das Clínicas da Faculdade de Medicina da Universidade de São Paulo (HCFMUSP). Especialista em Medicina Paliativa pelo Hospital Sírio-Libanês com título em Medicina Paliativa pela AMB. Médica Assistente da Equipe de Hospitalistas do HCFMUSP. Médica da Equipe de Suporte - Cuidados Paliativos do Hospital Municipal da Vila Santa Catarina (Sociedade Beneficente Israelita Brasileira Albert Einstein).

Sumário

Apresentação

A plataforma InforMed, ferramenta digital de conteúdo médico, auxilia a tomada de decisões na prática clínica diária com informações sucintas e de excelente qualidade técnica.

A curadoria do conteúdo em Clínica Médica é realizada pela Profa. Dra. Maria do Patrocínio Tenorio Nunes, com a colaboração de uma equipe composta por muitos outros médicos especialistas.

É um grande desafio produzir conteúdos técnicos atuais, revisados constantemente, e que, ainda, são associados a acessos a capítulos dos livros da editora Manole, além de muitas aulas, artigos e *podcasts*.

Médicos, estudantes e profissionais da área da saúde necessitam do conteúdo de diagnóstico e tratamento em uma plataforma de fácil acesso, para consulta durante o atendimento clínico e para atualização de conhecimentos.

A 2ª edição do livro *D&T InforMed Clínica Médica: Diagnóstico e Tratamento em Minutos* chega com uma abordagem ainda mais completa e atualizada, e se mantém focada em textos objetivos e com orientações práticas para o dia a dia clínico. Revisado e enriquecido, esse novo volume reúne as mais recentes evidências científicas e orientações práticas, permitindo que seus leitores se atualizem rapidamente.

Curadores do InforMed

Filumena Maria da Silva Gomes
Doutora em Ciências pelo Departamento de Pediatria da Faculdade de Medicina da Universidade de São Paulo (FMUSP). Médica Assistente em Pediatria do Departamento de Pediatria da FMUSP. Membro da Comissão de Graduação do Departamento de Pediatria da FMUSP.

Maria Helena Valente
Mestre e Doutora em Ciências pelo Departamento de Pediatria da Faculdade de Medicina da Universidade de São Paulo (FMUSP). Médica Assistente em Pediatria do Departamento de Pediatria da FMUSP.

Michelle Silva Nunes
Farmacêutica Clínica especialista em Terapia Intensiva do Adulto pelo Programa de Residência Integrada Multiprofissional em Saúde do Hospital Universitário Onofre Lopes (UFRN). Presidente do Departamento de Farmácia da Associação de Medicina Intensiva Brasileira (AMIB).

Mílton de Arruda Martins
Professor Titular de Clínica Médica da Faculdade de Medicina da Universidade de São Paulo (FMUSP). Diretor do Serviço de Clínica Geral do Hospital das Clínicas da FMUSP.

Rodrigo Antonio Brandão Neto
Médico do pronto-socorro do Hospital das Clínicas da Faculdade de Medicina da Universidade de São Paulo (HCFMUSP). Responsável Técnico da Emergência do Hospital Moyses Deutsch (Hospital M'Boi Mirim) em São Paulo/SP. Doutorado em Ciências Médicas pelo HCFMUSP.

D&T InforMed Clínica Médica

SEÇÃO 1

ACOMETIMENTOS DA PELE

1 Prurido: diagnóstico e tratamento

D&T

Daniel Abdalla Added Filho

Daniel Costa Guimarães

CITAÇÃO

- No "Inferno", de Dante, os falsários são punidos com "a grande fúria da coceira que não tem cura".

INTRODUÇÃO

- Definição: sensação desagradável na pele, que gera o ímpeto de coçar.
- Importância: tão debilitante quanto a dor crônica. Piora o padrão de sono, gera alterações de humor, como ansiedade e depressão, que perpetuam e exacerbam a coceira.

CLASSIFICAÇÃO

- Agudo (sintomas há menos de 6 semanas):
  - Localizado.
- Crônico (sintomas há mais de 6 semanas):
  - Generalizado.
- Grupo I: com lesões de pele.
- Grupo II: sem lesões.
- Grupo III: com lesões causadas pela coçadura.

- As doenças do grupo I podem eventualmente beneficiar-se de biópsia cutânea, enquanto esta modalidade diagnóstica tende a ter pouca utilidade nos outros dois grupos.
- Causas: dermatológicas, neurológicas, sistêmicas e psicogênicas.
- Principais fatores de risco: idade e, consequentemente, a xerose cutânea característica dos idosos. Acomete cerca de 25% dos idosos; aproximadamente 70% por xerose (sempre tratar); e aproximadamente 30% por outras causas; diabete; insuficiência venosa crônica.

CAUSAS DERMATOLÓGICAS PRINCIPAIS

Xerose/asteastose

Diagnóstico

- Pele descamativa, seca, craquelada. Pode adquirir aspecto ictiosiforme (lembrando escama de peixe). Piora com banhos quentes e uso de sabonetes. Geralmente nas pernas, pode inflamar (eczema asteastósico).

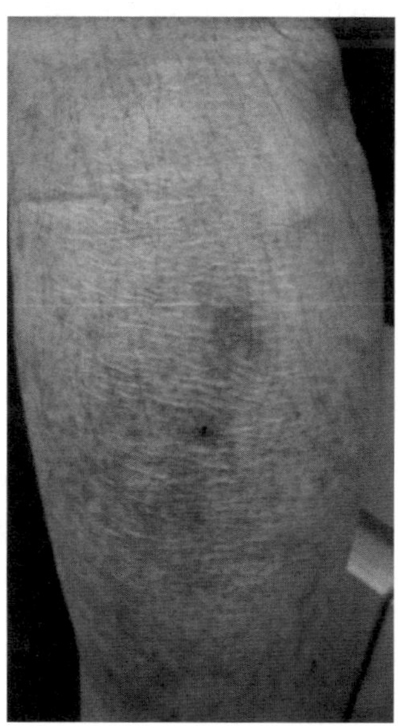

FIGURA 1
Pele xerótica.

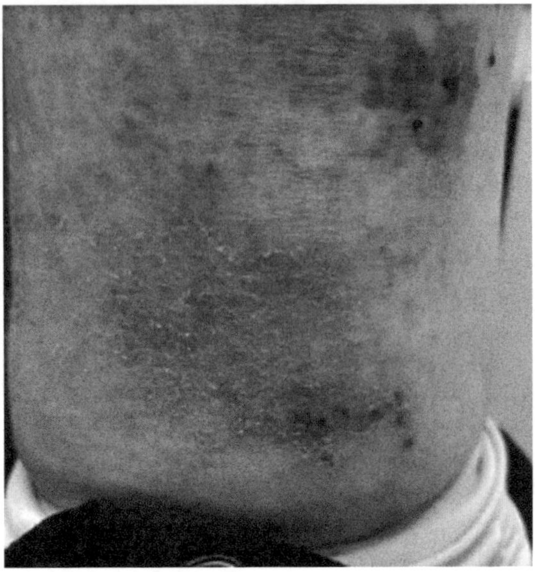

FIGURA 2
Pele xerótica adquirindo áreas de eczema asteatósico.

- Principal diagnóstico diferencial com dermatofitose, pois ambas descamam e coçam. Dica diferencial: a descamação é difusa, não arciforme (em forma de arco), e sem borda ativa. Na dúvida: proceder ao exame micológico direto.

Tratamento

- Emolientes. Lembrar que o emoliente ideal deve conter componente hidrofílico (água) e hidrofóbico (óleo), razão pela qual os diversos tipos de óleos não possuem propriedades hidratantes potentes.
- Dar preferência aos hidratantes sem cheiro e sem ureia, pois esses componentes podem irritar a pele de algumas pessoas. O mais recomendável é passar após o banho, aproveitando a pele levemente úmida. Caso possível, reaplicar outras vezes ao longo do dia, sempre que necessário. Armazenar o hidratante na geladeira faz que o frio do produto alivie ainda mais o prurido.

Eczemas

Diagnóstico

- A característica dos eczemas é possuir eritema, edema e vesículas ou bolhas na fase aguda, crostas e descamação na fase subaguda e hipercromia e liquenificação na fase crônica (acentuação dos sulcos naturais da pele, o que gera a sensação de aspereza ao toque leve).
- Podem ser causados por contato (dermatite de contato alérgica ao níquel – comum na região periumbilical pelo contato com a fivela do cinto, ou na região púbica pelo contato com o botão das calças – ou por irritante primário), atopia (regiões flexurais, em indivíduos com tendência atópica).

Tratamento

- Iniciar anti-histamínicos por via oral, de preferência sedativos. O uso de hidratantes é fundamental. Usam-se também, corticosteroides tópicos ou tacrolimo tópico. Evitar banhos longos, com água quente e uso de sabonetes que ressecam a pele.
- Alguns pacientes podem ter doença grave a despeito do tratamento tópico otimizado, sendo necessárias terapias sistêmicas e até biológicos, como dupilumabe.
- Posso usar qualquer corticosteroide tópico?
  - Efeitos colaterais frequentes para corticoides de potência elevada associados ou não ao uso indefinido são telangiectasias, atrofia cutânea e discromias.
  - Os inibidores de calcineurina (tacrolimo tópico) possuem baixa potência e são mais caros, mas não possuem tais efeitos colaterais.
  - Alertam-se os pacientes sobre não utilizar corticoide indefinidamente. Evitar na face, genitais ou em áreas flexurais os corticoides de alta e média potência. A oclusão com curativo aumenta a potência do corticoide.
- Classe 1: alta potência (600x hidrocortisona):
  - Propionato de clobetasol 0,1%.
- Classe 2: média potência (150-100x):
  - Valerato de betametasona, mometasona.
- Classe 3: média-baixa potência (2-25x):
  - Fluocinolona, clobetasona, triancinolona.
- Classe 4: leve:
  - Hidrocortisona 0,5%-2,5%.

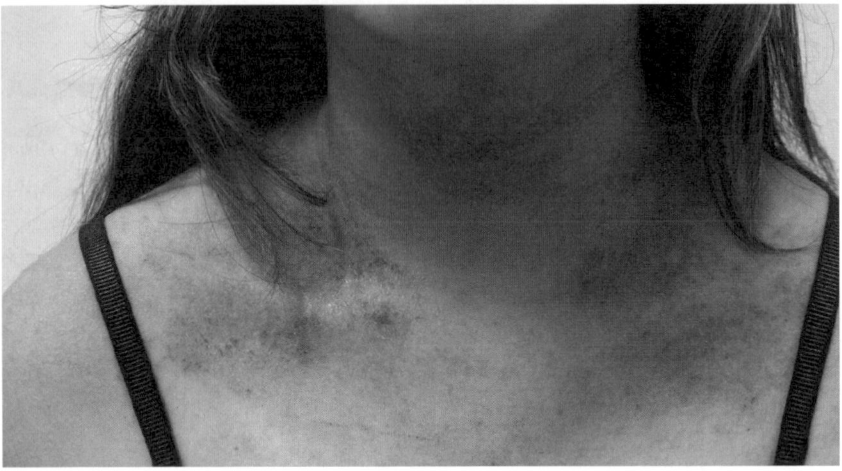

FIGURA 3
Dermatite atópica (notar a liquenificação e hipercromia simétricas em áreas flexurais).

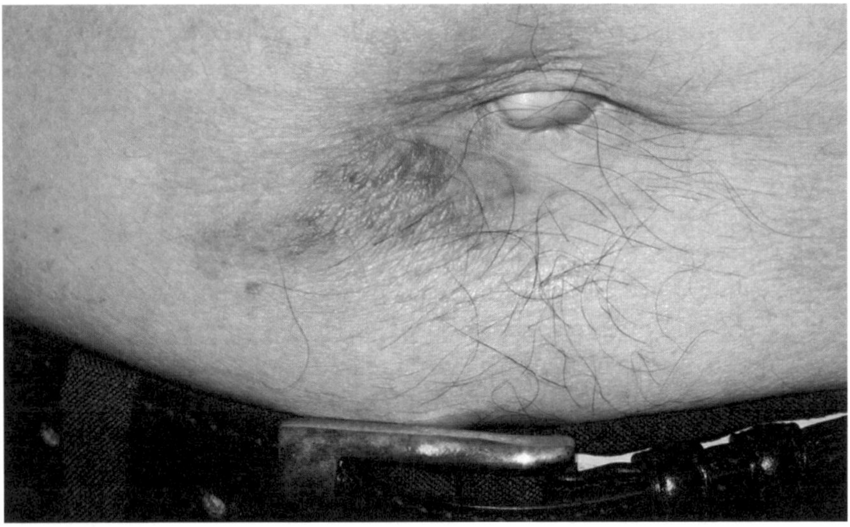

FIGURA 4
Dermatite de contato alérgica a cinto de níquel.

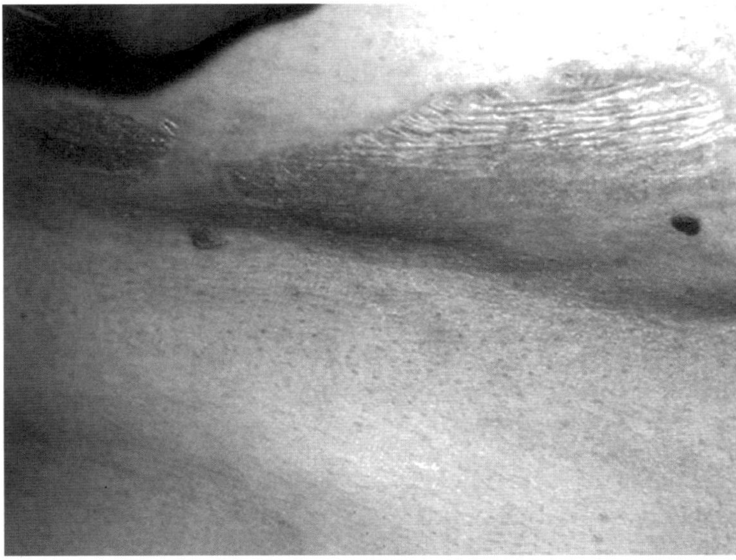

FIGURA 5
Consequências do uso crônico de corticoide.

Urticária

Diagnóstico

- Contém placas eritematoedematosas, fugazes, extremamente pruriginosas. Pode ser aguda ou crônica e ter diversas causas.
- Sempre descartar anafilaxia dentre as apresentações agudas.

Tratamento

- Tratamento inicial: anti-histamínicos em doses altas.
- Educação sobre evitar o contato.
- Manter a pele hidratada.

Infecções e infestações

Escabiose

- Causa frequente de prurido em adultos.
- Fatores de risco:
  - Contato com crianças. Escabiose de animal não acomete adultos.

- Descrição:
  - Pápulas perláceas, seropápulas (pápula encimada por uma vesícula) e túnel (lesão patognomônica). Lesões intertriginosas, periumbilicais, perigenitais, periungueais.
- Diagnóstico:
  - Dica: prurido noturno, outras pessoas com sintomas na casa, topografia das lesões.
  - Confirmatório: por meio de raspado da lesão com pesquisa de Sarcoptes.
- Tratamento:
  - No adulto, envolve permetrina a 5%, duas aplicações espaçadas por uma a duas semanas. Aplicar do pescoço até as solas dos pés. Normalmente é aplicado durante a noite e removido com banho cerca de 8 a 14 horas após.
  - Segunda linha: ivermectina 200 mcg/kg dose única, seguida de nova dose entre 1 e 2 semanas - entre 12 e 18 mg, em média (2 ou 3 comprimidos de 6 mg).
- Lembrar de convocar e tratar contactantes e realizar lavagem com fervura de roupas de cama, toalhas e objetos compartilhados.

Pediculose

- Sempre suspeitar diante de prurido na nuca e no couro cabeludo.
- Tratamento com permetrina, loção a 1%.

CAUSAS SISTÊMICAS

- Pensar na possibilidade quando a queixa é de prurido generalizado, sem lesões primárias, após exclusão da xerose.
- Como avaliar o prurido generalizado sem lesão?
- Anamnese: história de distúrbios da tireoide, doença hepática, doença renal, infecção pelo HIV ou malignidade.
- Presença de sintomas constitucionais (por exemplo, febre, perda de peso, sudorese noturna).
- Histórico de medicação, viagens, transtorno psiquiátrico e uso de substâncias, prurido em outros membros do agregado familiar (sugere sarna sem lesões cutâneas identificáveis).

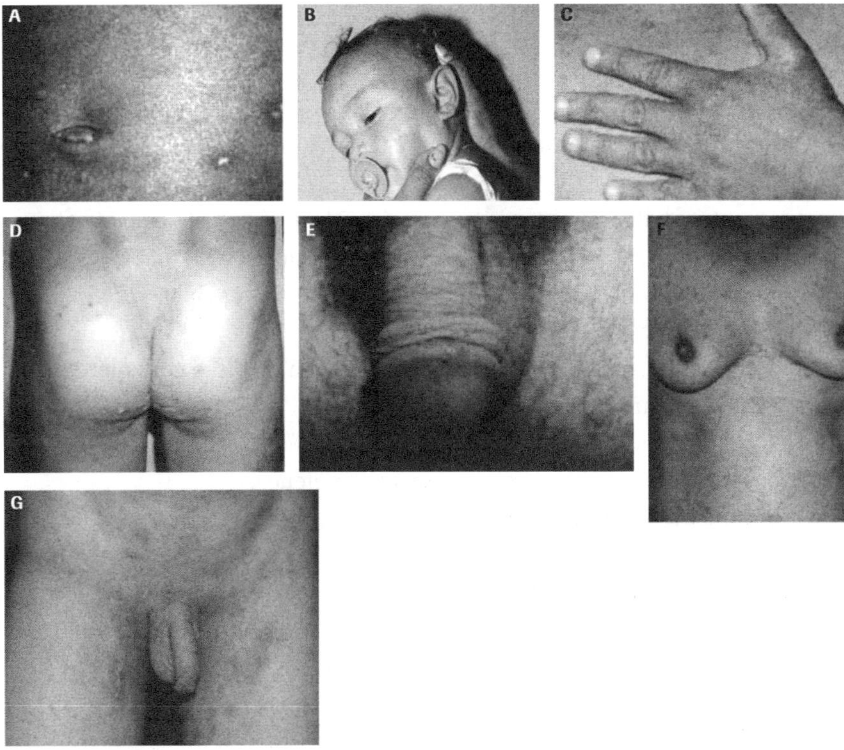

FIGURA 6
Escabiose.

- Exame físico: palidez conjuntival, tireomegalia, esplenomegalia ou estigmas de doença hepática devem ser procurados. Os linfonodos devem ser palpados buscando sinais de linfadenopatia.
- Após anamnese e exame físico cuidadosos, pode ser importante:
  - Hemograma completo com diferencial para avaliar evidências de malignidade.
  - Bilirrubina sérica, transaminases e fosfatase alcalina para avaliar evidências de doença hepática.
  - TSH para avaliar evidências de um distúrbio da tireoide.
  - Ureia e creatinina séricas para avaliar a doença renal.
  - Radiografia de tórax para avaliar evidências de adenopatia não palpáveis.
  - Protoparasitológico de fezes, sorologias para HIV e hepatites B e C.
  - Hemoglobina glicada (HbA1c).
  - Biópsia – raramente ajuda.

Situações específicas

Prurido da doença renal crônica

- Generalizado, frequentemente mais importante nas costas. Causa não identificada.
- Agravantes: diálise ineficaz, hiperparatireoidismo, produto cálcio – fósforo elevado, xerose, elevação de magnésio e alumínio.
- Tratamento:
  - Modificações na diálise.
  - Hidratantes: glicerol 15% + parafina 10% em emulsão com óleo e água.
  - Anti-histamínicos por 1 semana.
  - Gabapentina 100 mg após cada sessão de diálise (máximo 300 mg).
  - Sertralina 50 mg (4 semanas para avaliar efeito).
  - Montelucaste (10 mg/dia).
  - Fototerapia UVB.
  - Nalbufina (240 mg/dia).

Prurido generalizado na doença hepática

- Generalizado, mas pior nas regiões acrais – palmas e plantas.
- Geralmente pior em causas colestáticas.

Prurido e doenças malignas

- Pode ser o sintoma inicial das malignidades hematológicas, antecedendo-se em anos. Mais comum nos linfomas (Hodgkin e não Hodgkin).
- O prurido aquagênico (induzido ao entrar em contato com água) sugere policitemia vera.
- Num estudo de coorte de 8.733 pacientes com prurido crônico e 31.530 pacientes sem prurido crônico, em 5 anos houve aumento do risco de malignidade hematológica (risco relativo 2,02, IC 95% 1,48-2,75) e colangiocarcinoma (risco relativo 3,73, IC 95% 1,55-8,97), mas não para outros tipos de câncer.

Prurido relacionado ao HIV

- Deve-se sempre pesquisar, com a anuência do paciente.

Prurido relacionado ao uso de opioides e cocaína

- Informação a ser obtida na anamnese.

TABELA 1 Frequência e tratamento.

Condição clínica	Frequência de ocorrência do prurido	Tratamento
Colestase da gravidez	100%	Ursacol 15 a 20 mg/kg/dia em doses divididas (grau 2B)
Cirrose biliar primária	80%	Ursacol + colestiramina (grau 1A)
Colangite esclerosante primária	20% a 40%	
Obstrução maligna de via biliar	45%	
Hepatite viral	20%	
Cirrose	7%	

Observação: grau 1A de evidência científica – revisão sistemática de estudos controlados; grau 2B – estudos de coorte ou randomizados de menor qualidade.

- O prurido relacionado a morfina pode ter ligação com a ativação de mastócitos e pode ocorrer com administração tanto sistêmica quanto no neuroeixo, sendo essa última um fator de risco.

CAUSAS PSICOGÊNICAS

Líquen simples crônico

- Área de liquenificação e hipercromia causada exclusivamente pelo ato da coçadura.
- Tratamento: difícil. Muitas vezes com corticoides tópicos de alta potência ocluídos por semanas. Oclusão do local mesmo sem qualquer produto durante o dia pode diminuir o ato de coçar e melhorar a lesão. Orientar o paciente sobre a natureza da lesão, o que nem sempre é aceito com facilidade.

Prurido nodular

- Lesões elevadas, nodulares, liquenificadas, frequentemente com áreas de crosta central, como consequência do trauma da coçadura. Pode acontecer no corpo todo, poupando áreas que a mão não alcança.
- O tratamento é semelhante ao do líquen simples crônico.

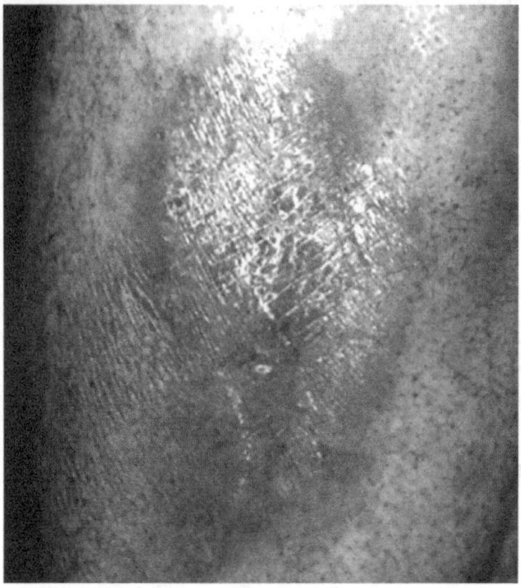

FIGURA 7
Líquen simples crônico.

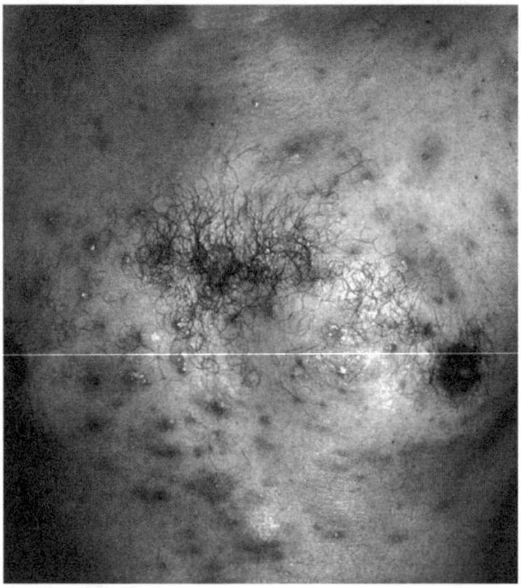

FIGURA 8
Prurido nodular.

CAUSAS NEUROLÓGICAS

Notalgia parestésica

- Quando a compressão de um nervo na região do dorso gera a sensação de prurido. Portanto, veem-se lesões exclusivas de coçadura nas áreas que a mão alcança.
- Pode-se tentar terapias tópicas, como capsaicina; ou sistêmicas, como gabapentina.

REFERÊNCIAS

1. Bolognia JL, Jorizzo JL, Schaffer JV, editores. Dermatologia. 3rd ed. Elsevier; 2015. vol. 2.
2. Butala S, Paller AS. Optimizing topical management of atopic dermatitis. Ann Allergy Asthma Immunol. 2022;128(5):488-504.
3. Butler DC, Berger T, Elmariah S, Kim B, Chisolm S, Kwatra SG, et al. Chronic Pruritus: A Review. JAMA. 2024;331(24):2114-24.
4. DermNet NZ. dermnetnz.org
5. Loosemore MP, Bordeaux JS, Bernhard JD. Gabapentin treatment for notalgia paresthetica, a common isolated peripheral sensory neuropathy. J Eur Acad Dermatol Venereol. 2007;21(10):1440-1.
6. Metz M, Krause K, Maurer M, Magerl M. Treatment of notalgia paraesthetica with an 8% capsaicin patch. Br J Dermatol. 2011;165(6):1359-61.
7. Nguyen E, Lim G, Ding H, Hachisuka J, Ko MC, Ross SE. Morphine acts on spinal dynorphin neurons to cause itch through disinhibition. Sci Transl Med. 2021;13(579):eabc3774.
8. Sampaio SAP, Rivitti EA, editores. Dermatologia. 3rd ed. Artes Médicas; 2008.
9. Sawangjit R, Dilokthornsakul P, Lloyd-Lavery A, Lai NM, Dellavalle R, Chaiyakunapruk N. Systemic treatments for eczema: a network meta-analysis. Cochrane Database Syst Rev. 2020;9(9):CD013206.
10. Ständer S, Weisshaar E, Mettang T, Szepietowski JC, Carstens E, Ikoma A, et al. Clinical classification of itch: a position paper of the International Forum for the Study of Itch. Acta Derm Venereol. 2007;87(4):291-4.
11. White-Chu EF, Reddy M. Dry skin in the elderly: complexities of a common problem. Clin Dermatol. 2011;29(1):37-42.
12. Williams C, Wilkinson SM, McShane P, Lewis J, Pennington D, Pierce S, et al. A double-blind, randomized study to assess the effectiveness of different moisturizers in preventing dermatitis induced by hand washing to simulate healthcare use. Br J Dermatol. 2010;162(5):1088-92.

2

Infecções cutâneas – celulites e erisipelas: diagnóstico e tratamento

Daniel Abdalla Added Filho

Daniel Costa Guimarães

DEFINIÇÃO

- Infecção aguda da pele por bactérias, em geral com sintomas e alterações laboratoriais de síndrome infecciosa, como febre, anorexia, calafrios, outros sintomas gerais e leucocitose.

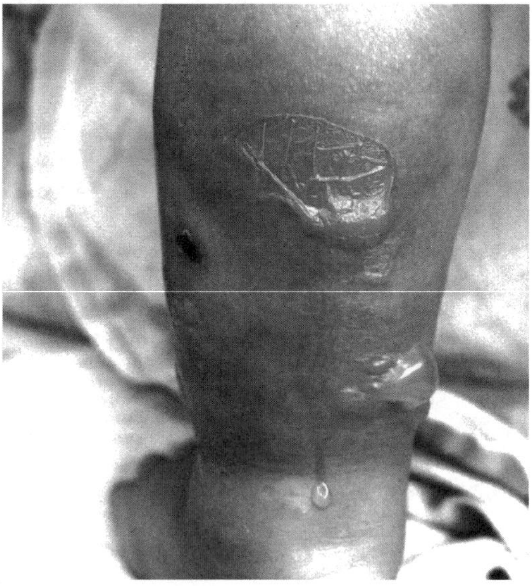

FIGURA 1
Erisipela: notar a lesão elevada e bem delimitada.

- A lesão cutânea apresenta-se em placa eritematosa, edematosa e dolorosa. Dessa placa podem ter origem faixas eritematosas palpáveis ao longo do trajeto de vasos linfáticos (linfangites). Pode existir adenite satélite à região comprometida, o que contribui para a hipótese. Vesículas e bolhas podem ser observadas – erisipela bolhosa. As áreas comprometidas são, em geral, membros inferiores, face ou abdome. Úlceras de perna e dermatomicoses interdigitais nos membros inferiores são portas de entrada frequentes.
- A diferença da erisipela para a celulite é o nível de profundidade. A erisipela é mais bem delimitada e elevada, por ser superficial. A celulite, pela profundidade maior, pode complicar com formação de abscesso dérmico e subcutâneo ou fasciite necrosante, gangrena gasosa e outras complicações.
- O critério clínico mais sensível para o diagnóstico de celulite e erisipela (portanto, que exclui com segurança, caso não esteja presente) é a dor. Se o paciente mantém sensibilidade preservada, apresentará dor em ambas as situações. Uma exceção importante é o paciente diabético com hipoestesia pela neuropatia diabética, que por isso pode não apresentar dor. Ressalta-se isso porque o diagnóstico errôneo de celulite é extremamente comum: são 130 mil admissões desnecessárias, com US$ 515 milhões de gastos evitáveis nos Estados Unidos. Eczema de estase e lipodermatoesclerose são os principais mimetizadores.
- Já o abscesso cutâneo envolve coleção de pus na derme ou espaço subcutâneo, podendo ter flutuação com uma área de eritema. Quando envolve áreas de folículo piloso se chama furúnculo e a coalescência de furúnculos se chama carbúnculo.

ETIOLOGIA

- Estreptococos beta-hemolíticos do grupo A – *Streptococcus pyogenes* e *S. aureus*. A incidência de *S. aureus* pode ser subestimada pelos estudos, que são antigos e contêm falhas metodológicas. Em geral, erisipelas são mais frequentemente estreptocócicas, enquanto *S. aureus* é o agente mais comum em casos de celulite. Infecções secundárias por bacilos Gram-negativos podem ocorrer sobretudo em diabéticos.

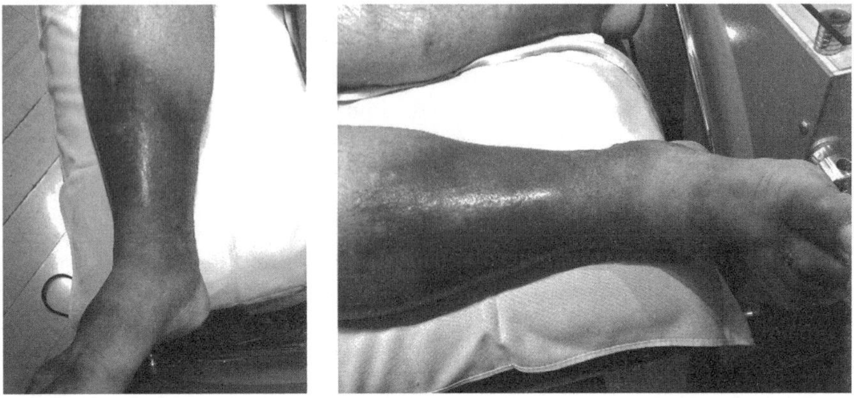

FIGURA 2

Lipodermatoesclerose: notar a presença de hipercromia residual, dermatite ocre e o afunilamento da perna acompanhados de eritema e por vezes calor local. Tais casos são comuns e inadequadamente tratados como infecções.

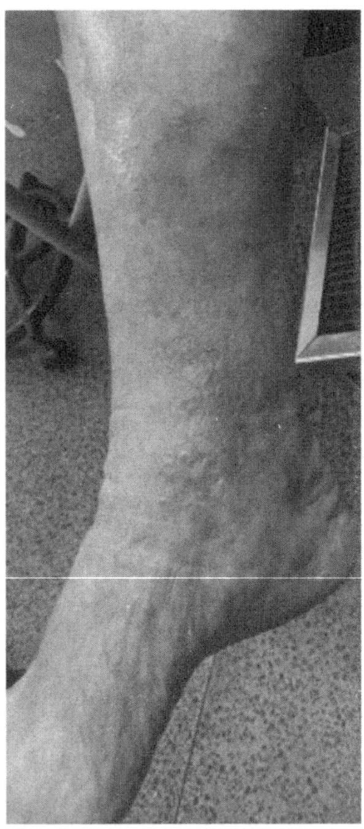

FIGURA 3

Dermatite de estase: notar a região acobreada ao redor. O paciente não irá apresentar sinais e sintomas de infecção – febre, taquicardia –, e a lesão apresenta mais prurido do que dor.

DIAGNÓSTICO

Esquema para a avaliação

Passo 1

- Doloroso? Se não, considerar fortemente uma hipótese alternativa à erisipela/celulite.
- Bilateral? Trata-se de uma apresentação caprichosa, se bilateral. A disseminação hematogênica de maneira simétrica seria uma grande coincidência. Nos casos de acometimento bilateral, considere fortemente outra hipótese.
- Prurido? O prurido pode estar presente, mas não é a queixa primária do doente. Se for a queixa principal, considerar uma alternativa (eczema e urticária, principalmente).
- Geométrica? Celulite não vai ser perfeitamente retangular, por exemplo. Considerar alternativa. Formas geométricas sugerem dermatite de contato.

Passo 2

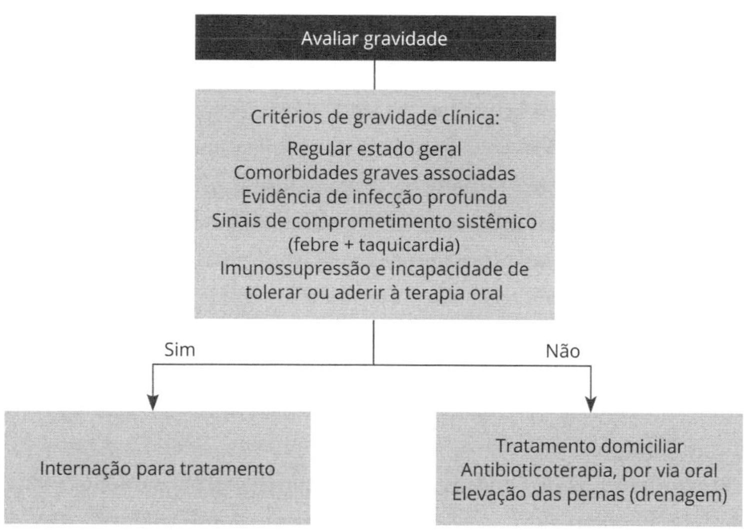

- Lembrar-se sempre de descartar, em caso de evolução desfavorável: a) abscessos profundos (por meio de ultrassonografia), b) fasciite necrosante (dor desproporcional ao exame físico – para o seu diagnóstico, o melhor exame é a ressonância magnética) e c) gangrena gasosa (crepitação à palpação ou presença de gás à radiografia).

- Definir se há osteomielite associada em casos resistentes ao tratamento (RM é muito sensível). Descartar trombose venosa profunda (TVP) como diagnóstico diferencial em casos assimétricos e com ausência de sintomas infecciosos.
- Medidas auxiliares no diagnóstico, como hemocultura, aspirados e biópsias, não se mostram úteis em casos leves de infecções, por seus baixos rendimentos e capacidade de mudar a escolha do antibiótico, mas se mostram importantes ferramentas diagnósticas em casos graves, como em imunossupressos, neutropênicos, idosos, pacientes sépticos e com refratariedade ao tratamento, ajudando a guiar a terapia antimicrobiana, e tendo maior rendimento em algumas subpopulações, como em pacientes idosos, com calafrios e leucocitose. Quando se decidir por enviar material para cultura, deve-se enviar cultura de biópsia da pele e nunca *swab* de pele íntegra.

TRATAMENTO

- Duração: 5 dias para casos leves com prolongamento para 14 dias em casos graves, ou a critério médico.
- Os pacientes com tais infecções, geralmente, apresentam melhora sintomática em 24 a 48 horas após o início da terapia antimicrobiana. Nos casos mais graves, a melhora clínica pode levar até 72 horas. A persistência de eritema e/ou sintomas sistêmicos; após esse período, deve levar à consideração de patógenos resistentes ou diagnósticos alternativos. Nesses casos, os dados da cultura de material da lesão devem ser revisados com cuidado, e como a busca por avaliação radiográfica para averiguar a possibilidade de infecção mais profunda é apropriada. É razoável, nessas circunstâncias, ampliar a antibioticoterapia para incluir cobertura para bacilos Gram-negativos, se apropriado.
- Apesar dos guias de conduta, não se costuma utilizar penicilina parenteral para o tratamento empírico inicial de erisipela, dados os desafios associados à distinção entre erisipela e celulite, com base nos dados clínicos.
- Cobrir ou não cobrir *Staphylococcus aureus* resistente à meticilina (MRSA)?
- Sim, se:
  - Aspecto purulento da lesão.
  - Colonização prévia.

- Falta de resposta ao tratamento.
- Fatores de risco associados (HIV, dialíticos, cirurgia recente, internação < 2 meses).
- Sepse.

- *Staphylococcus* sensível a meticilina (MSSA) e *Streptococcus*: geralmente sensíveis a betalactâmicos + inibidores de betalactamase (amoxicilina + clavulanato, por exemplo).
- *Streptococcus*, MSSA e *Staphylococcus aureus* resistente à meticilina da comunidade – C-MRSA: geralmente sensíveis a sulfametoxazol + trimetoprima.
- É variável a sensibilidade a clindamicina, quinolonas, tetraciclinas, macrolídeos.
- O tratamento inicial para pacientes com infecção purulenta, que justifica antibioticoterapia, deve consistir em tratamento com cobertura para MRSA de comunidade. Além disso, o tratamento inicial de pacientes com infecção purulenta em associação a uma úlcera de pressão, localização perioral ou perirretal ou necrose cutânea proeminente deve consistir em terapia antimicrobiana que inclua cobertura empírica para organismos Gram-negativos e anaeróbios.

Esquema para o tratamento

Condição clínica	Tratamento	Local
Celulite/erisipela leve sem purulência	Amoxicilina + clavulanato ou cefalexina + elevação do membro + repouso	Domiciliar
Celulite/erisipela leve com purulência ou sem purulência + fator de risco para MRSA	Sulfametoxazol/trimetoprima (preferencialmente) ou clindamicina + elevação do membro + repouso	Domiciliar
Celulite/erisipela leve com purulência e proximidade com úlcera ou com abscesso perirretal, peribucal	Incisão e drenagem + antibiótico (sulfametoxazol-trimetoprima + amoxicilina-clavulanato ou clindamicina + amoxicilina-clavulanato são opções sugeridas)	Avaliar possibilidade de tratamento domiciliar

(continua)

(continuação)

Condição clínica	Tratamento	Local
Sepse por celulite/erisipela	Vancomicina IV + avaliar necessidade de cobrir bacilos Gram-negativos (diabéticos, necrose cutânea, proximidade com úlcera ou com abscesso perirretal, peribucal)	Internação
Celulite/erisipela com os critérios de gravidade mostrados acima, sem sepse, sem purulência e sem fatores de risco para MRSA	Ceftriaxona IV + elevação do membro + repouso	Internação
Celulite/erisipela com os critérios de gravidade mostrados acima, sem sepse, sem purulência e com fatores de risco para MRSA	Vancomicina IV + elevação do membro + repouso	Internação

IV: por via intravenosa; MRSA: *Staphylococcus aureus* resistente à meticilina.

RECORRÊNCIA

- Terapia de compressão: para pacientes com episódios recorrentes de celulite no contexto de insuficiência venosa crônica dos membros inferiores e edema, o uso de meias de compressão gradual é um componente essencial do manejo que se mostrou eficaz na redução de episódios de celulite recorrente. Ressalte-se que a terapia de compressão deve ser iniciada somente após a resolução completa da celulite, não devendo ser usada no momento da infecção ativa. Em um estudo randomizado envolvendo 84 pacientes com edema crônico de membros inferiores e ≥ 2 episódios anteriores de celulite, o uso diário de terapia de compressão (consistindo na maioria dos casos de meias até o joelho usadas ao longo do dia) reduziu a taxa de episódios recorrentes de celulite em comparação aos que não utilizaram terapia de compressão (15 e 40 %, respectivamente, em um acompanhamento médio de seis meses; risco relativo 0,23; IC de 95% 0,09-0,59). O estudo foi interrompido precocemente por benefício, o que tende a superestimar a eficácia do tratamento.

- Papel da supressão antibiótica: para pacientes com três a quatro episódios de celulite por ano, no contexto de fatores predisponentes que não podem ser resolvidos, pode estar justificada a terapia antibiótica profilática. A terapia supressiva tem menor probabilidade de ser eficaz em alguns pacientes entre os quais se incluem aqueles com edema crônico, episódios múltiplos (≥ 3) de celulite e/ou alto índice de massa corporal.
- Para pacientes com infecção recorrente por MRSA, apesar da otimização da higiene e/ou se a transmissão contínua estiver ocorrendo entre membros da família ou outros contatos próximos, sugere-se a descolonização de *S. aureus*.

PRESCRIÇÃO NA PRÁTICA

Exemplo de prescrição (cada caso deve ser avaliado individualmente e a decisão deve ser tomada pelo médico responsável pelo caso).

- Amoxicilina + clavulanato 875+125 mg: tomar 1 comprimido a cada 12 horas por 10 dias (avaliar cursos mais curtos em caso de melhora rápida e cursos mais longos em pacientes com evoluções mais prostadas ou com imunossupressão); ou
- Cefadroxila 500 mg: tomar 1 comprimido a cada 12 horas por 10 dias; ou
- Oxacilina 500 mg: administrar 2 frascos-ampolas, EV, em 100 mL de soro fisiológico 0,9% a cada 4 horas + Ceftriaxona 1 g: administrar 2 frascos-ampolas, EV, em 100 mL de soro fisiológico 0,9% 1 x/dia; ou
- Vancomicina 500 mg (paciente de 75 kg): na dose de ataque administrar 3 frascos-ampolas, EV, em 200 mL de soro fisiológico 0,9% em 2 horas (dose única) + Vancomicina 500 mg: na dose de manutenção administrar 2 frascos-ampolas, EV, em 200 mL de soro fisiológico 0,9% em 2 horas a cada 12 horas.

REFERÊNCIAS

1. Bolognia JL, Jorizzo JL, Schaffer JV, editores. Dermatologia. 3rd ed. Elsevier; 2015. vol. 2.
2. DermNet NZ. dermnetnz.org
3. Jeng A, Beheshti M, Li J, Nathan R. The role of beta-hemolytic streptococci in causing diffuse, nonculturable cellulitis: a prospective investigation. Medicine (Baltimore). 2010;89(4):217-26.
4. Moran GJ, Krishnadasan A, Mower WR, Abrahamian FM, LoVecchio F, Steele MT, et al. Effect of Cephalexin Plus Trimethoprim-Sulfamethoxazole vs Cephalexin Alone on Clinical Cure of Uncomplicated Cellulitis: A Randomized Clinical Trial. JAMA. 2017;317(20):2088-96.
5. Raff AB, Kroshinsky D. Cellulitis: A Review. JAMA. 2016;316(3):325-37.
6. Sampaio SAP, Rivitti EA, editores. Dermatologia. 3rd ed. Artes Médicas; 2008.
7. Taniguchi T, Tsuha S, Shiiki S, Narita M, Teruya M, Hachiman T, et al. High Yield of Blood Cultures in the Etiologic Diagnosis of Cellulitis, Erysipelas, and Cutaneous Abscess in Elderly Patients. Open Forum Infect Dis. 2022;24;9(7):ofac317.
8. Torres J, Avalos N, Echols L, Mongelluzzo J, Rodriguez RM. Low yield of blood and wound cultures in patients with skin and soft-tissue infections. Am J Emerg Med. 2017;35(8):1159-61.
9. Webb E, Neeman T, Bowden FJ, Gaida J, Mumford V, Bissett B. Compression Therapy to Prevent Recurrent Cellulitis of the Leg. N Engl J Med. 2020;383(7):630-9.
10. Weng QY, Raff AB, Cohen JM, Gunasekera N, Okhovat JP, Vedak P, et al. Costs and Consequences Associated With Misdiagnosed Lower Extremity Cellulitis. JAMA Dermatol. 2017;153(2):141-6.
11. Williams OM, Hamilton F, Brindle R. The Natural History of Antibiotic-Treated Lower Limb Cellulitis: Analysis of Data Extracted From a Multicenter Clinical Trial. Open Forum Infect Dis. 2023;10(10):ofad488.

D&T InforMed Clínica Médica

SEÇÃO 2

ACOMETIMENTOS INFECCIOSOS

3

Tuberculose: diagnóstico e tratamento

D&T

Ariel Fernando V. Agreda

Daniel Costa Guimarães

DEFINIÇÃO

- Doença infecciosa e transmissível, causada pelo *Mycobacterium tuberculosis*, que afeta prioritariamente os pulmões, embora possa acometer outros órgãos e sistemas.
- Pode ser causada por qualquer uma das sete espécies que integram o complexo *Mycobacterium tuberculosis*: *M. tuberculosis*, *M. bovis*, *M. africanum*, *M. canetti*, *M. microti*, *M. pinnipedi* e *M. caprae*. Entretanto, do ponto de vista sanitário, a espécie mais importante é a *M. tuberculosis*.
- Reservatório:
  - O principal reservatório é o homem.
  - Outros possíveis: gado bovino, primatas e aves, entre outros mamíferos.
- Modo de transmissão: ocorre a partir da inalação de aerossóis oriundos das vias aéreas, expelidos pela tosse, espirro ou fala de doentes com tuberculose pulmonar ou laríngea.

MANIFESTAÇÕES CLÍNICAS

- Tuberculose pulmonar: forma mais frequente; 87% dos casos novos em 2015.
  - O principal sintoma é a tosse, por 3 semanas ou mais.
  - Febre baixa vespertina.
  - Sudorese noturna.

  - Perda de peso.
  - Fadiga.
  - Anorexia.
- Tuberculose extrapulmonar: os sinais e sintomas dependem dos órgãos e/ou sistemas acometidos, É frequente a associação da tuberculose extrapulmonar à pulmonar (tuberculose mista). Por isso, todo caso extrapulmonar também deve ser investigado para tuberculose pulmonar.

ASPECTOS CLÍNICOS DAS PRINCIPAIS FORMAS DE TUBERCULOSE EXTRAPULMONAR

- Sistema nervoso central:
  - Associada à forma pulmonar em ± 60% dos casos.
  - Meninigite exsudativa: é mais comum e ocorre principalmente em pacientes com idade < 6 anos. Sua apresentação principal é subaguda ou crônica (2-4 semanas). Observam-se anorexia, dor abdominal, febre, cefaleia holocraniana, irritabilidade em crianças, alterações de comportamento, sonolência, fotofobia, vômitos, rigidez de nuca, sinais focais decorrentes da isquemia local ou do envolvimento de pares cranianos (II, III, IV, VI e VII), hipertensão intracraniana.
  - Tuberculomas: apresentam alta letalidade e podem gerar sequelas neurológicas graves e incapacitantes em até 30% dos casos. Têm quadro clínico de um processo expansivo intracraniano de evolução lenta, com sinais e sintomas de hipertensão intracraniana. Febre pode estar ausente.
- Pleural:
  - Forma extrapulmonar mais comum em HIV-negativos.
  - Pode ser tuberculose primária, a partir de infecção contígua à inflamação do parênquima pulmonar, ou pós-primária (ativação de foco pleural).
  - Apresenta derrame leve ou volumoso, com febre, dor torácica e dispneia, de evolução lenta.
  - Observa-se empiema tuberculoso quando há ruptura de caverna tuberculosa para o espaço pleural.
- Pericárdica:
  - Decorrente de foco primário em pericárdio, reativação ou ruptura de um linfonodo adjacente ou está associada à forma pleural.
  - Geralmente, não se associa à tuberculose pulmonar.

- Comumente, é subaguda.
- Observam-se dor retroesternal, derrame pericárdico, tosse seca, dispneia, febre, atrito pericárdico, perda ponderal, tontura, edema de membros inferiores, dor no hipocôndrio direito (congestão hepática), aumento do volume abdominal com ascite.
- Pode ocorrer tamponamento cardíaco (mais raro) e complicar com pericardite constritiva.
- Sem tratamento, evolui para óbito na maioria dos pacientes, com taxa de letalidade de cerca de 40%.

- Ganglionar:
  - Forma extrapulmonar mais frequente em crianças e adultos com idade < 40 anos.
  - Observa-se linfonodomegalia subaguda, indolor, assimétrica, endurecida ou amolecida, aderente, coalescente, que pode evoluir com flutuação e fistulização com acometimento de pele adjacente – comumente, cervicais anteriores, posteriores e supraclaviculares.
  - Em pacientes HIV-positivos, o acometimento geralmente é bilateral.
- Genitourinária:
  - Pode ser assintomática e envolver qualquer porção do trato urinário.
  - Mais de 1/3 dos pacientes apresentam doença pulmonar concomitante.
  - Os principais sintomas são polaciúria, disúria, nictúria, hematúria, dor abdominal e em flancos.
  - Observam-se piúria estéril ou hematúria típicas de tuberculose renal, e culturas positivas para patógenos bacterianos podem levar a diagnóstico errado, às vezes por longos períodos.
  - Urografia excretora está indicada nos casos de urina positiva para bacilo de Koch, podendo-se realizar também ultrassonografia e cistoscopia.
  - À urografia, os sinais iniciais são inespecíficos, mas podem evoluir com quadros sugestivos, incluindo necrose de papila, hidronefrose e estenoses ureterais, ureter com aspecto de "saca-rolhas", cavitação grosseira do parênquima, dilatações císticas dos cálices (aspecto em "margarida"), autonefrectomia; calcificação focal é muito sugestiva.
  - A função renal geralmente está preservada e a hipertensão não é uma característica da tuberculose renal.
  - A tuberculose genital é mais frequente em mulheres, principalmente em trompas e endométrio, levando a infertilidade, dor pélvica e alterações menstruais.

  - Em homens, acomete o epidídimo, produzindo massa que pode fistulizar; também pode causar orquite e prostatite. Cerca de metade dos casos cursa com doença concomitante no trato urinário.
- Osteoarticular:
  - Mais frequente em crianças (10-20% das lesões extrapulmonares na infância) ou em pessoas com 30-40 anos de idade, e associada à tuberculose pulmonar.
  - Observam-se dor local, postura antálgica, alterações da marcha, limitação de movimentos, paresias ou plegias, gibosidade e sinais sistêmicos.
  - Acomete principalmente coluna vertebral torácica baixa e/ou lombar (mal de Pott – cerca de 1% dos casos de tuberculose e < 50% dos casos de tuberculose óssea), envolvendo ≥ 2 corpos vertebrais adjacentes, articulação coxofemoral e joelho.
- Gastrointestinal:
  - Forma incomum.
  - Íleo terminal e ceco são os locais mais envolvidos.
  - Dor abdominal (às vezes, semelhante à dor associada à apendicite), edema, obstrução, hematoquezia e massa palpável no abdome são achados comuns, assim como os sinais sistêmicos de tuberculose.
  - Pode ocorrer doença peritoneal e ascite.
  - No Brasil, a tuberculose peritoneal representa uma das grandes causas de ascite em pacientes jovens não cirróticos.
- Cutânea:
  - Pode ser pós-primária, infecção primária por inoculação direta ou por contiguidade da forma linfonodal, após fistulização.
  - Apresenta-se com abscessos, úlceras crônicas, escrofulodermia, nódulos, placas, fissuras e lesões miliares.
- Laríngea:
  - É altamente infecciosa.
  - Na era pré-tratamento, ocorria acometimento laríngeo em > 1/3 dos pacientes que morriam por tuberculose pulmonar, muitas vezes causado por disseminação broncogênica terminal.
  - Atualmente, a maioria dos casos é decorrente da disseminação hematogênica.
  - Podem ocorrer lesões como eritemas, ulcerações e massas exofíticas, lembrando carcinoma.
  - Sintomas incluem tosse, sibilos, hemoptise, disfagia, odinofagia e otalgia.

- Ocular:
  - Apresenta-se com coriorretinite, uveíte, panoftalmite e hipersensibilidade dolorosa relacionada à conjuntivite flictenular.
  - Pode ser por ação direta do bacilo ou causa imunomediada.
- Auricular e nasal:
  - Forma rara.
  - Apresenta-se com otorreia, perfuração da membrana timpânica e perda auditiva ou nasofaringite de duração prolongada, que não responde às medidas terapêuticas habituais.

DIAGNÓSTICO

Diagnóstico clínico

- Na impossibilidade de se comprovar a suspeita por meio de exames laboratoriais (bacteriológicos), deve ser associado ao resultado de outros exames complementares (imagem e histológicos). Deve-se evitar, ainda, o diagnóstico sem comprovação por baciloscopia.

Diagnóstico laboratorial

- Bacteriológico:
  - Exame microscópico direto – baciloscopia direta.
  - Deve ser realizada em duas amostras:
    - Uma coletada na primeira consulta ou visita domiciliar (na identificação do sintomático respiratório).
    - A outra, coletada na manhã do dia seguinte, de preferência ao despertar, e independentemente do resultado da primeira amostra.
- Teste rápido molecular para tuberculose (TRM-TB):
  - É um teste de amplificação de ácidos nucleicos utilizado para detecção de DNA do M. tuberculose e triagem de cepas resistentes à rifampicina, pela técnica de reação em cadeia da polimerase (PCR) em tempo real.
  - Está indicado, prioritariamente, para o diagnóstico de tuberculose pulmonar em adultos e crianças.
  - O tempo de execução do teste no laboratório é de 2 horas.
  - Não está indicado para o acompanhamento do tratamento.

  - O resultado negativo não exclui a tuberculose.
  - Pode ser utilizado para amostras extrapulmonares de liquor, gânglios linfáticos e outros tecidos. Em tais casos, deve ser realizado em condições adequadas de biossegurança para a manipulação desses materiais.
- Cultura para micobacteria:
  - É um método de elevadas especificidade e sensibilidade no diagnóstico da tuberculose.
  - Com a desvantagem devido ao maior tempo para o crescimento bacteriano – 14 a 30 dias, podendo se estender por até 60 dias.
- Outros exames laboratoriais:
  - Histopatologia: na suspeita de tuberculose ativa nas formas extrapulmonares ou nas pulmonares que se apresentem, radiologicamente, como doença difusa (como na tuberculose miliar), ou em indivíduos imunossuprimidos.
  - Adenosina deaminase (ADA): nos líquidos pleural, pericárdico, sinovial e ascítico e no liquor.

Diagnóstico por imagem

- Radiografia de tórax: pode revelar opacidades, infiltrados, nódulos, cavidades, fibroses, retrações, calcificações, linfadenomegalia, aspecto miliar.
- Tomografia de tórax: é útil quando a radiografia simples de tórax deixa dúvidas.

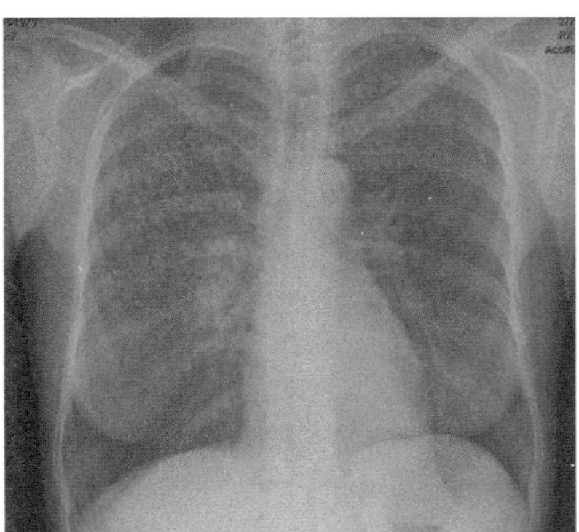

FIGURA 1
Radiografia de tórax: tuberculose miliar.

- É mais sensível que a radiografia simples para diagnóstico, especialmente por detectar lesões menores.
- Pode mostrar cavidades ou opacidades, derrame pleural, lesões fibróticas causando distorção do parênquima, elevação de fissuras e hilo, aderências pleurais e formação de bronquiectasias de tração.

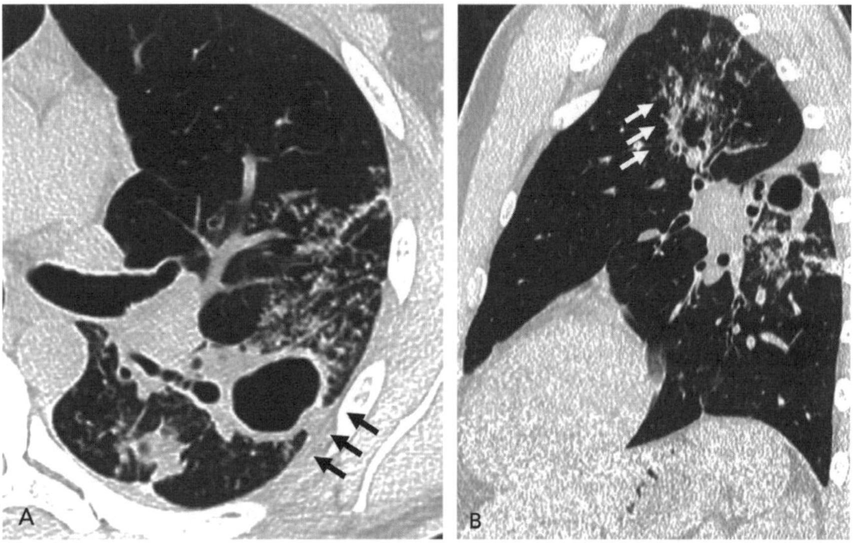

FIGURA 2
(A) Áreas de consolidação com escavação central (setas pretas); (B) distribuição evidente das alterações pulmonares nos segmentos apical e lobo superior (setas brancas) e segmento superior do lobo inferior.

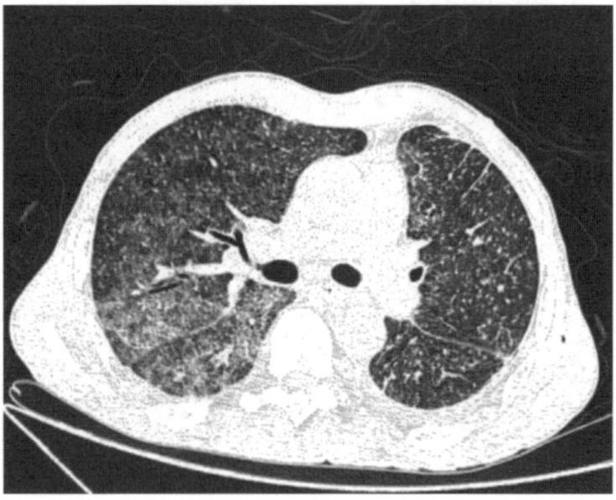

FIGURA 3
Tuberculose miliar.

- Ressonância magnética (RM) de tórax: pode ser útil para evidenciar linfadenopatia intratorácica, espessamento pericárdico e derrame pericárdico e pleural.
- Outros exames:
  - Prova tuberculínica (PT):
    - Utilizada para o diagnóstico de infecção latente por *Mycobacterium tuberculosis* (ILTB).
    - A interpretação e a conduta diante do resultado dependem:
      - Da probabilidade de infecção (critério epidemiológico).
      - Do risco de adoecimento por tuberculose.
      - Do tamanho da enduração na pele.
      - Da idade.
    - Indicação para quimioprofilaxia com isoniazida para ILTB.
  - Ensaio de liberação de gamainterferona (*interferon-gamma release assays* – IGRA):
    - A indicação do IGRA é a mesma da PT.
    - Uma opção à PT com exame complementar na detecção de infecção latente pelo *M. tuberculosis* (ILTB).
    - Vantagens sobre a PT:
      - Ausência de influência da vacinação prévia com BCG ou infecção prévia por micobactérias não tuberculosas.
      - Benefício de não ser um exame examinador-dependente.
    - Desvantagens sobre a PT:
      - As desvantagens do IGRA são o elevado custo.

Diagnóstico diferencial

- Pneumonias.
- Micoses pulmonares (paracoccidioidomicose, histoplasmose).
- Sarcoidose.
- Carcinoma brônquico.
- Síndrome respiratória aguda grave (SRAG).

QUADRO 1 Indicação de tratamento de infecção latente por *Mycobacterium tuberculosis*.

Risco	PT ≥ 5 mm	PT ≥ 10 mm	Conversão*
Maior (indicado tratamento em qualquer idade)	HIV/AIDS**	Silicose	Contatos de tuberculose bacilífera
	Contatos adultos e contatos < 10 anos não vacinados com BCG ou vacinados há > 2 anos***	Contato < 10 anos vacinados com BCG há < 2 anos	Profissional de saúde
	Uso de inibidores de TNF-alfa	Neoplasia de cabeça e pescoço	Profissional de laboratório de micobactéria
	Alterações radiológicas fibróticas sugestivas de sequela de tuberculose	Insuficiência renal em diálise	Trabalhador do sistema prisional
	Transplantados em terapia imunossupressora		Trabalhadores de instituições de longa permanência
Moderado (indicado tratamento em < 65 anos)	Uso de corticosteroides (> 15 mg de prednisona por > 1 mês)*	DM	
Menor**** (indicado tratamento em < 50 anos)		Baixo peso (< 85% do peso ideal)	
		Tabagistas (≥ 1 maço/dia)	
		Calcificação isolada (sem fibrose) em raio x	

* Conversão da PT: 2ª PT com incremento de 10 mm em relação à 1ª PT.
** Especificidades na condução do paciente HIV/AIDS.
*** Essas recomendações se aplicam às populações indígenas.
**** O programa de controle de tuberculose deve avaliar a viabilidade operacional para disponibilizar PT a esta população, garantindo acesso ao tratamento em casos referenciados.
BCG: bacilo de Calmette-Guérin; PT: prova tuberculínica; DM: diabete melito.
Fonte: adaptado de Brasil, 2019.

DEFINIÇÃO DE CASO

- Suspeito de tuberculose pulmonar: tosse com duração de 3 semanas ou mais, acompanhada ou não de outros sinais e sintomas sugestivos de tuberculose.
  - Coletar duas amostras de escarro para baciloscopia, uma no momento da identificação do sintomático respiratório e outra na manhã do dia seguinte. Nos locais onde há equipamento de teste rápido molecular para tuberculose (TRM-TB), é necessária apenas uma amostra de escarro no momento da identificação do sintomático respiratório.
- Confirmado: tuberculose pode ser confirmada pelos critérios a seguir:
  - Critério laboratorial: todo caso que, independentemente da forma clínica, apresenta pelo menos uma amostra positiva de baciloscopia ou de cultura ou de teste rápido molecular para tuberculose.
  - Critério clínico: todo caso suspeito que não atendeu ao critério de confirmação laboratorial, mas apresentou resultados de exames de imagem ou histológicos sugestivos para tuberculose.
  - Descartado: não atende aos critérios de confirmação anteriormente descritos, sobretudo quando há diagnóstico de outra doença.

TRATAMENTO

Tratamento não farmacológico

- Acolhimento:
  - Deve ser realizada uma abordagem humanizada. O estabelecimento de vínculo entre profissional de saúde e usuário auxilia tanto no diagnóstico como na adesão ao tratamento.
  - Orientar o paciente, de forma clara, quanto às características clínicas da tuberculose e do tratamento a que será submetido e sobre as possíveis consequências do uso irregular dos medicamentos, bem como acerca de eventos adversos.
- Tratamento diretamente observado (TDO):
  - Ingestão diária dos medicamentos antituberculose pelo paciente, sob a observação direta de um profissional de saúde, de segunda a sexta-feira, ou excepcionalmente 3 x/semana.

- Os medicamentos devem ser ingeridos preferencialmente em jejum, 1 x/dia.

Tratamento farmacológico

- Regime de tratamento:
  - O tratamento da tuberculose sensível ao esquema terapêutico deve ser desenvolvido sob regime ambulatorial e realizado preferencialmente na atenção básica.
  - A hospitalização somente está recomendada em casos especiais:
    - Meningoencefalite tuberculosa.
    - Intolerância medicamentosa incontrolável em ambulatório.
    - Estado geral que não permita tratamento em ambulatório.
    - Intercorrências clínicas e/ou cirúrgicas relacionadas ou não à tuberculose, que necessitem de tratamento e/ou procedimento em unidade hospitalar.
    - Casos em situação de vulnerabilidade social, como ausência de residência fixa ou grupos com maior possibilidade de abandono, sobretudo retratamentos, falências ou casos de multirresistência.
- Esquemas de tratamento: os fármacos usados nos esquemas padronizados para a tuberculose sensível são a isoniazida (H), a rifampicina (R), a pirazinamida (Z) e o etambutol (E). Para pacientes com 10 anos de idade ou mais, esses fármacos se apresentam em comprimidos de doses fixas combinadas (RHZE e RH).
  - Esquema básico: indicações:
    - Casos novos de tuberculose pulmonar e/ou extrapulmonar (exceto a forma meningoencefálica e osteoarticular), infectados ou não pelo HIV.
    - Retratamentos, exceto se a forma for meningoencefálica e osteoarticular.
    - Em pacientes diabéticos devido à interação medicamentosa com hipoglicemiantes orais, a depender de avaliação clínica individualizada, pode-se considerar a substituição do hipoglicemiante oral por insulina durante o tratamento (para manter a glicemia de jejum ≤ 160 mg/dL) e a extensão do tratamento por mais 3 meses na fase de manutenção.
    - Pode ser administrado em gestantes nas doses habituais, mas, nesses casos, está recomendado o uso concomitante de piridoxina 50 mg/dia, dado o risco de toxicidade neurológica no recém-nascido (pela isoniazida).

TABELA 1 Esquema básico para tratamento de tuberculose.

Fases do tratamento	Fármacos	Faixa de peso	Unidade/dose	Meses
Intensiva RHZE	RHZE 150/75/400/275 mg, comprimido em dose fixa combinada	20 a 35 kg	2 comprimidos	2
		36 a 50 kg	3 comprimidos	
		> 50 kg	4 comprimidos	
Manutenção RH	RH 150/75 mg, comprimido em dose fixa combinada	20 a 35 kg	2 comprimidos	4
		36 a 50 kg	3 comprimidos	
		> 50 kg	4 comprimidos	

H: isoniazida; R: rifampicina; Z: pirazinamida; E: etambutol.
Fonte: adaptado de Brasil, 2019.

TABELA 2 Esquema para tratamento da tuberculose meningoencefálica* e osteoarticular.

Fases do tratamento	Fármacos	Faixa de peso	Unidade/dose	Meses
Intensiva RHZE	RHZE 150/75/400/275 mg, comprimido em dose fixa combinada	20 a 35 kg	2 comprimidos	2
		36 a 50 kg	3 comprimidos	
		> 50 kg	4 comprimidos	
Manutenção RH	RH 150/75 mg, comprimido em dose fixa combinada	20 a 35 kg	2 comprimidos	10
		36 a 50 kg	3 comprimidos	
		> 50 kg	4 comprimidos	

* Associar corticoide para tuberculose meningoencefálica.
H: isoniazida; R: rifampicina; Z: pirazinamida; E: etambutol.
Fonte: adaptado de Brasil, 2019.

- Esquema para tratamento da tuberculose meningoencefálica e osteoarticular:
  - Na meningoencefalite tuberculosa, deve ser associado corticosteroide ao esquema: prednisona oral (1 a 2 mg/kg/dia), por 4 semanas, ou dexametasona intravenosa nos casos graves (0,3 a 0,4mg/kg/dia), por 4 a 8 semanas, com redução gradual da dose nas 4 semanas subsequentes.

Efeitos adversos

- Os efeitos adversos dos medicamentos antituberculose podem ser classificados em:
  - Menores: podem ser manejados na atenção básica e normalmente não determinam a suspensão do medicamento antituberculose.
  - Maiores: normalmente causam a suspensão do tratamento. Nesses casos, os pacientes precisam ser avaliados em unidades de referência.

QUADRO 2 Eventos adversos menores no tratamento da tuberculose.

Efeito adverso	Provável(is) fármaco(s) responsável(is)	Conduta
Náusea, vômito, dor abdominal	▪ Rifampicina ▪ Isoniazida ▪ Pirazinamida ▪ Etambutol	▪ Reformular o horário da administração da medicação (2 horas após o café da manhã ou com o café da manhã); considerar o uso de medicação sintomática; avaliar função e enzimas hepáticas
Suor/urina de cor avermelhada	▪ Rifampicina	▪ Orientar
Prurido ou exantema leve	▪ Isoniazida ▪ Rifampicina	▪ Medicar com anti-histamínico
Dor articular	▪ Pirazinamida ▪ Isoniazida	▪ Medicar com analgésicos ou AINH
Neuropatia periférica	▪ Isoniazida (comum) ▪ Etambutol (incomum)	▪ Medicar com piridoxina, 50 mg/dia (vitamina B6)
Hiperuricemia sem sintomas	▪ Pirazinamida	▪ Orientar dieta hipopurínica
Hiperuricemia com artralgia	▪ Pirazinamida ▪ Etambutol	▪ Orientar dieta hipopurínica e medicar com alopurinol e colchicina, se necessário
Cefaleia, ansiedade, euforia, insônia	▪ Isoniazida	▪ Orientar

Fonte: adaptado de Brasil, 2019.

QUADRO 3 Eventos adversos maiores no tratamento da tuberculose.

Efeito adverso	Provável(eis) fármaco(s) responsável(eis)	Conduta
Exantema ou hipersensibilidade moderada a grave	▪ Rifampicina ▪ Isoniazida ▪ Pirazinamida ▪ Etambutol ▪ Estreptomicina	▪ Suspender o tratamento ▪ Reintroduzir os medicamentos individualmente após a resolução do quadro ▪ Substituir o esquema, nos casos reincidentes ou graves, por esquemas especiais sem a medicação causadora do efeito
Psicose, crise convulsiva, encefalopatia tóxica ou coma	▪ Isoniazida	▪ Suspender a isoniazida ▪ Reiniciar esquema especial com fármaco substituto (consultar especialista para a definição do melhor esquema e duração do tratamento)
Neurite ótica	▪ Etambutol	▪ Suspender o etambutol e reiniciar esquema especial (consultar especialista para a definição do melhor esquema e duração do tratamento) ▪ É dose-dependente, e quando detectada precocemente, reversível ▪ Raramente, desenvolve toxicidade ocular durante os 2 primeiros meses com as doses recomendadas
Hepatotoxicidade	▪ Pirazinamida ▪ Isoniazida ▪ Rifampicina	▪ Suspender o tratamento ▪ Aguardar melhora dos sintomas e redução dos valores de enzimas hepáticas ▪ Reintroduzir 1 a 1 após a avaliação da função hepática ▪ Considerar continuidade do esquema básico ou do esquema substituto, conforme o caso – caso não seja possível, consultar especialista para definição de esquema alternativo

(continua)

QUADRO 3 Eventos adversos maiores no tratamento da tuberculose. (*continuação*)

Efeito adverso	Provável(eis) fármaco(s) responsável(eis)	Conduta
Hipoacusia, vertigem, nistagmo	▪ Estreptomicina	▪ Suspender a estreptomicina ▪ Reiniciar esquema especial sem essa medicação
Trombocitopenia, leucopenia, eosinofilia, anemia hemolítica, agranulocitose, vasculite	▪ Rifampicina	▪ Suspender a rifampicina ▪ Reiniciar esquema especial sem essa medicação
Nefrite intersticial	▪ Rifampicina	▪ Suspender a rifampicina ▪ Reiniciar esquema especial sem essa medicação
Rabdomiólise com mioglobinúria e insuficiência renal	▪ Pirazinamida	▪ Suspender a pirazinamida ▪ Reiniciar esquema especial sem essa medicação

Fonte: adaptado de Brasil, 2019.

Esquemas especiais

QUADRO 4 Esquemas especiais para a substituição dos medicamentos de primeira linha.

Intolerância medicamentosa	Esquema
Rifampicina	2 HZES/10 HE
Isoniazida	2 RZES/4 RE
Pirazinamida	2 RHE/7 RH
Etambutol	2 RHZ/4 RH

H: isoniazida; R: rifampicina; Z: pirazinamida; E: etambutol; S: estreptomicina.
Fonte: adaptado de Brasil, 2019.

Tratamento da infecção latente por *Mycobacterium tuberculosis*

- O tratamento da ILTB reduz o risco de adoecimento por tuberculose ativa.
- Estudos com isoniazida demonstraram redução em 60% a 90% desse risco.
- Não tratar a ILTB na presença de sinais clínicos sugestivos de tuberculose ativa.
- Houve a liberação de tratamento no SUS com isoniazida + rifapentina com duração de 3 meses, sendo mais curto e com posologia semanal mais cômoda.

TABELA 3 Esquemas terapêuticos para o tratamento da infecção latente da tuberculose.

Regime de tratamento	Dose	Tempo de tratamento	Indicação
Isoniazida	5 a 10 mg/kg de peso até a dose máxima de 300 mg/dia	9 meses	Qualquer pessoa com indicação para tratamento de ILTB. A isoniazida deve ser o esquema preferencial, considerando-se a longa experiência da sua utilização e a disponibilidade desse fármaco no país. Em hepatopatas e idosos (acima de 50 anos), deve-se dar prioridade a outros regimes
Rifampicina	10 mg/kg de peso, até a dose máxima de 600 mg/dia	4 meses	O esquema com rifampicina é a primeira escolha em indivíduos com mais de 50 anos, hepatopatas, em contatos de monorresistentes à isoniazida e intolerância à isoniazida. A rifampicina está contraindicada nas pessoas que vivem com HIV/AIDS em uso de inibidores de protease
Isoniazida + rifapentina	900 mg + 900 mg dose semanal	3 meses (12 doses devem ser administradas de 12 a 15 semanas)	Qualquer pessoa com indicação ao tratamento de ILTB. Evitar em gestantes (poucos estudos nessa população), idosos e hepatopatas

ILTB: infecção latente por *Mycobacterium tuberculosis*.
Fonte: adaptado de Brasil, 2019.

- No regime de tratamento com isoniazida, o mais importante é o número de doses, e não somente o tempo de tratamento. Recomenda-se a utilização de no mínimo 270 doses, a serem tomadas no intervalo entre 9 e 12 meses.

ACOMPANHAMENTO

- Uma vez confirmado o diagnóstico, o caso de tuberculose deve ser acompanhado até o seu encerramento.
- O encerramento de casos é realizado de acordo com os critérios a seguir:
  - Cura: paciente com duas baciloscopias negativas, uma em qualquer mês de acompanhamento e outra ao final do tratamento (5º ou 6º mês).
  - Para os casos com necessidade de ampliar o tempo de tratamento, serão considerados os dois últimos meses.
  - Abandono: paciente que fez uso de medicamento por 30 dias ou mais e interrompeu o tratamento por 30 dias consecutivos ou mais.
  - Abandono primário: paciente que fez uso de medicamento por menos de 30 dias e o interrompeu 30 dias consecutivos ou mais, ou quando o paciente diagnosticado não inicia o tratamento.
  - Tuberculose droga-resistente (TBDR): quando houver confirmação, por meio de teste de sensibilidade ou teste rápido molecular para tuberculose (TRM-TB), de resistência a qualquer medicamento antituberculose.
  - Falência: será registrada nas seguintes situações:
    - Persistência da baciloscopia de escarro positiva ao final do tratamento.
    - Doentes que, no início do tratamento, apresentavam baciloscopia fortemente positiva (++ ou + + +) e mantiveram essa situação até o 4º mês.
    - Baciloscopia positiva inicial seguida de negativação e de novos resultados positivos por 2 meses consecutivos, a partir do 4º mês de tratamento.
  - Óbito por tuberculose.
  - Óbito por outras causas.
  - Mudança de diagnóstico.

PREVENÇÃO

- Imunização com BCG.
- Estudos recentes mostram provável papel no uso de levofloxacino após a exposição à tuberculose multidroga resistente, ainda sem recomendações oficiais no Brasil.

PRESCRIÇÃO NA PRÁTICA

Exemplo de prescrição (cada caso deve ser avaliado individualmente e a decisão deve ser tomada pelo médico responsável pelo caso).

- Paciente de 70 kg.
- Esquema básico:
  - RHZE 150/75/400/275 mg comprimido:
    - 4 comprimidos 1 x/dia por 2 meses.
    - Após esse período, RH 150/75 mg comprimido. Tomar 4 comprimidos 1 x/dia por 4 meses.
- Esquema para tratamento da tuberculose meningoencefálica e osteoarticular:
  - RHZE 150/75/400/275 mg comprimido:
    - 4 comprimidos 1 x/dia por 2 meses.
    - Após esse período, RH 150/75 mg comprimido. Tomar 4 comprimidos 1 x/dia por 10 meses.
  - Na meningoencefalite:
    - Prednisona 20 mg comprimido.
    - Tomar 3 comprimidos e meio por 4 semanas.
    - Após esse período, realizar redução progressiva da prednisona.*

  * Pacientes em uso prolongado de corticoide são considerados em risco de supressão do eixo hipotálamo-hipófise-adrenal. Reduzir gradativamente 10-20% da dose.

TABELA 4 Esquema para redução de dose.

Dose diária	Esquema de redução
Acima de 40 mg/dia de prednisona (ou equivalente)	5 a 10 mg/dia a cada 1 a 2 semanas
20-40 mg/dia de prednisona (ou equivalente)	A partir de 5 mg/dia a cada 1 a 2 semanas
10-20 mg/dia de prednisona (ou equivalente)	2,5 mg/dia a cada 2 a 3 semanas
5-10 mg/dia (ou equivalente)	1 mg/dia a cada 2 a 4 semanas
5 mg/dia	0,5 mg/dia a cada 2 a 4 semanas

Observação: as doses fracionadas podem ser alcançadas alternando as doses diárias. Por exemplo, usando 5 mg em um dia e 4 mg em outro.

ALGORITMOS

Algoritmo para conduta de notificação de casos

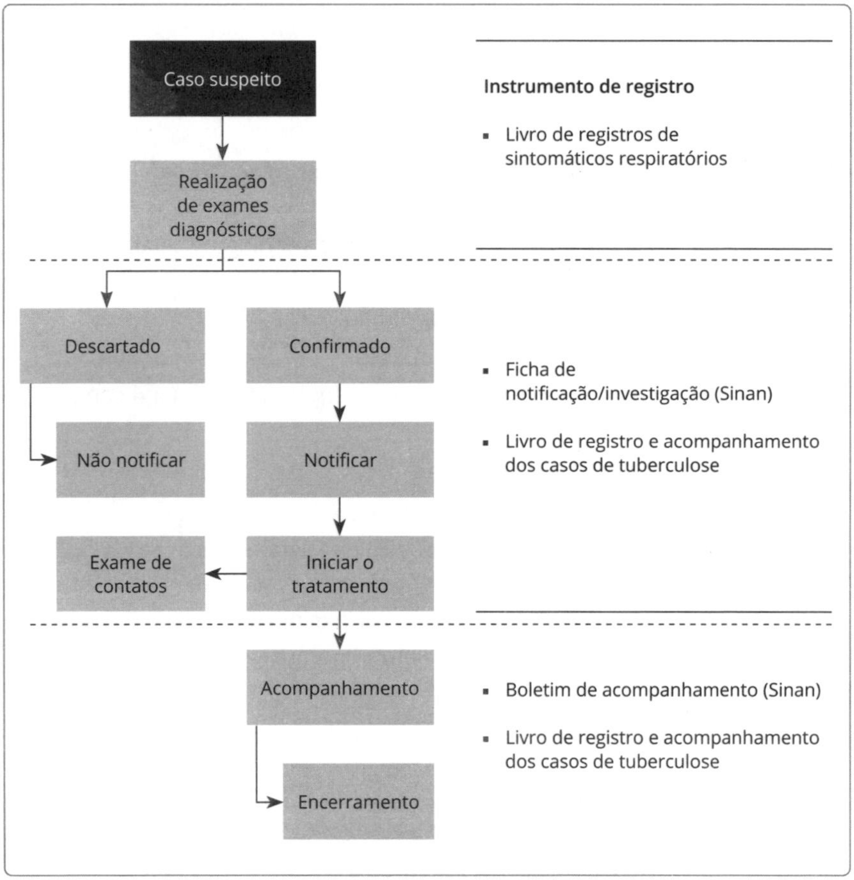

Fonte: adaptado de Brasil, 2019.

Algoritmo para conduta clínica de pacientes > 10 anos

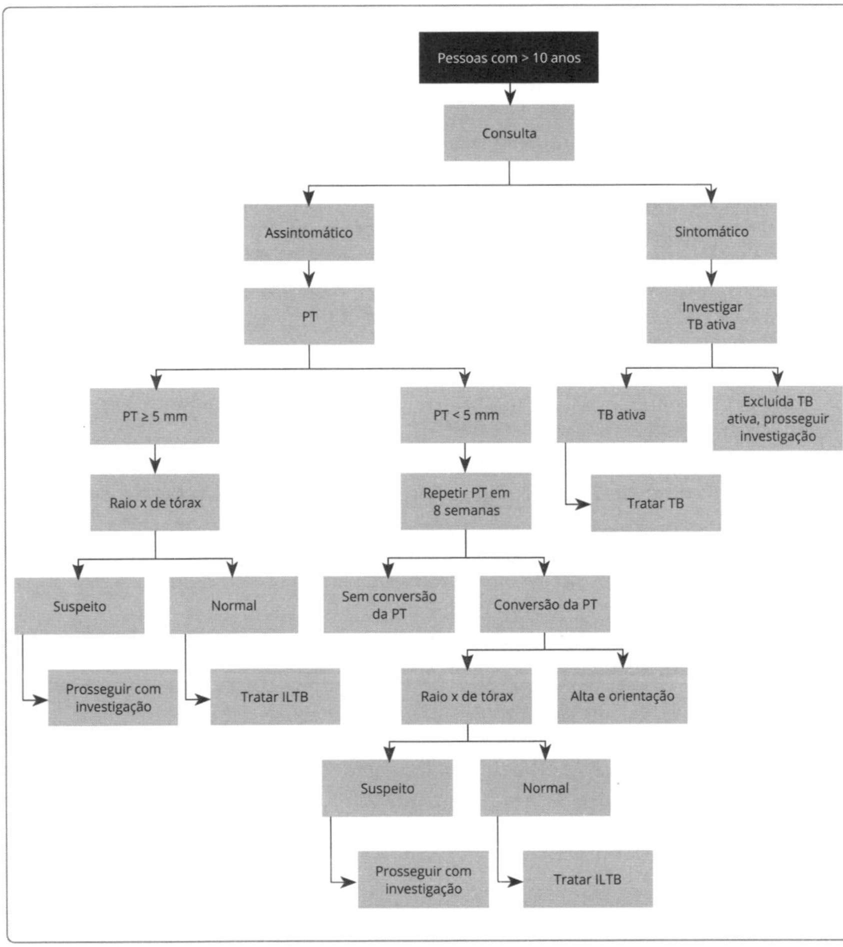

ILTB: infecção latente por *Mycobacterium tuberculosis*; TB: tuberculose; PT: prova tuberculínica.
Fonte: adaptado de Brasil, 2019.

REFERÊNCIAS

1. Brasil. Ministério da Saúde. Secretaria de Vigilância em Saúde. Departamento de Doenças de Condições Crônicas e Infecções Sexualmente Transmissíveis. Coordenação-Geral de Vigilância das Doenças de Transmissão Respiratória de Condições Crônicas. Nota Informativa nº 5/2021-CGDR/.DCCI/SVS/MS.
2. Brasil. Ministério da Saúde. Secretaria de Vigilância em Saúde. Departamento de Vigilância das Doenças Transmissíveis. Manual de Recomendações para o Controle da Tuberculose no Brasil. Brasília, DF: Ministério da Saúde; 2019.
3. Brasil. Ministério da Saúde. Secretaria de Vigilância em Saúde. Departamento de Vigilância das Doenças Transmissíveis. Protocolo de vigilância da infecção latente pelo Mycobacterium tuberculosis no Brasil. Brasília, DF: Ministério da Saúde; 2018.
4. Duong T, Brigden J, Simon Schaaf H, Garden F, Marais BJ, Anh Nguyen T, et al. A Meta-Analysis of Levofloxacin for Contacts of Multidrug-Resistant Tuberculosis. NEJM Evid. 2025;4(1):EVIDoa2400190.
5. Fox GJ, Nhung NV, Cam Binh N, Hoa NB, Garden FL, Benedetti A, et al. Levofloxacin for the Prevention of Multidrug-Resistant Tuberculosis in Vietnam. N Engl J Med. 2024;391(24):2304-14.
6. Hesseling AC, Purchase SE, Martinson NA, Fairlie L, Schaaf HS, Brigden J, et al. Levofloxacin Preventive Treatment in Children Exposed to MDR Tuberculosis. N Engl J Med. 2024;391(24):2315-26.
7. World Health Organization. WHO consolidated guidelines on tuberculosis Module 1: prevention - tuberculosis preventive treatment, second edition. Disponível em: https://www.who.int/publications/i/item/9789240096196.
8. World Health Organization. Implementing tuberculosis diagnostics: policy framework. Genebra: WHO; 2015.

4

Infecções sexualmente transmissíveis (IST): diagnóstico e tratamento

Isabela Carvalhinho Carlos de Souza

Daniel Costa Guimarães

SÍFILIS

- Agente: *Treponema pallidum.*

Classificação

- Quanto às manifestações:
  - Primária.
  - Secundária.
  - Terciária.
- Quanto ao tempo de evolução:
  - Recente: < 1 ano.
  - Tardia: > 1 ano.

Quadro clínico

- Sífilis primária:
  - Tempo de incubação: 10 a 90 dias.
  - Característica da lesão: cancro duro – pápula única no local da inoculação, indolor, que evolui para úlcera de fundo limpo, com bordas elevadas e endurecidas.
  - Pode envolver qualquer área de inoculação, além da genitália, como ânus e faringe posterior.

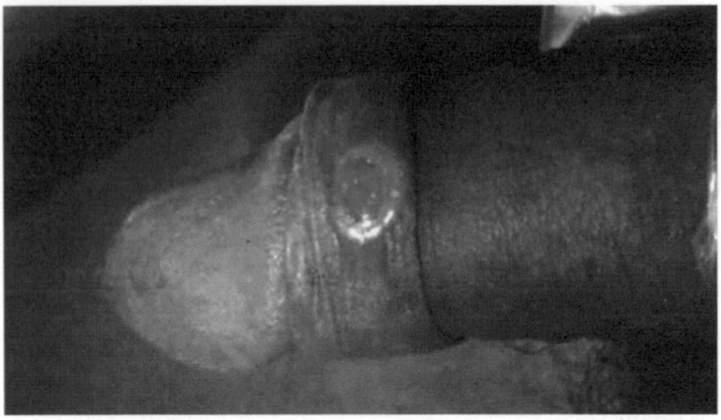

FIGURA 1
Cancro duro – sífilis primária.

  - Outros achados clínicos: adenopatia inguinal não supurativa, móvel, indolor e múltipla.
  - Duração: o quadro persiste por 3 a 6 semanas e desaparece sozinho.
- Sífilis secundária:
  - Tempo de incubação: de 3 a 6 meses após a cicatrização do cancro (o qual nem sempre é percebido, por ser indolor).
  - Características da lesão: máculas cutâneas eritematosas não pruriginosas disseminadas (roséolas sifilíticas), nas palmas das mãos e nas plantas dos pés. Condiloma plano: quando as pápulas sofrem erosão em áreas úmidas.
- Outros achados clínicos:
  - Linfadenomegalia generalizada com adenopatia epitroclear.
  - Manifestação oftalmológica: uveíte.
  - Manifestação neurológica: meningite, quadro isquêmicos e acometimento de pares cranianos.
  - Manifestação gastrointestinal: hepatite sifilítica, ulceração de mucosa.
  - Manifestação renal: síndrome nefrótica, albuminúria transitória.
  - Sintomas constitucionais: mal-estar, febre baixa, cefaleia e adinamia.
- Sífilis terciária:
  - Tempo de incubação: de 5 a 30 anos após infecção inicial.
  - Manifestações clínicas: afeta qualquer órgão com caráter destrutivo e inflamatório.
  - Distúrbios oculares: pupilas de Argyll Robertson – miose, discoria, acomoda visão de perto e não reage à luz ou à dor.
  - Sífilis cardiovascular: endarterite obliterante – aortite sintomática com calcificações lineares da aorta ascendente.

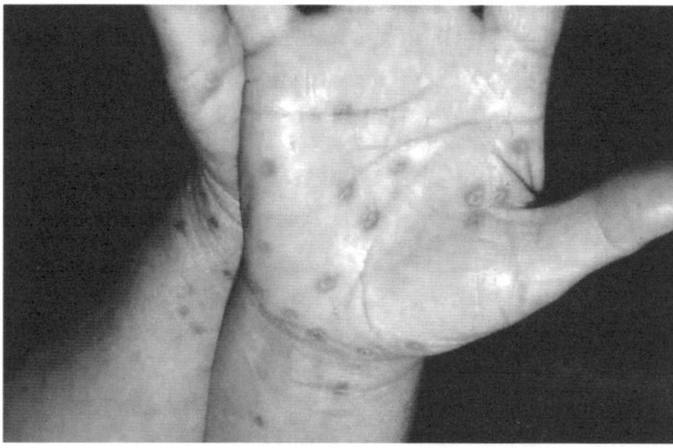

FIGURA 2
Roséolas sifilíticas – sífilis secundária.

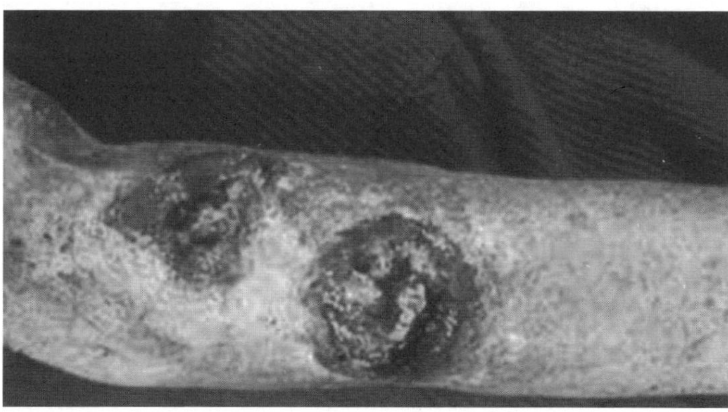

FIGURA 3
Goma sifilítica – sífilis terciária.
Fonte: Silveira SJS, 2020.

   - Gomas sifilíticas.
- Neurossífilis:
   - Tempo de incubação: pode ocorrer em qualquer fase.
   - Quando clínico:
      - Meningovascular: múltiplas áreas de infarto.
      - Parenquimatosa: paralisia geral progressiva e alterações de personalidade/cognitivas.

- *Tabes dorsalis*: desmielinização do cordão dorsal posterior da medula, raízes e gânglios das raízes dorsais – marcha tabética. Aparece na sífilis terciária.

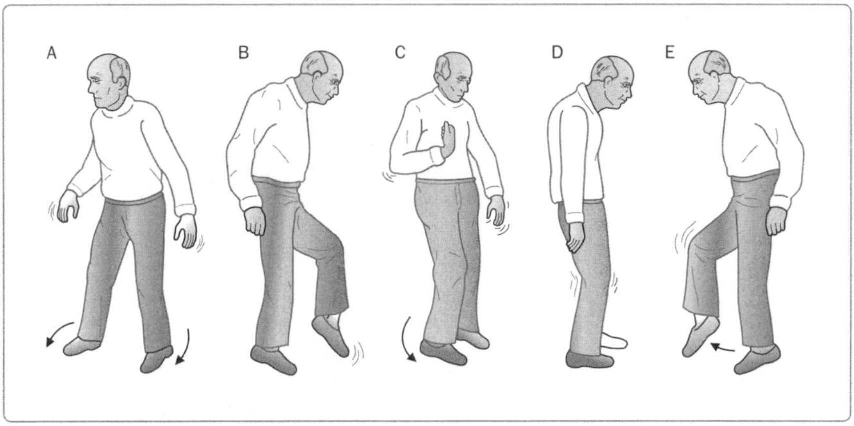

FIGURA 4

Sequência de marcha tabética ou talonante.

A marcha é realizada com a base alargada e o olhar para o solo (A). A perda da noção da proximidade do solo em relação aos pés impõe o arremesso do pé para diante (B, E), batendo com força no solo (C e D). Não é exclusiva, mas foi descrita inicialmente nos pacientes com neurossífilis.

Diagnóstico

- Os testes sorológicos podem ser treponêmicos ou não treponêmicos:
  - Testes treponêmicos: detectam anticorpos produzidos contra o *T. pallidum*, sendo mais precoces. São mais específicos que os testes não treponêmicos e tendem a permanecer positivos ao longo do tempo:
    - FTA-Abs.
    - ELISA.
    - TPHA.
    - TPPA.
  - Testes não treponêmicos: detectam anticorpos anticardiolipina não específicos para o *T. pallidum*, permitem análise qualitativa e quantitativa (expressos em títulos 1:2, 1:4, 1:8 etc.), e são importantes também no seguimento, tornam-se reagentes após 1 a 3 semanas do aparecimento do cancro:

	Teste treponêmico	Teste não treponêmico
Sífilis ativa	Reagente	Reagente > 1/16
Cicatriz sorológica ou infecção primária inicial	Reagente	Não reagente ou reagente < 1/16
Falso positivo	Não reagente	Reagente

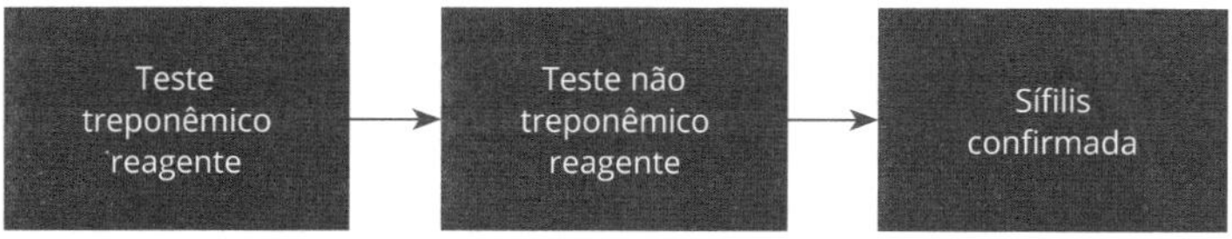

FIGURA 5
Passos para o diagnóstico da sífilis.

    - VDRL.
    - RPR.
    - USR.
- Diagnóstico de neurossífilis:
  - Quando realizar punção lombar:
    - Sinais e sintomas neurológicos ou oftalmológicos.
    - Sífilis terciária ativa.
    - Falha de tratamento sem reexposição sexual ou independente de exposição sexual se HIV.
  - Análise do liquor:
    - Pleocitose: celularidade aumentada.
    - Proteinorraquia elevada.
    - Hipoglicorraquia.
    - Sorologia para sífilis: VDRL reagente no liquor, tem alta especificidade, porém baixa sensibilidade.

Tratamento

- Seguimento: teste não treponêmico trimestral. Critérios de retratamento se:
  - Aumento em duas titulações ou mais.
  - Ausência de queda em duas titulações ou mais em 6 meses.
  - Persistência ou recorrência de sinais e sintomas.

TABELA 1 Opções de primeira e segunda linha para o tratamento.

	Primeira linha	Segunda linha
Recente: primária, secundária ou latente precoce	Penicilina G benzatina 2,4 milhões UI IM dose única	Doxiciclina 100 mg VO a cada 12 horas por 15 dias
Tardia: latente tardia, sífilis terciária ou duração ignorada	Penicilina G benzatina 2,4 milhões UI IM 1 x/semana por 3 semanas	Doxiciclina 100 mg VO a cada 12 horas por 30 dias
Neurossífilis	Penicilina G cristalina 18 a 24 milhões UI por dia (a cada 4 horas) por 14 dias	Ceftriaxona 2 g IV 1 x/dia por 14 dias

IM: intramuscular; VO: via oral.

- Observação: ao início do tratamento, pode ocorrer a reação de Jarisch-Herxheimer, que se manifesta por lesões cutâneas pruriginosas, mal-estar, febre, cefaleia e artralgia. É importante diferenciar de alergia à penicilina.

SÍNDROME DO CORRIMENTO URETRAL

Agente

- Uretrite gonocócica: *Neisseria gonorrhoeae.*
- Uretrite não gonocócica: *Clamídia trachomatis*, *Mycoplasma genitalium*, *Ureaplasma urealyticum*, *Mycoplasma hominis*, *Trichomonas vaginalis.*

Quadro clínico

- Uretrite gonocócica:
  - Na mulher, é frequentemente assintomática. No homem, é sintomática em 90% dos casos.
  - Prurido, disúria, descarga uretral purulenta e abundante.
  - Complicações: balanite, prostatite, prostatite, epididimite e conjuntivite (síndrome uretroconjuntivo-sinovial ou de Reiter).
- Uretrite não gonocócica:
  - Descarga purulenta discreta e disúria intermitentes.
  - Pode simular a uretrite gonocócica e evoluir com complicações.

Diagnóstico

- Uretrite gonocócica:
  - Bacterioscopia com coloração de Gram: diplococos Gram negativos intracelulares.
- Uretrite não gonocócica:
  - Teste rápido ou esfregaço.

Tratamento

- Uretrite gonocócica:
  - Ciprofloxacino 500 mg VO dose única (DU).
  - Ceftriaxona 1 g IM DU.
- Uretrite não gonocócica:
  - Azitromicina 1 g VO DU.
  - Doxiciclina 100 mg VO a cada 12 horas por 7 dias.

Algoritmo

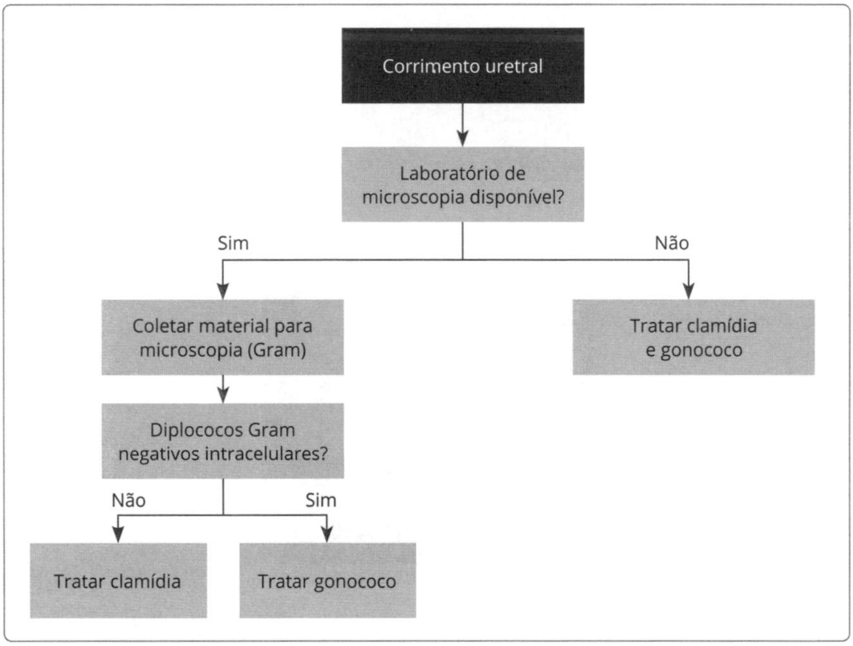

ÚLCERAS GENITAIS

Cancro mole

- Agente: *Haemophilus ducreyi.*

Quadro clínico

- Pápula ou vesícula que evolui para úlcera única ou múltipla em espelho, dolorosa, de fundo sujo, com adenopatia unilateral dolorosa que fistuliza. Tem tempo de incubação de 1 a 35 dias.

Diagnóstico

- Gram em esfregaço da úlcera, teste de amplificação de ácido nucleico.

Tratamento

- Doxiciclina 1 g VO a cada 12 horas por 21 dias.
- Azitromicina 500 mg 2 comprimidos 1 vez por semana por 21 dias.
- Ciprofloxacino 500 mg VO a cada 12 horas por 3 dias.
- Eritromicina 500 mg VO a cada 6 horas por 7 dias.
- Ceftriaxona 250 mg IM DU.

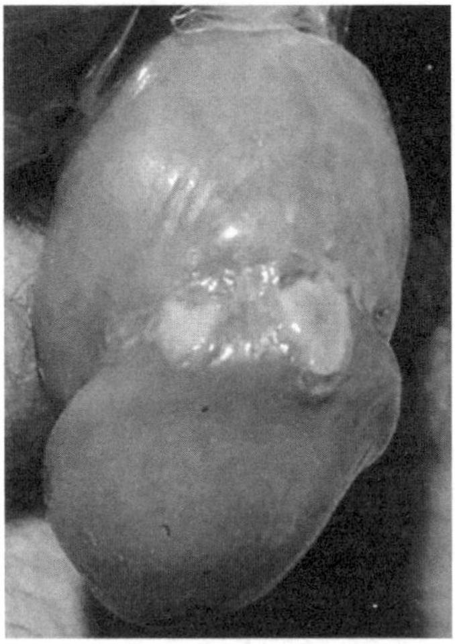

FIGURA 6
Úlcera característica de cancro mole – em espelho, com fundo sujo.

Linfogranulona venéreo

- Agente: *Chlamydia trachomatis* L1, L2 e L3.

Quadro clínico

- Úlcera indolor fugaz com adenopatia supurativa e fistulizante múltipla. Pode ter o diagnóstico diferencial com outras causas de proctite. Tem período de incubação de 3 a 12 dias.

Diagnóstico

- Giemsa, lugol ou ácido periódico de Schiff, cultura em McCoy.

Tratamento

- Doxiciclina 100 mg VO a cada 12 horas por 21 dias.
- Eritromicina 500 mg VO a cada 6 horas por 21 dias.
- Ceftriaxona 1 g IM por 10 dias.

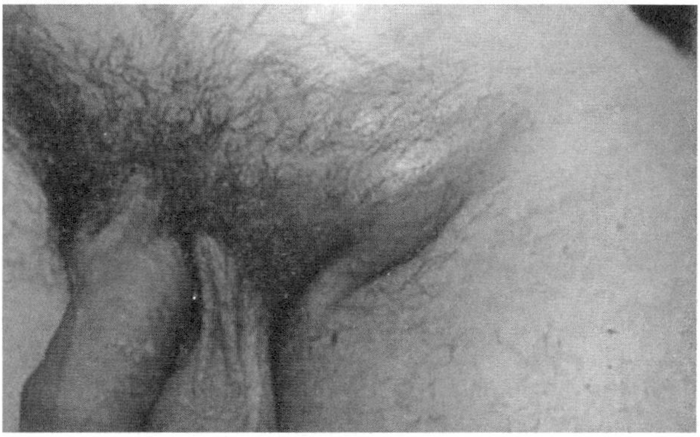

FIGURA 7
Adenopatia supurativa associada a linfogranuloma venéreo.

Donovanose

- Agente: *Calymmatobacterium granulomatis.*

Quadro clínico

- Nódulo que se ulcera com bordas planas, bem delimitadas, fundo granuloso e friável e se torna vegetante, sem adenopatia, com pseudobubões.

Diagnóstico

- Corpúsculo de Donovan.

Tratamento

- Azitromicina 500 mg 2 comprimidos VO a cada semana, até a cura e por pelo menos 21 dias.
- Doxiciclina 100 mg VO a cada 12 horas por 3 semanas ou até a cura.
- Eritromicina 500 mg VO a cada 6 horas por 3 semanas ou até a cura.
- Sulfametoxazol + trimetoprima 800 + 160 mg VO a cada 12 horas por 3 semanas ou até a cura.

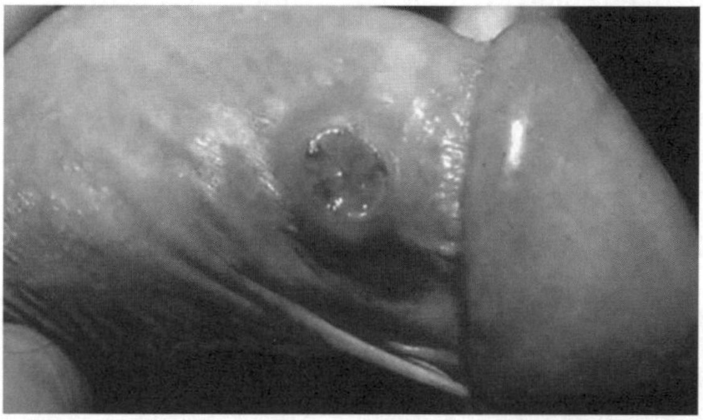

FIGURA 8
Úlcera genital característica da donovanose – bordas planas, bem delimitadas e fundo granuloso.

Herpes genital

- Agente: herpes-vírus tipos 1 e 2 (predomínio do tipo 2 nas lesões genitais).

Quadro clínico

- A primoinfecção cursa com pródromos de febre, mialgia e mal-estar.
- Vesículas agrupadas dolorosas que evoluem para úlceras de fundo limpo arredondadas e acompanhadas de linfonodomegalia dolorosa bilateral em 50% dos casos.

Diagnóstico

- PCR, cultura ou sorologia para herpes-vírus.

Tratamento

- Aciclovir 400 mg VO a cada 8 horas por 7-10 dias na primoinfecção e por 5 dias na recorrência.

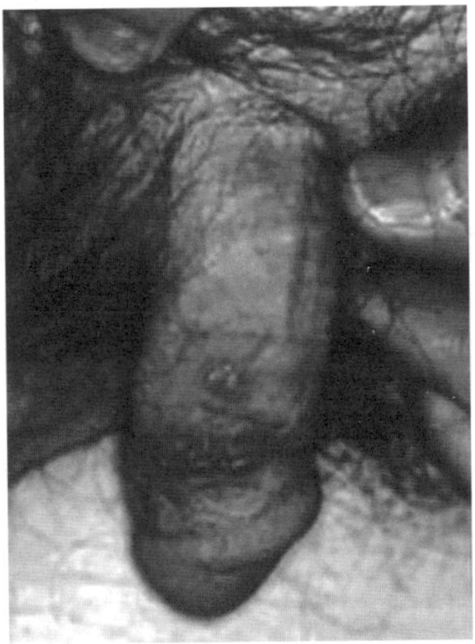

FIGURA 9
Lesão característica de herpes genital – vesículas agrupadas e úlcera de fundo limpo.

Algoritmo

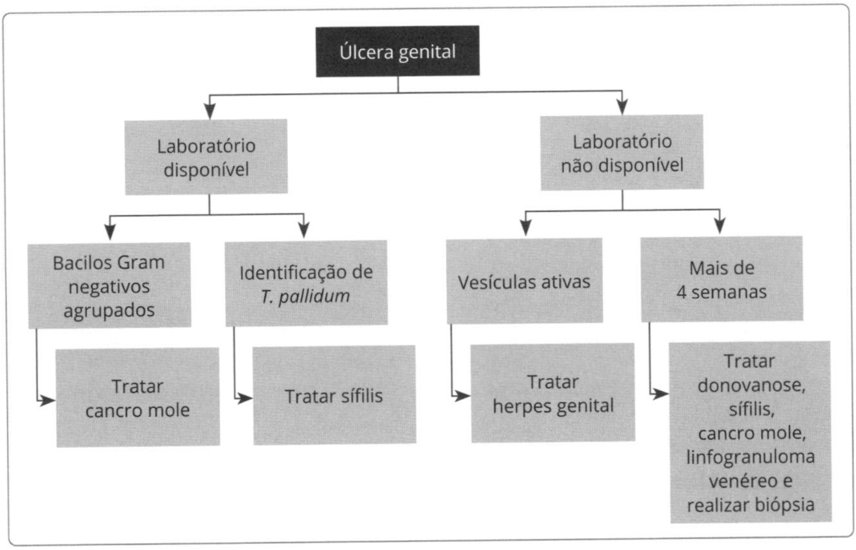

QUADRO 1 Diagnóstico diferencial das úlceras genitais.

	Sífilis primária	Herpes genital	Donovanose	Linfogranuloma venéreo	Cancro mole
Características da úlcera	Bordas regulares e fundo limpo	Bordas regulares e fundo limpo	Bordas planas bem delimitadas, fundo granuloso e friável	Fugaz, inicia-se com uma pápula e evolui com úlcera mal delimitada de fundo sujo	Pápula ou vesícula que evolui para úlcera de fundo sujo
Única ou múltiplas	Única	Múltiplas	Múltiplas, autoinoculação (*kissing ulcers*)	Múltiplas	Única ou múltipla em espelho
Dolorosa	Não	Sim	Não	Não	Sim
Linfonodomegalia	Adenopatia inguinal não supurativa	Adenopatia dolorosa bilateral	Pseudobubões	Adenopatia que fistuliza em "bico de regador"	Adenopatia que se fistuliza em orifício único

REFERÊNCIAS

1. Brasil. Ministério da Saúde. Protocolo clínico e diretrizes terapêuticas para atenção integral às pessoas com infecções sexualmente transmissíveis. Brasília, DF: Ministério da Saúde; 2020.
2. Brasil. Ministério da Saúde. Protocolo clínico e diretrizes terapêuticas para atenção integral às pessoas com infecções sexualmente transmissíveis. Brasília, DF: Ministério da Saúde; 2022.
3. Lieberman NAP, Reid TB, Cannon CA, Nunley BE, Berzkalns A, Cohen SE, et al. Near-Universal Resistance to Macrolides of Treponema pallidum in North America. N Engl J Med. 2024;390(22):2127-8.
4. Mabey D, Peeling RW. Lymphogranuloma venereum. Sex Transm Infect. 2002;78(2):90-2.
5. Martins MA. Manual do residente de Clínica Médica. 2nd ed. Barueri: Manole; 2021.
6. Nieuwenhuis RF, Ossewaarde JM, Gotz HM, Dess J, Thio HB, Thomeer MGJ, et al. Resurgence of lymphogranuloma venereum in Western Europe: an outbreak of Chlamydia trachomatis serovar l2 proctitis in The Netherlands among men who have sex with men. Clin Infect Dis. 2004;39(7):996-1003.
7. Silveira SJS, Silva JQD, Damiani RF. Analysis of the cases of syphilis acquired in the years 2010-2017: a national and regional context. Braz J of Develop. 2020;6(5):32496-515.
8. Workowski KA, Bachmann LH, Chan PA, Johnston CM, Muzny CA, Park I, et al. Sexually Transmitted Infections Treatment Guidelines, 2021. MMWR Recomm Rep. 2021;70(4):1-187.

5

Sífilis: diagnóstico e tratamento

Guilherme Aquarone Salzstein

INTRODUÇÃO

- A sífilis é uma doença sexualmente transmissível, causada pelo *Treponema pallidum*, bactéria com forma espiral, do grupo das espiroquetas, anaeróbia facultativa e catalase-negativa. Não se cora pelo método de Gram e não pode ser cultivada. Pode apenas ser vista por microscopia de campo escuro.
- Dados do DATASUS demonstram uma variação da taxa de detecção de 19,8 para 113,8 por 100 mil habitantes no Brasil de 2013 até 2023 (Figura 1).
- A transmissão do *T. pallidum* ocorre no ato sexual pelo contato com lesões infectadas, mas também pode acontecer pela placenta, ocasionando infecção fetal.

ESTÁGIOS DA DOENÇA E MANIFESTAÇÕES CLÍNICAS

Fase precoce

- Sífilis primária (cancro duro): após a fase de incubação, que dura de 3 a 90 dias (mediana de 21 dias), surge lesão papular no local da inoculação que em pouco tempo se torna ulcerada com 1 a 2 cm de diâmetro e bordas endurecidas (Figura 2). A lesão geralmente não é exsudativa e pode estar associada a linfadenopatia regional leve a moderada. Normalmente, localiza-se na genitália, porém pode variar, a depender do local da inoculação

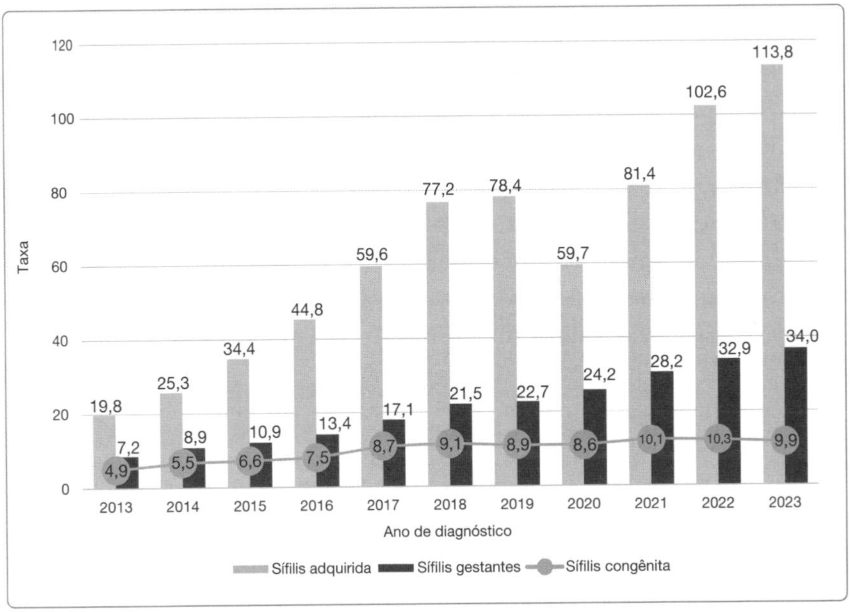

FIGURA 1

Taxa de detecção de sífilis adquirida (por 100.000 habitantes), taxa de detecção de sífilis em gestantes e taxa de incidência de sífilis congênita (por 1.000 nascidos vivos).

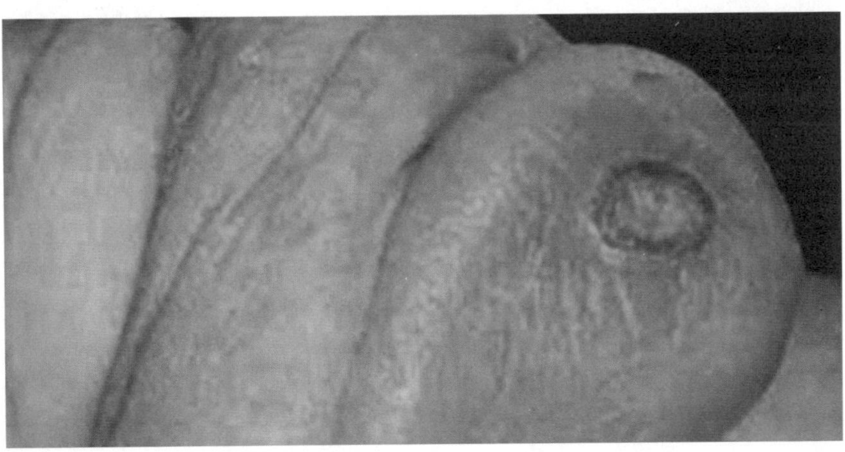

FIGURA 2

Cancro duro.

Fonte: Silveira SJS, 2020.

(tornando-se oculta, inclusive). Quando aparecem múltiplas lesões, deve-se suspeitar de coinfecção com vírus da imunodeficiência humana (HIV). Após 3 a 6 semanas, há o desaparecimento da(s) lesão(ões) primárias (mesmo sem tratamento).

- Sífilis secundária: inicia-se de 1 a 8 semanas após a resolução do cancro duro. Pode haver pródromo dos sintomas clássicos com cefaleia, mal-estar, dor de garganta, mialgia e perda ponderal.
- Observam-se *rash* maculopapular (roséola sifilítica), generalizado, que não poupa as plantas e palmas (ocorre em 81-100% dos casos) (Figura 3), linfadenopatia, que pode ou não ser generalizada (ocorre em 70-86% dos casos), e lesões mucosas (ocorre em 7-56% dos casos), que podem ser ulceradas ou em placas (Figura 4).
- Importante destacar que o *rash* pode se apresentar de várias formas, apesar de a apresentação clássica e mais comum ser eritematoso, maculopapular difuso e simétrico, ele também pode ser composto por pústulas, lesões nodulares individuais e outras.
- Em pacientes portadores de HIV ou imunossuprimidos, pode haver manifestação com placas ulceradas difusas, denominadas de lues maligna.

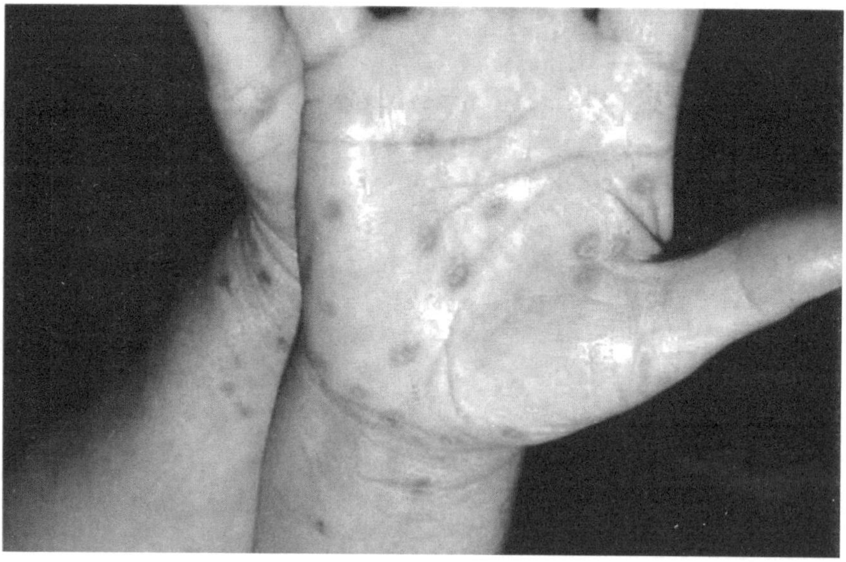

FIGURA 3
Roséola sifilítica.

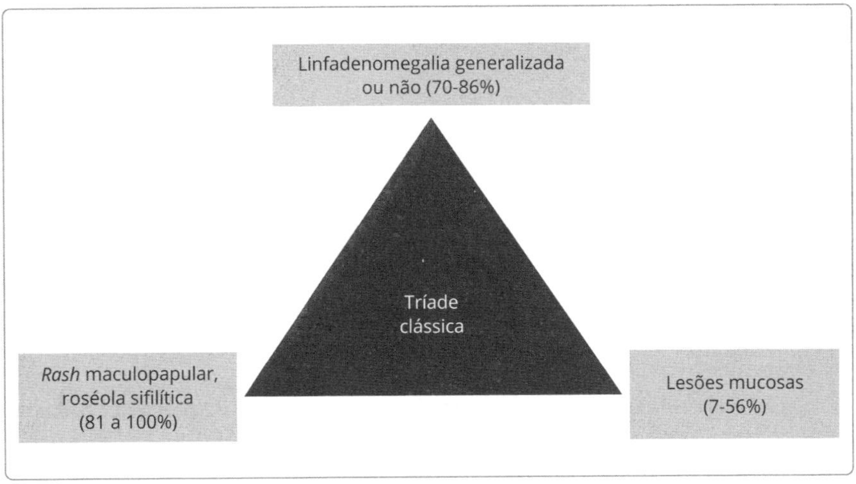

FIGURA 4
Tríade clássica.

- Outras manifestações possíveis:
  - Cabeça: alopecia com aspecto de "caminho de traça".
  - Olhos: uveíte.
  - Sistema nervoso: cefaleia, fotofobia, náuseas, vômitos, rigidez de nuca; acometimento de pares cranianos, em especial o VII par.
  - Trato gastrointestinal: aumento importante de fosfatase alcalina e discreto de transaminases; ulcerações na mucosa gástrica.
  - Rins: glomerulonefrites e/ou proteinúria nefrótica.
  - Articulações: sinovite.
  - Ossos: periostite.
- Latente precoce: fase que compreende apresentação assintomática de paciente com testes sorológicos comprovando diagnóstico de sífilis e que tiveram contato sexual de risco ou sintomas compatíveis com sífilis primária ou secundária nos últimos 12 meses.

Fase tardia

- Latente tardia: pacientes assintomáticos com provas sorológicas comprovando o diagnóstico de sífilis e que não cumprem critérios para sífilis latente precoce, ou seja, infecção latente com mais de 12 meses do início ou sem substrato que comprove o contrário.

- Sífilis terciária: aproximadamente 25-40% dos pacientes sem tratamento desenvolverão a forma terciária da doença. Esta pode aparecer de 1 a 30 anos após a infecção primária. Essa forma pode acometer os seguintes sistemas:
  - Cardiovascular: o acometimento ocorre na aorta ascendente devido a uma provável vasculite dos *vasa vasorum*, que acaba por enfraquecer a parede do vaso, causando aneurisma. Pode cursar também com insuficiência aórtica importante. Raramente há dissecção. Leva de 15 a 30 anos para surgir em pacientes não tratados.
  - Goma sifilítica: é rara atualmente (Figura 5), mas pode acometer todas as estruturas do corpo (pele, ossos, vísceras etc.). Trata-se, basicamente, de um granuloma e, por isso, é muitas vezes confundida com outras doenças granulomatosas. Hoje, quando presente, geralmente acomete indivíduos imunodeprimidos (ex.: HIV).
  - Neurossífilis: enquanto a sífilis precoce pode apresentar um acometimento neurológico/ocular mais orientado para as meninges, pares cranianos e olhos, a tardia costuma cursar com acometimento neurovascular (principalmente cerebral média), *tabes dorsalis*, com alterações pupilares

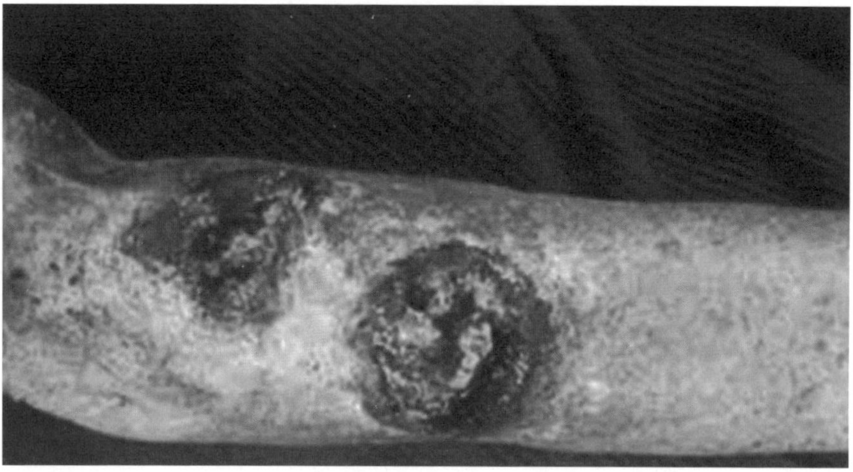

FIGURA 5
Goma sifilítica.
Fonte: Silveira SJS, 2020.

(pupilas de Argyll Robertson – Figura 6), demência de curso insidioso, transtornos psiquiátricos e lesões por efeito de massa devido a goma no sistema nervoso central. Com exceção da vasculite, que pode ocorrer logo após a fase precoce, o restante das manifestações neurológicas tardias geralmente ocorre após anos ou décadas da infecção primária.

DIAGNÓSTICO

- Tipos de teste e interpretação (Tabela 1):
  - O rastreio no Brasil em geral é realizado com o teste não treponêmico VDRL (*venereal disease research laboratory*), o qual, se negativo em paciente assintomático, exclui o diagnóstico de sífilis.

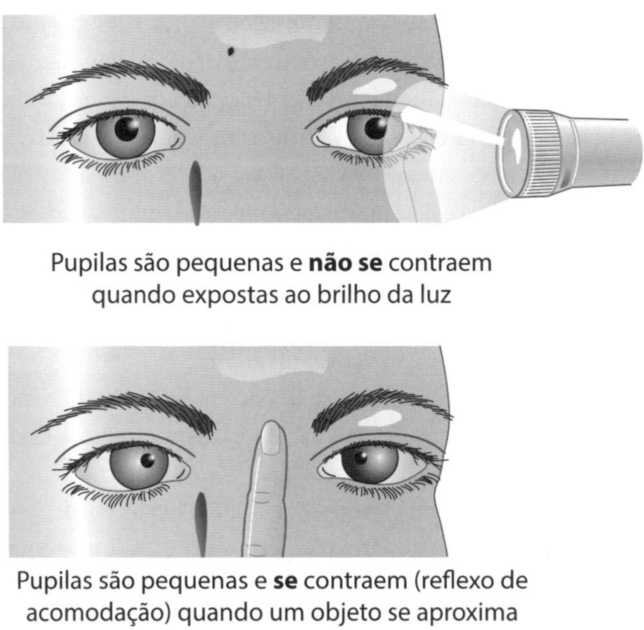

FIGURA 6
Pupilas de Argyll Robertson. Acima, pupilas sem reflexo fotomotor; abaixo, pupilas com reflexo consensual.

TABELA 1 Sífilis: linha do tempo sorológica.

Resultado	Teste não treponêmico VDRL	Teste treponêmico FTA-ABS
Diagnóstico de sífilis	VDRL (+)	FTA-ABS (+)
Indicativo de outra doença (falso positivo)	VDRL (+)	FTA-ABS (-)
Sífilis em fase bem inicial ou sífilis curada	VDRL (-)	FTA-ABS (+)
Não é sífilis	VDRL (-)	FTA-ABS (-)

VDRL: *venereal disease research laboratory*; FTA-ABS: anticorpo treponêmico fluorescente com absorção, do inglês *fluorescent treponemal antibody absorption*.

- É inespecífico e pode vir positivo em pacientes com lúpus eritematoso sistêmico, vacinação recente, endocardite, rickettsiose etc.
- A confirmação é realizada com teste treponêmico FTA-ABS (anticorpo treponêmico fluorescente com absorção), mais específico e confirmatório.
- Dados dos Estados Unidos mostram que de 1% a 2% dos pacientes podem cursar com falso positivo (VDRL positivo e FTA-ABS negativo).
- O Ministério da Saúde já contempla também o uso do teste treponêmico (FTA-ABS) como inicial e deixa a critério da equipe de saúde iniciar a investigação por via clássica (VDRL) ou reversa (FTA-ABS). Pode-se realizar o FTA-ABS antes do VDRL. Caso o FTA-ABS seja negativo, não prosseguir com a investigação se o paciente for assintomático. Se o paciente tiver sintomas típicos em fase bastante precoce, solicitar novo teste em 2 semanas. Em caso de sintomas duvidosos, observar, reavaliar e somente retestar caso os sintomas se tornem típicos ou outras investigações para causas mais prováveis não se comprovarem.
- O VDRL pode ser negativo em caso de pacientes sintomáticos nos estágios iniciais da doença (Figura 7), em pacientes assintomáticos em fase tardia (fase latente tardia) e em pacientes que foram tratados.
- Se paciente com sintomas precoces e VDRL negativo, deve-se realizar tratamento para sífilis primária e repetir o teste em 2 a 4 semanas.
- Caso o paciente assintomático tenha histórico prévio de sífilis (sorológico e/ou suspeita clínica) sem tratamento ou com tratamento irregular, com VDRL negativo na ocasião, deve-se realizar teste treponêmico e, se positivo, tratar para sífilis tardia; se negativo, observar conforme indicação.
- Paciente com história prévia de sífilis com tratamento regular e VDRL negativo deve apenas ser observado e rastreado conforme a indicação.

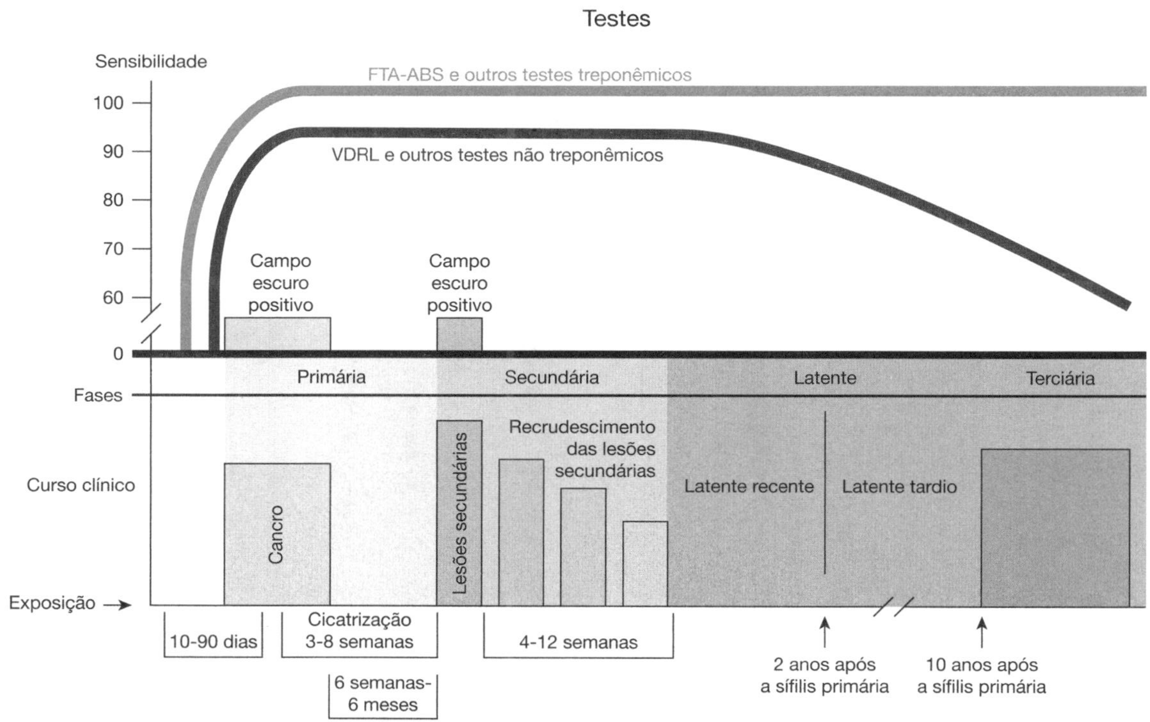

FIGURA 7

Sífilis: interpretação sorológica.

VDRL: *venereal disease research laboratory*; FTA-ABS: anticorpo treponêmico fluorescente com absorção, do inglês *fluorescent treponemal antibody absorption*.
Fonte: adaptada de Ministério da Saúde, 2016.

  - Pacientes imunossuprimidos (ex.: HIV), com sinais e sintomas típicos de sífilis e anticorpos negativos (FTA-ABS e VDRL), podem ser submetidos a métodos diretos (ex.: PCR, imunofluorescência etc.).
- Pacientes sintomáticos:
  - Testar pacientes com sinais de sintomas clássicos de sífilis.
  - Qualquer paciente sexualmente ativo com úlceras ou pápulas genitais e/ou *rash* maculopapular difuso que envolva plantas dos pés e/ou palmas das mãos.
  - Paciente com sinais e sintomas atípicos que possam ser decorrentes de sífilis em algum de seus estágios que não tiveram diagnóstico fechado para causas mais prováveis.
- Pacientes assintomáticos (rastreio esporádico):
  - Testar pacientes gestantes.
  - Pacientes cujo parceiro sexual foi diagnosticado com sífilis precoce (este também deve receber tratamento profilático).
  - Homens sexualmente ativos que fazem sexo com homens.
  - Pacientes com comportamento sexual de risco (ex.: pessoas que "trocam" sexo por drogas).
  - Pacientes portadores de HIV.
  - Pacientes com história recente de encarceramento.
  - Profissionais do sexo.
  - Qualquer paciente sexualmente ativo em regiões de alta prevalência para sífilis.
- Neurossífilis:
  - Testar (com coleta de liquor) qualquer paciente com diagnóstico de sífilis e sintomas neurológicos.
  - Pacientes com fatores de risco e sintomas neurológicos que não possam ser explicados por outras causas.
  - Alguns autores recomendam testagem de pacientes HIV positivos, sem sintomas neurológicos, mas que tenham uma contagem de CD4 menor ou igual a 50 células/mm^3 e um VDRL com titulação maior ou igual a 1:32.
  - Pacientes com pupilas de Argyll Robertson ou outras manifestações oculares.
  - Pacientes com manifestações de sífilis terciária.

- Pacientes que não responderam ao tratamento com diminuição adequada do VDRL.
- Solicitar celularidade: nas fases iniciais da doença, pode variar de 50-100 leucócitos/mL com predomínio linfomonocitário. Nas fases tardias da doença, a contagem costuma ser mais baixa, porém a ausência de células brancas em qualquer fase exclui o diagnóstico (o *cut-off* é desconhecido, porém é sugerido utilizar > 5 leuco/mcL em pacientes com HIV e > 20 leuco/mL em pacientes sem HIV).
- Solicitar VDRL e FTA-ABS: VDRL positivo no liquor praticamente confirma o diagnóstico de neurossífilis (exceto em caso de contaminação importante com sangue por acidente de punção). Caso negativo, não exclui o diagnóstico.
- O FTA-ABS é mais sensível, porém sua positividade não necessariamente denota doença ativa (menos específico no liquor). Pequenas contaminações com sangue podem resultar em falso positivo.
- Considerar PCR (*polymerase chain reaction*) para *Treponema pallidum:* cujo papel não é bem definido, porém pode ser útil quando a suspeita for alta com VDRL e FTA-ABS negativos.

TRATAMENTO

- Titular VDRL imediatamente antes de iniciar tratamento (caso o do diagnóstico não seja recente) para controle adequado de critério de resposta.
- Em caso de acometimento terciário por goma, há melhora rápida das lesões após o tratamento.
- Lesões cardiovasculares não melhoram, apenas param de progredir.
- Na sífilis tardia, opta-se por tentar dessensibilizar o paciente caso seja alérgico a penicilina (realizar teste específico para alergia e dessensibilizar).
- Evitar administração intramuscular em pacientes com discrasia sanguínea (ex.: em caso de Sífilis primária, optar por doxiciclina ou ceftriaxona).
- Contatos sexuais assintomáticos devem ser tratados (caso contato dentro de 90 dias do diagnóstico) ou acompanhados (caso contato há mais de 90 dias do diagnóstico) com sorologias realizadas de imediato, em 6 semanas e após, dentro de 3 a 6 meses.

TABELA 2 Esquema medicamentoso.

Fase	Tratamento
Sífilis precoce em pacientes não gestantes (sem acometimento neurológico)	Penicilina G benzatina 2.400.000 UI IM em dose única é o tratamento de escolha. Para pacientes alérgicos, pode-se usar doxiciclina 100 mg VO a cada 12 horas, por 14 dias. Outra opção é a ceftriaxona 1g IM ou EV 1 x/dia, por 14 dias (porém pode haver reação em pacientes alérgicos a penicilina). Como última opção, na falta absoluta das medicações previamente citadas, pode-se usar azitromicina 2 g em dose única, embora exista um crescente surgimento de cepas de *T. pallidum* resistentes à droga e, consequentemente, de casos de falha terapêutica
Sífilis tardia (sem acometimento neurológico)	Penicilina G benzatina 2.400.000 UI IM 1 x/semana, por 3 semanas consecutivas, é o tratamento de escolha
Acometimento terciário por goma	Em caso de impossibilidade de dessensibilização a penicilina, os regimes alternativos são doxiciclina 100 mg VO a cada 12 horas por 28 dias ou ceftriaxona 2 g EV ou IM 1 x/dia, por 14 dias (lembrar da possibilidade de reação em alérgicos a penicilina)
Neurossífilis	Penicilina G cristalina 3 a 4 milhões de unidades a cada 4 horas ou 18 a 24 milhões por dia, em infusão contínua por 10 a 14 dias, é o tratamento de escolha. Após o tratamento, geralmente, opta-se por dose adicional de penicilina G benzatina 2.400.000 UI IM devido à longa meia-vida da droga que, somada à cristalina, equivaleria ao tratamento da sífilis tardia a tempo. Caso não seja possível, os regimes alternativos são ceftriaxona 2 g EV 1 x/dia, por 14 dias, e em último caso doxiciclina 200 mg VO a cada 12 horas, por 21 dias. A primeira escolha é a penicilina G cristalina. Caso o paciente seja alérgico, deve-se tentar dessensibilização antes de partir para regimes alternativos
Tratamento pós-exposição de risco	Penicilina G benzatina 2.400.000 UI IM dose única para pacientes assintomáticos que tiveram contato sexual de risco (sem uso de preservativo) nos últimos 90 dias, com indivíduo com diagnóstico de sífilis precoce, ou indivíduo com diagnóstico de sífilis tardia e titulação maior ou igual a 1:32 no teste não treponêmico (VDRL). Para contatos de risco com mais de 90 dias e assintomáticos, realizam-se observação e testagem sorológica
Para pacientes sintomáticos	Testar e tratar conforme o estágio da doença

IM: intramuscular; EV: endovenosa; VO: via oral; VDRL: *venereal disease research laboratory*.

ACOMPANHAMENTO

- Sífilis precoce: reavaliar o paciente e VDRL em 6 e 12 meses após tratamento ou se houver recorrência dos sintomas.
- Sífilis tardia: reavaliar paciente e VDRL em 6, 12 e 24 meses após tratamento ou se recorrência dos sintomas.
- Sucesso no tratamento: queda de dois títulos ou mais no VDRL (ex.: 1:32 para 1:8) na primeira reavaliação com manutenção nas subsequentes, sem que haja elevação de dois títulos ou mais ou surgimento de sintomas dentro de período de reavaliações.
- Falha no tratamento: não cumprimento de todos os critérios para sucesso no tratamento.
- Em caso de falha do tratamento em pacientes assintomáticos que mantenham altos títulos de VDRL, pode-se considerar repetir o exame ou realizar coleta de líquor para a hipótese de neurossífilis.
- Paciente com sífilis latente tardia, já diagnosticados com baixos títulos de VDRL, podem não ter resposta sorológica efetiva. Porém, ao longo do acompanhamento, caso o paciente permaneça estável, com baixos títulos e sem sintomas, deve ser considerado tratado.
- Reação de Jarisch-Herxheimer: reação febril, autolimitada, que pode ocorrer em 10-35% dos casos nas primeiras 24 horas após tratamento. Pode cursar com mialgia, cefaleia e inclusive *rash* cutâneo. Raramente evolui de forma grave.

REFERÊNCIAS

1. Berger JR, Dean D. Neurosyphilis. Handb Clin Neurol. 2014;121:1461-72.
2. Brasil. Ministério da Saúde. Manual técnico para diagnóstico da sífilis. Brasília, DF: Ministério da Saúde; 2022.
3. Brasil. Ministério da Saúde. Secretaria de Vigilância em Saúde. Boletim Epidemiológico. Número Especial. 2024.
4. Butler T. The Jarisch-Herxheimer Reaction After Antibiotic Treatment of Spirochetal Infections: A Review of Recent Cases and Our Understanding of Pathogenesis. Am J Trop Med Hyg. 2017;96(1):46-52.
5. Clement ME, Okeke NL, Hicks CB. Treatment of syphilis: a systematic review. JAMA. 2014;312(18):1905-17.
6. Cohen SE, Klausner JD, Engelman J, Philip S. Syphilis in the modern era: an update for physicians. Infect Dis Clin North Am. 2013;27(4):705-22.

7. Departamento de Comando e Controle Integrado (DCCI). Ministério da Saúde da República Federativa do Brasil, Serviço de Vigilância em Saúde. Dados retirados em 11.01.23. http://indicadoressifilis.aids.gov.br/.
8. Janier M, Unemo M, Dupin N, Tiplica GS, Potočnik M, Patel R. 2020 European guideline on the management of syphilis. J Eur Acad Dermatol Venereol. 2021;35(3):574-88.
9. Mullooly C, Higgins SP. Secondary syphilis: the classical triad of skin rash, mucosal ulceration and lymphadenopathy. Int J STD AIDS. 2010;21(8):537-45.
10. Riedner G, Rusizoka M, Todd J, Maboko L, Hoelscher M, Mmbando D, et al. Single-dose azithromycin versus penicillin G benzathine for the treatment of early syphilis. N Engl J Med. 2005;353(12):1236-44.
11. Seña AC, Zhang XH, Li T, Zheng H-P, Yang B, Yang L-G, et al. A systematic review of syphilis serological treatment outcomes in HIV-infected and HIV-uninfected persons: rethinking the significance of serological non-responsiveness and the serofast state after therapy. BMC Infect Dis. 2015;15:479.
12. Silveira SJS, Silva JQD, Damiani RF. Analysis of the cases of syphilis acquired in the years 2010-2017: a national and regional context. Braz J Develop. 2020;6(5):32496-515.
13. Workowski KA, Bachmann LH, Chan PA, Johnston CM, Muzny CA, Park I, et al. Sexually Transmitted Infections Treatment Guidelines, 2021. MMWR Recomm Rep. 2021;70(4):1-187.
14. Workowski KA, Bolan GA, Centers for Disease Control and Prevention. Sexually transmitted diseases treatment guidelines, 2015. MMWR Recomm Rep. 2015;64(RR-03):1-137.

D&T InforMed
Clínica Médica

SEÇÃO 3

AFECÇÕES DO SISTEMA GENITOURINÁRIO

6

Litíase renal ambulatorial: diagnóstico e tratamento

D&T

Aline Alves de Deus

Rodrigo Antonio Brandão Neto

DEFINIÇÃO

- A formação do cálculo renal, em geral, é multifatorial e está associada à presença de fatores genéticos, metabólicos e ambientais que influenciam a formação de cristais na urina. A formação dos cristais tem as seguintes etapas: supersaturação, nucleação, crescimento e agregação.

EPIDEMIOLOGIA

- Mais frequente em homens quando comparado a mulheres, algumas literaturas citam 3:1 ou 2:1, porém essa diferença entre sexos tem reduzido ao longo do tempo, devido a mudanças de comportamentos e comorbidades nas mulheres (aumento de casos de obesidade, diabete melito [DM] e mudanças dietéticas).
- Cálculos renais em pessoas mais jovens ou crianças, cálculos severos e recorrentes e histórico familiar importante são aspectos levados em consideração para iniciar a investigação de doenças genéticas monogênicas (exemplo: doença de Dent, cistinúria, hiperoxalúria primária etc.).
- Cálculos de estruvita são mais comuns em mulheres, haja vista a relação com infecção urinária.
- Mulheres gestantes apresentam abordagem de tratamento que fogem ao escopo dessa revisão.
- O aumento da temperatura climática mundial influenciou o aumento do número de casos de cálculo renal.

IMPORTÂNCIA DO TEMA

- Quando atingem determinado tamanho, os cálculos podem migrar pelo ureter, causando dor e cólica durante o trajeto. É causa frequente de procura ao pronto-socorro no quadro agudo (cólica renal).
- Em geral, o risco de recorrência da cólica renal é de 50% em 5-10 anos e 75% em 20 anos, e o uso do nomograma Recurrence of Kidney Stones (ROKS) consegue prever o risco de novo episódio de cólica renal 5 e 10 anos de forma mais direcionada, com base nas características clínicas encontradas. Acessar em calculadoras, como a seguir: https://qxmd.com/calculate/calculator_438/roks-recurrence-of-kidney-stone-2018.
- Podem evoluir, com complicações em longo prazo, nefrocalcinose (isto é, calcificação do parênquima renal), doença renal crônica, osteopenia/osteoporose, necessidade de múltiplos abordagens da via urinária, perda do funcionamento/parênquima renal.

DIAGNÓSTICO

Fatores de risco

- Sexo masculino.
- Obesidade.
- DM tipo 2.
- Baixa ingestão hídrica.
- História familiar de litíase ou doenças genéticas.
- Medicamentos que cristalizam a urina: inibidores de protease, aciclovir, metotrexato, quinolonas.
- Cirurgia bariátrica.
- Síndromes diarreicas.

Etiologia

- O cálculo pode ser composto por diferentes substâncias durante a sua formação, sempre havendo alguma de maior predomínio:
  - Cálcio (mais frequente).
  - Oxalato.

  - Ácido úrico.
  - Deficiência de citrato.
  - Coraliforme.
  - Cistina (mais raro).
- 80% dos cálculos contêm cálcio, a maioria sob a forma de oxalato de cálcio (60%). O fosfato de cálcio, por sua vez, é responsável por cerca de 20% dos cálculos urinários.
- Cálculos de ácido úrico correspondem a cerca de 7%, enquanto os outros 7% são secundários a quadro infeccioso – formados por fosfato de magnésio amônio (estruvita).

Doenças associadas ao cálculo renal conforme sua composição

- Cálculos renais podem estar associados a patologias que geram alteração da estrutura renal, favorecendo o processo de estase da urina, como rim em ferradura, rim policístico, estenose da junção ureteropiélica, rim esponja-medular, divertículo urotelial.
- A investigação de outras patologias (Tabela 1) deve ser realizada antes de confirmarmos que a alteração da composição urinária é primária/idiopática.

Sinais e sintomas

- Assintomática quando se torna um achado de exame de imagem.
- Cólica renal (dor lombar, irradiação para região inguinal ou escrotal/grandes lábios, dependendo da localização do cálculo, náusea e vômitos, hematúria macroscópica). Vide Figura 1.
- Relacionado ao quadro de infecção urinária (disúria, polaciúria, febre, dor lombar, calafrios).
- Redução aguda do débito de diurese em casos graves que causam obstrução renal bilateral ou unilateral em rim único.

TABELA 1 Principais etiologias secundárias relacionados à litíase renal.

Composição do cálculo	Alteração urinária	Doenças associadas
Oxalato de cálcio	a) Hipercalciúria	Hiperparatireoidismo primário, imobilismo, excesso de suplementação de vitamina D, sarcoidose, alta ingestão de sal
	Hiperoxalúria	Aumento de absorção de oxalato (alimentação), hiperoxalúria primária (doença genética), síndromes disabsortivas (diarreia crônica, síndrome do intestino curto, ileostomia), cirurgia bariátrica
Fosfato de cálcio	b) Hipercalciúria Hipocitratúria pH urinário > 7,0	Acidose tubular renal distal, síndrome de Sjögren, inibidores da anidrase carbônica, topiramato e as causas de hipercalciúria descritas no item a
Coraliforme de estruvita (fosfato--magnésio-amônio, mais comum) ou carbonato de cálcio	c) Aumento de amônio e bicarbonato	Infecção do trato urinário por bactéria produtora de urease (p. ex., *Proteus* spp., *Klebsiella* spp., *Pseudomonas* spp., *Providencia* spp.)
Ácido úrico	d) Hiperuricosúria pH urinário < 5,5	Síndrome metabólica, diabete melito tipo 2, obesidade, gota, síndromes disabsortivas (diarreia crônica, síndrome do intestino curto, ileostomia), cirurgia bariátrica, doenças mieloproliferativas
Cistina	e) Cistinúria	Doença genética (raro)

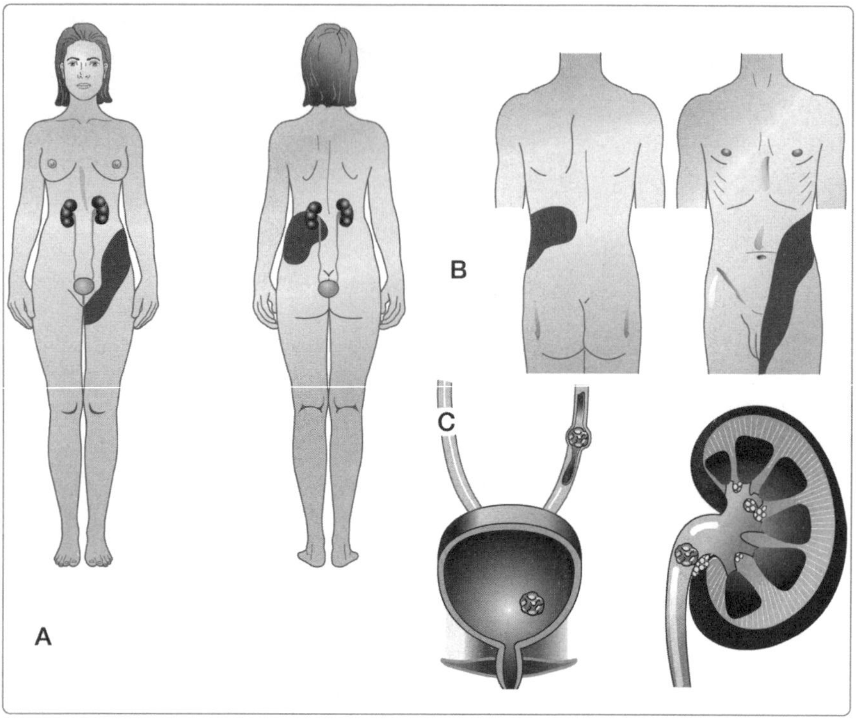

FIGURA 1
Localização anatômica da dor na crise de cólica renal. Localização álgica na crise de cólica renal na dependência da localização do cálculo, de acordo com anatomia feminina (A) ou masculina (B). C: principais locais de cálculo no sistema urinário (rim, ureter, bexiga e uretra).

Exames diagnósticos

Exames séricos	Indicação
Creatinina	Avaliação da função renal
Eletrólitos (sódio, potássio, cloro, magnésio, cálcio iônico)	Investigação etiológica
Cálcio, fósforo, fosfatase alcalina, PTH, vitamina D	Investigação etiológica secundária (hiperparatireoidismo primário)

continua

(continuação)

Exames séricos	Indicação
Eletroforese de proteínas	Investigação etiológica secundária de hipercalcemia
Gasometria venosa	Investigação etiológica secundária (acidoses tubulares)
Glicemia de jejum, colesterol total e frações, triglicerídeos, TSH, T4 livre	Investigação etiológica secundária (síndrome metabólica e diabete melito)
Ácido úrico	Investigação etiológica (avaliar a presença de hiperuricemia, gota)
Exames urinários	**Indicação**
Urina I	Avaliação de composição urinária (avaliar pH, densidade)
Urocultura	Pesquisar infecção associada ao quadro
Urina de 24 horas (dosar volume urinário, pH, cálcio, sódio, citrato, ácido úrico, magnésio, oxalato, creatinina, potássio, cistina, fostato)	Investigação da composição urinária
Análise do cálculo urinário (exame pouco disponível na prática clínica)	Identificar a composição do cálculo
Exames de imagem	**Indicação**
Ultrassonografia de rins e vias urinárias	Avaliação aspecto dos rins (checar sequelas prévias, alteração estrutural, presença de calcificações) Identificação de cálculos renais Avaliação de hidronefrose
Tomografia de abdome total sem contraste	Indicada na crise de cólica renal para avaliar presença, tamanho, localização do cálculo e complicações (hidronefrose), pesquisar densidade do cálculo
Urotomografia	Avaliação completa da via urinaria, incluindo rins, ureter e bexiga Presença de complicações relacionadas ao cálculo e infecção urinária
Radiografia de abdome total	Identificação de cálculos radiopacos (coraliforme – preenche toda ou parte da pelve renal, cálcio, cistina)

continua

(continuação)

Exames de imagem	Indicação
Densitometria mineral óssea de coluna lombar e colo de fêmur	Avaliação de perda de massa óssea em pacientes com hipercalciúria (cálculos de cálcio)
DMSA e DTPA	Avaliação de funcionalidade do parênquima renal e capacidade de excreção nos casos de suspeita de não funcionamento de um dos rins (não é solicitado de rotina, sugere em casos de cálculo coraliforme com aspecto de rim com redução de tamanho e perda de função)

PTH: paratormônio; TSH: hormônio tireoestimulante; DMSA: cintilografia renal dinâmica com ácido dimercaptossuccínico; DTPA: cintilografia renal dinâmica com ácido pentético.

- Com base nas características de densidade e tipo de cálculo, eles podem ter visualização diferente no exame de radiografia e tomografia de abdome, conforme o Quadro 1 e a Tabela 2.

Valores normais na urina de 24 horas

- Atualmente vem se discutindo a respeito de quais os valores são considerados dentro da faixa de normalidade para as dosagens urinárias, uma vez que o distúrbio causador da litíase parece ser algo contínuo.
- Esses parâmetros de referência devem ser interpretados como variáveis de risco contínuas em vez de fatores de risco com limites fixos.

TRATAMENTO

Orientações gerais

- Realizar uma abordagem multiprofissional nos pacientes com cálculo renal. Muitas vezes esses indivíduos serão avaliados por nefrologistas (investigação etiológica do cálculo), urologistas (quando existe necessidade de abordagem cirúrgica), clínico geral (avaliado no pronto-socorro nos casos de cólica renal) e nutricionistas.

QUADRO 1 Composição do cálculo com base nas características de radiografia.

Radiopaco	Radiopacidade pobre	Radiolucente
Oxalato de cálcio monoidratado	Trifosfato magnésio amônio	Ácido úrico
Oxalato de cálcio diidratado	Cistina	Amônio urato
Fosfato de cálcio		Cálculo relacionado a drogas

Fonte: adaptada do Guideline Europeu de Urologia, 2024.

TABELA 2 Densidade do cálculo renal encontrados na tomografia de abdome sem contraste.

Tipo de cálculo	Valores médios da densidade do cálculo
Oxalato de cálcio	1.046 HU
Fosfato de cálcio	835 HU
Estruvita	729 HU
Cistina	698 HU
Ácido úrico	549 HU

HU: unidades Hounsfield.
Fonte: adaptada de Kawahara T et al., 2016.

TABELA 3 Valores de referência na urina de 24 horas na investigação de litíase renal.

Urina 24 horas	Ambos os sexos	Homens	Mulheres
Volume	> 2.500 mL		
Creatinina (mg/kg/dia) Avalia se a coleta da urina 24 horas foi adequada		20-25	15-20
Cálcio	< 4 mg/kg/24 horas ou < 150-300 mg/dia		
Sódio	< 100 mg/dia		

(continua)

TABELA 3 Valores de referência na urina de 24 horas na investigação de litíase renal. (*continuação*)

Urina 24 horas	Ambos os sexos	Homens	Mulheres
Oxalato	< 40 mg/dia, sendo que > 80 mg/dia pensar em oxalúria primária		
Citrato	> 400 mg/dia		
Ácido úrico	< 750-800 mg/dia		
pH	5,5-6,0		
Cistina	< 30 mg/dia, e nos pacientes com cistinúria > 400 mg/dia		

- Realizar a investigação metabólica da urina após 1 a 3 meses da última crise de cólica renal (realizar dois exames de urina de 24 horas em momentos diferentes) + dosagens séricas + exame de imagem.
- Descartar doenças secundárias associadas ao quadro.
- Orientação nutricional conforme detalhado no texto.
- Estimular a prática de atividades físicas e perda de peso nos indivíduos com sobrepeso/obesidade.
- Iniciar o tratamento medicamentoso conforme a composição do cálculo, quando indicado.
- Encaminhar ao urologista dependendo da localização e tamanho do cálculo (principalmente quando maiores que 10 mm) após definição em exame de imagem, sendo as principais indicações: obstrução, infecção, dor persistente, sangramento importante.
- Tratar a infecção urinária associada ao cálculo e descartar complicações (abscesso renal, obstrução da via urinária etc.).
- Após instituição do tratamento específico, repetir o exame de urina de 24 horas em 6 a 12 semanas para acompanhamento.

Considerações sobre a crise de cólica renal

- Cálculos < 5 mm no ureter distal têm 89% de chance de passagem espontânea, enquanto 71% dos cálculos < 5 mm localizados no ureter superior ainda passam espontaneamente.

- Em casos de crise de cólica renal, a terapia medicamentosa expulsiva (TEM) está indicada com o uso de alfabloqueadores (tansulosina) no tratamento de pacientes com cálculos ureterais distais > 5 mm.
- Anti-inflamatórios são eficazes no controle da crise álgica da cólica renal.

Orientação nutricional

- Orientar ingestão de líquidos (principalmente ingestão hídrica) para alcançar um volume urinário entre 2,0-2,5 L/dia.
- Evitar abuso de sal/sódio, pois uma alimentação rica em sal estimula a excreção de cálcio. No túbulo proximal renal ocorre a reabsorção de cálcio ligada ao sódio e, dependendo da ingestão, pode exceder a capacidade de reabsorção do túbulo.
- Evitar consumo de refrigerantes adoçados.
- Até o momento, não há evidências que favoreçam a redução do consumo de cafeína e chás pretos.
- Déficit de citrato: consumir frutas cítricas (laranja, limão).
- Incentivar a ingestão de frutas e legumes ricos em potássio.
- Não restringir ingestão de cálcio para evitar redução da densidade mineral óssea e risco de fraturas. Evitar suplementos ricos em cálcio.
  - O cálcio é um quelante do oxalato que deixa uma menor quantidade de oxalato solúvel para absorção no lúmen intestinal – assim, a redução da ingestão de cálcio pode favorecer cálculos de oxalato.
- Hiperuricemia: reduzir a ingestão de purinas (carnes, vísceras, mariscos).
- Reduzir o consumo de alimentos ricos em oxalato: espinafre, farelo de trigo, chocolate, beterraba, missô, tahine, nozes, cenoura, batata.
- Evitar o consumo elevado de proteínas de origem animal, pois favorecem a excreção de cálcio e alteram a excreção de citrato – estudos com resultados divergentes. O consumo de proteínas vegetais apresenta pouca interferência sobre alterações urinárias.

Tratamento conforme a composição do cálculo

- A indicação de tratamento medicamentoso para a prevenção de novos episódios de cálculo se dá quando ocorre a formação de novos cálculos ou o aumento de cálculos prévios mesmo após modificação de dieta por 3 a 6 meses.

- Hipercalciúria: iniciar diurético tiazídico (hidroclorotiazida 12,5-25 mg 2x/dia ou clortalidona 12,5 mg-50 mg/dia). Pelos Guidelines atuais, a hidroclorotiazida continua sendo a de escolha para tratamento da hipercalciúria; estudos que validaram seu uso são antigos e apresentam limitação metodológica. O estudo NOSTONE (2023) trouxe um dado que chamou atenção quanto ao uso da hidroclorotiazida no tratamento da litíase por hipercalciúria. Os autores realizaram um estudo dublo-cego, randomizado, placebo controlado com avaliação de diferentes doses de hidroclorotiazida (12,5 mg, 25 mg e 50 mg) x placebo, tendo seguimento médio de 2,9 anos. O resultado foi a ausência de benefício com o uso dessa medicação na prevenção de cálculos em pacientes com alto risco de recorrência.
- Deficiência de citrato: repor citrato de potássio (15-30 mEq 2-3x/dia). Evitar reposição de álcali com bicarbonato de sódio uma vez que o sódio pode precipitar hipercalciúria.
- Hiperuricemia: alcalinizar a urina com citrato de potássio mantendo pH urinário entre 6,5-7,0 deve ser o primeiro passo. Caso não haja melhora, iniciar alopurinol 100 mg 1x/dia com progressão gradual para a dose de 300 mg 1x/dia.
  - A urina com pH < 5,5 favorece cristalização do urato/ácido úrico.
- Cálculo coraliforme: remoção do cálculo e tratamento da infecção associada são as terapias de escolha no quadro agudo. Após, iniciar esquema de antibiótico profilático, guiado com urocultura prévia. Em geral, a antibioticoprofilaxia se faz com sulfametoxazol + trimetoprima ou macrodantina por 3 a 6 meses, na tentativa de esterilizar a urina e evitar recorrências. Para cirurgias de remoção do cálculo coraliforme, realizar uma dose de antibiótico profilático na indução anestésica e se atentar no pós-operatório ao risco de urossepse.
- Nos casos que não é possível a retirada do cálculo coraliforme, algo considerado não ideal, por vezes relacionado às condições clínicas do paciente, a literatura descreve o uso do ácido aceto-hidroxâmico (também conhecido como AHA/Lithostat), medicamento inibidor da enzima da urease, porém com efeitos colaterais que podem limitar seu uso: palpitação, edema, náuseas, vômitos, diarreia, *rash*).
- Cálculo de cistina: encaminhar ao nefrologista. Inicialmente tentar mudança alimentar com redução de proteínas de origem animal (contém cistina e metionina), restrição do consumo de sal, aumento da ingesta hídrica e alcalinização da urina com citrato de potássio e manter pH urinário em torno de 7,0-7,5. O ideal é a redução da cistinúria < 250 mg/24 horas. Caso não haja melhora,

considerar o uso de medicamentos para redução da cistina (alfamercaptopropionilglicina ou D-penicilamina) – baixa adesão na prática, uma vez que apresentam efeitos colaterais frequentes (*rash*, intolerância gastrointestinal).

- Hiperoxalúria: restrição dietética de oxalato < 100 mg/dia e evitar o uso de suplementos com vitamina C, uma vez que se associa a piora desse tipo de cálculo renal. Tratamento específico da doença de base (genética, reposição de enzima pancreática em casos de insuficiência exócrina do pâncreas, colestiramina em síndromes disabsortivas, redução de alimentos ricos em gorduras).

Estudos em andamento

- Estudo com inibidores do cotransportador de sódio-glicose 2 (SGLT2) no contexto de litíase renal tem surgido, porém ainda necessitam de mais evidências para realizar a indicação da medicação na prática clínica. O mecanismo que justifica a redução da litíase permanece incerto, porém algumas hipóteses seriam um aumento da diurese osmótica, levando a redução das substâncias litogênicas na urina, efeitos anti-inflamatórios e antifibróticos, levando a redução da excreção de oxalato de cálcio, redução do pH urinário, aumento da excreção de citrato na urina, redução do ácido úrico sérico por agir no transportador de glicose 9 e causar uricosúria.

Opções de tratamento urológico

- O tratamento cirúrgico do cálculo deve ser individualizado e leva em conta diferentes fatores, como composição, número, tamanho, localização, dureza do cálculo e anatomia da via urinária.
- As indicações para remoção cirúrgica de cálculos ureterais são:
  - Cálculos com baixa probabilidade de passagem espontânea.
  - Dor persistente apesar de medicação analgésica adequada.
  - Obstrução persistente.
  - Insuficiência renal (insuficiência renal, obstrução bilateral ou rim único).
- Em casos de urgência, quando há necessidade de desobstrução do sistema coletor urinário (exemplo: anúria ou infecção associada), podem-se realizar a passagem de cateter duplo J ou, em casos selecionados, uma nefrostomia (drenagem externa da via urinária).
- Em casos de infecção urinária, o ideal é realizar a coleta de novas culturas durante o procedimento, fazer início de antibiótico precoce e guiar o tra-

tamento com base no resultado do antibiograma. O tratamento definitivo do cálculo deve ser adiado até o controle adequado da infecção com uso de antibióticos.

- O cateter de duplo J deve ser inserido em pacientes com risco aumentado de complicações (exemplo: trauma ureteral, fragmentos residuais de cálculos, sangramento, perfuração ou gravidez) e em todos os casos duvidosos, para evitar emergências. A duração ideal do cateter não é conhecida; a maioria dos urologistas prefere de 1 a 2 semanas após a ureteroscopia.
- As opções de tratamentos urológicos disponíveis são:
  - Litotripsia extracorpórea por ondas de choque (LECO): sua indicação depende da dureza do cálculo, do tamanho e da distância da pele. Se dá através da emissão de ondas entre 1.0-1.5 Hz, guiadas por ultrassom ou fluoroscopia, que quebram/reduzem o tamanho do cálculo. Atentar para um bom controle álgico durante esse tratamento. Não está indicado de rotina o uso de antimicrobianos profilático, exceto em casos de cálculos infectados, presença de cateter de duplo J e bacteriúria assintomática.
  - Ureteroscopia (URS) retrógrada: é um procedimento endoscópico que envolve a inserção de um ureteroscópio rígido através da uretra e bexiga até o ureter e, se necessário, até o rim. Está indicado na remoção de cálculos renais após visualização direta ou desintegradas para a sua remoção com uso de laser localizados em terço médio e distal do ureter.
  - Ureteroscopia (URS) anterógrada: procedimento com acesso ao sistema coletor renal através de punção percutânea, guiada por ultrassom, através do cálice inferior do rim, com a introdução de um ureteroscópio flexível para acessar o ureter e realizar a fragmentação do cálculo, geralmente utilizando laser (litotripsia intracorpórea). Está indicada nos casos de cálculos grandes e impactados no ureter superior (> 15 mm) em um sistema coletor dilatado ou quando o ureter não é possível ser manipulado por via retrógrada ou LECO.
  - Nefrolitotomia percutânea (NLPC): procedimento cirúrgico minimamente invasivo realizado através de uma punção no cálice renal guiada por radioscopia e a introdução de nefroscópico rígido para visualização direta e fragmentação dos cálculos. Está indicada para cálculos na pelve maiores que 20 mm, cálculos de cistina ou coraliformes, cálculos comple-

xos, presença de alterações anatômicas concomitantes na via urinária e cálculos no cálice inferior > 20 mm em que a LECO não foi bem-sucedida.
- Nefrolitotomia aberta: retirada de cálculos coraliformes (pouco usada – indicada quando há dificuldade na técnica percutânea).
- Nefrectomia: casos específicos e selecionados.

- Pode ser utilizada uma combinação de procedimentos e técnicas para atingir o melhor tratamento do cálculo.

PRESCRIÇÃO NA PRÁTICA

Exemplo de prescrição (cada caso deve ser avaliado individualmente e a decisão deve ser tomada pelo médico responsável pelo caso).

- Dieta hipossódica.
- Manter ingesta de cálcio adequada entre 1.000-1.500 mg/dia.
- Ingestão hídrica via oral para manter diurese > 2.000-2.500 mL/24 horas.
- Evitar suplementação de ácido ascórbico (vitamina C).
- Hidroclorotiazida 50 mg ou clortalidona 25 mg via oral 1x/noite.
- Citrato de potássio 10 mEq via oral a cada 8 horas.
- Antibioticoterapia nos casos de infecção associada.
- Consulte o urologista a depender do tamanho e da localização do cálculo e se houver crise de cólica renal.

ALGORITMO DE CONDUTA CLÍNICA DA LITÍASE RENAL

Após 1-3 meses do quadro de cólica renal

↓

Solicitar exames de sangue, urina I e urina 24 horas + exame de imagem

↓

Descartar causas secundárias (hiperparatireoidismo primário, acidose tubular renal distal, síndrome de Sjögren etc.)

↓

Avaliar a presença de distúrbios primários

↓ ↓ ↓

Orientar ingestão hídrica e alimentar

+

Hipercalciúria:	**Hipocitratúria:**	**Hiperuricemia:**
• Diuréticos tiazídicos • Restrição da ingestão de sal • Não realizar restrição de cálcio na dieta	• Citrato de potássio • Aumentar ingestão de frutas cítricas	• Alcalinizar a urina com citrato de potássio • Alopurinol • Evitar alimentos ricos em purinas
Hiperoxalúria: • Restrição dieta rica em oxalato	**Cálculos relacionados à infecção:** • Iniciar antibiótico • Retirada do cálculo (encaminhar ao urologista) • Ácido aceto-hidroxâmico (casos selecionados)	**Cistinúria:** • Alcalinizar a urina • Medicamentos para redução da cistina (D-penicilamina ou alfamercaptopropionilglicina)

REFERÊNCIAS

1. Dhayat NA, Bonny O, Roth B, Christe A, Ritter A, Mohebbi N, et al. Hydrochlorothiazide and Prevention of Kidney-Stone Recurrence. N Engl J Med. 2023;388(9):781-91.
2. EAU guidelines on urolithiasis. 2024. Disponível em: https://uroweb.org/guidelines/urolithiasis.
3. Ferraro PM, Mandel EI, Curhan GC, Gambaro G, Taylor EN. Dietary protein and potassium, diet-dependent net acid load, and risk of incident kidney stones. Clin J Am Soc Nephrol. 2016;11(10):1834-44.
4. Ferraro PM, Taylor EN, Gambaro G, Curhan GC. Dietary and lifestyle risk factors associated with incident kidney stones in men and women. J Urol. 2017;198(4):858-63.
5. Ferraro PM, Taylor EN, Gambaro G, Curhan GC. Soda and other beverages and the risk of kidney stones. Clin J Am Soc Nephrol. 2013;8:1389-95.
6. Heilberg IP, Duarte RJ. Diretrizes AMB Litíase urinária. São Paulo: Sociedade Brasileira de Nefrologia; 2015.
7. Kanbay M, Brinza C, Copur S, Sekreter O, Burlacu A, Tuttle KR, et al. SGLT-2 inhibitors and nephrolithiasis risk: a meta-analysis. Nephrol Dial Transplant. 2024 Aug 7:gfae179. doi: 10.1093/ndt/gfae179. Epub ahead of print. Erratum in: Nephrol Dial Transplant. 2023:gfae219.
8. Kawahara T, Miyamoto H, Ito H, Terao H, Kakizoe M, Kato Y, et al. Predicting the mineral composition of ureteral stone using non-contrast computed tomography. Urolithiasis. 2016;44(3):231-9.
9. Netto Jr NR, Toledo Fº JS, Leitão VA. Nefrolitotripsia percutânea. Projeto Diretrizes. Sociedade Brasileira de Urologia; 2006.
10. Parks JH, Asplin JR, Coe FL. Patient adherence to long-term medical treatment of kidney stones. J Urol. 2001;166(6):2057-60.
11. Pearle MS, Goldfarb DS, Assimos DG, Curhan G, Denu-Ciocca CJ, Matlaga BR, et al. Medical management of kidney stones: AUA Guideline. J Urol. 2014;192(2):316-24.
12. Pfau A, Knauf F. Update on nephrolithiasis: Core Curriculum 2016. Am J Kidney Dis. 2016;68(6):973-85.
13. Reddy ST, Wang CY, Sakhaee K, Brinkley L, Pak CY. Effect of low-carbohydrate high-protein diets on acid-base balance, stone-forming propensity, and calcium metabolism. Am J Kidney Dis. 2002;40(2):265-74.
14. Rule AD, Lieske JC, Li X, Melton LJ 3rd, Krambeck AE, Bergstralh EJ. The ROKS nomogram for predicting a second symptomatic stone episode. J Am Soc Nephrol. 2014;25(12):2878-86.
15. Schor N, Heilberg IP. Litíase renal – Manual prático. São Paulo: Balieiro; 2015.
16. Shastri S, Patel J, Sambandam KK, Lederer ED. Kidney Stone Pathophysiology, Evaluation and Management: Core Curriculum 2023. Am J Kidney Dis. 2023;82(5):617-34.
17. Worcester EM, Coe FL. Calcium kidney stones. N Engl J Med. 2010;363:954-63.

7

Hiponatremia: diagnóstico e tratamento

Aline Alves de Deus

DEFINIÇÃO

- Diminuição dos níveis de sódio (Na) sérico < 135 mEq/L.
- Classificação de acordo com a velocidade de instalação:
  - Aguda (< 48 horas) ou crônica (≥ 48 horas).
  - Caso não seja possível definir a velocidade de instalação, considerar a hiponatremia como crônica.
- Graus de hiponatremia:
  - Leve (130 a 134 mEq/L).
  - Moderada (120 a 129 mEq/L).
  - Grave (< 120 mEq/L).

IMPORTÂNCIA DO TEMA

- Associa-se a um maior tempo de internação hospitalar e ao aumento de mortalidade.
- Em geral se correlaciona com alteração do status volêmico corporal.
- Pode se manifestar com quadros neurológicos graves (crise convulsiva e rebaixamento do nível de consciência) que demandam medidas de tratamento imediato.
- A correção rápida da hiponatremia pode desencadear mielinólise pontina, quadro que se manifesta após 2 a 4 semanas.

DIAGNÓSTICO

Sinais e sintomas

- Depende da velocidade de instalação, da duração e do grau de hiponatremia.
  - Assintomático.
  - Cefaleia.
  - Fraqueza, aumento do risco de quedas.
  - Náuseas/vômitos.
  - Diarreia.
  - Desidratação.
  - Diminuição de reflexos.
  - Crise convulsiva.
  - Sonolência.
  - Coma.
  - Letargia/confusão mental.
  - Rebaixamento do nível de consciência.
  - Estados de hipovolemia (hipotensão, taquicardia, perda do turgor da pele, mucosas secas).
  - Estados de hiper-hidratação/hipervolemia (dispneia, ascite, edema de membros inferiores).

Etiologia

Hipervolêmica	Euvolêmica	Hipovolêmica	
		Renal	Trato gastrointestinal
Síndrome nefrótica ICC Cirrose hepática Gravidez DRC	SIADH Insuficiência adrenal secundária Hipotireoidismo Deficiência de glicocorticoides Síndrome cerebral perdedora de sal	Diuréticos Insuficiência adrenal primária (hipoaldosteronismo) Nefropatia perdedora de sal	Diarreia Vômitos Sudorese excessiva (maratonistas) Sequestro de fluidos para o terceiro espaço (pancreatite, peritonite, obstrução intestinal, traumas graves)

ICC: insuficiência cardíaca congestiva; DRC: doença renal crônica; SIADH: síndrome da secreção inapropriada do hormônio antidiurético.

Síndrome da secreção inapropriada do hormônio antidiurético

- Principais etiologias:
  - Neoplasias: pulmão (câncer pequenas células), pâncreas, próstata, linfoma, timoma, mesotelioma.
  - Medicamentos: opioides, anticonvulsivantes (carbamazepina, oxicarbazepina), antidepressivos tricíclicos, inibidores da recaptação de serotonina, ciclofosfamida, anti-inflamatórios, haloperidol, amiodarona, ecstasy, nicotina, vincristina.
  - Doenças do sistema nervoso central: hemorragia subaracnóidea, neoplasias, abscesso, encefalite, hidrocefalia, meningite.
  - Doenças pulmonares: tuberculose, empiema, bronquiectasia, Legionella.
  - Outros: HIV, estado pós-operatório, idiopático.
- Critérios diagnósticos:
  - É considerado um diagnóstico de exclusão (insuficiência adrenal, hipotireoidismo).
  - Hiponatremia hipotônica euvolêmica.
  - Osmolaridade urinária alta > 100 mosmol/kg.
  - Sódio urinário > 30 mmol/L.
  - Ácido úrico < 4 mg/dL.
  - Piora da hiponatremia com infusão de solução salina intravenosa.
  - Ausência de uso de diurético prévio.

Exames diagnósticos

Tipo	Exame	Indicação
Dosagem sérica	Ureia, creatinina	Avaliar disfunção renal associada
	Eletrólitos (sódio, potássio, cloro, magnésio)	Pesquisa de distúrbio hidroeletrolítico associado
	Gasometria venosa	Pesquisa de distúrbio ácido-base associado
	Aldosterona, atividade de renina plasmática, cortisol	Investigação de insuficiência adrenal

(continua)

(continuação)

Tipo	Exame	Indicação
Dosagem sérica	TSH, T4 livre	Doenças tireoidianas
	Glicemia de jejum	Avaliar a presença de diabetes melito
	Ácido úrico	Casos suspeitos de SIADH
	Vasopressina (= ADH)	▪ Principal hormônio regulador do metabolismo da água e, portanto, importante na fisiopatologia da hiponatremia ▪ Não é indicada dosagem de rotina
	Copeptina	Molécula resultante da clivagem enzimática do pró-hormônio vasopressina. A dosagem é possível em alguns casos (exemplo: diferenciar vários tipos de SIADH, polidipsia primária)
Dosagem urinária	Osmolaridade urinária	Avaliar a capacidade renal de concentrar ou diluir a urina, avalia de forma indireta, a ação da vasopressina
	Sódio urinário	Ajuda a classificar a etiologia da hiponatremia
Exame de Imagem	Tomografia de crânio	Descartar lesão do sistema nervoso central ou avaliar causa de rebaixamento do nível de consciência
	Ressonância de crânio	Investigar síndrome de desmielinização osmótica caso ocorra

SIADH: síndrome da secreção inapropriada do hormônio antidiurético; ADH: hormônio antidiurético/vasopressina.

Investigação diagnóstica

- Sempre realizar a confirmação do exame de sódio sérico quando identificada a hiponatremia.
- Solicitar a dosagem de osmolaridade sérica, a fim de confirmar se a hiponatremia é verdadeira (hipotônica) ou não (isotônica ou hipertônica).
  - Valor de referência: 280 a 290 mosmol/kg.

- Como interpretar os resultados da osmolaridade sérica e suas principais etiologias?
  - a) Pseudo-hiponatremia (isotônica ou normal): causada por artefato na análise bioquímica do sódio quando o sangue contém quantidades elevadas de lipídeos (hipertrigliceridemia, hipercolesterolemia), pacientes com icterícia obstrutiva, aumento de valores de proteínas séricas (paraproteinemias, gamopatias monoclonais – em geral valores globulinas > 10 g/dL).
    - ** Para corrigir os valores de sódio pela hiperproteinemia, utiliza-se a seguinte orientação: o aumento de 1 g/dL da concentração de proteína plasmática diminui aproximadamente cerca de 0,7 mEq/L do sódio sérico.
  - b) Osmolaridade sérica aumentada (hipertônica): hiperglicemia, após cirurgias com necessidade de irrigação (exemplo: ressecção transuretral de próstata/bexiga, histerectomia), recebimento de manitol.
    - ** Para corrigir os valores de sódio nos pacientes com hiperglicemia, utilizar a seguinte fórmula: sódio corrigido = sódio medido + [1,6 × (glicose/100)].
  - c) Osmolaridade sérica reduzida (hipotônica): proceder à investigação de hiponatremia verdadeira.
    - Suspender o uso de diuréticos tiazídicos (nos casos em que os pacientes iniciaram seu uso anterior a 1-2 semanas).
    - Realizar a dosagem da osmolaridade urinária e sódio urinário em amostra isolada de urina tipo I. A osmolaridade urinária serve para analisar a ação do hormônio antidiurético (ADH)/vasopressina e a dosagem do sódio urinário analisa a ativação do sistema renina-angiotensina-aldosterona.
- Como interpretar os resultados da osmolaridade urinária e identificar as principais etiologias relacionadas a hiponatremia?
  - a) Osmolaridade urinária ≤ 100 mosmol/kg (independente do ADH): sugere ser uma hiponatremia causada por um aumento de líquidos livres sem consumo de solutos na mesma quantidade. Exemplos: polidipsia primária, psicose, potomania do bebedor de cerveja, consumo de drogas (LSD, *ecstasy*), dietas (chá e torrada).
  - b) Osmolaridade urinária > 100 mosmol/kg (mediado pelo ADH): caso esteja elevada deve-se proceder a avaliação do sódio em amostra isolada de urina para auxílio na etiologia da hiponatremia com base no status volêmico do paciente, conforme Quadro a seguir.

Sódio urinário < 40 mmol/L	Sódio urinário > 40 mmol/L
Baixo volume arterial efetivo (demonstra a ativação do sistema renina-angiotensina-aldosterona)	O sistema renina-angiotensina-aldosterona não se encontra ativado. É necessário realizar a avaliação do *status* volêmico
a) Fluido extracelular diminuído: diarreia, vômitos, perda do terceiro espaço b) Fluido extracelular aumentado: cirrose hepática, ICC, síndrome nefrótica	a) Fluido extracelular baixo: vômito, nefropatia perdedora de sal, insuficiência adrenal primária b) Fluido extracelular normal: SIADH, hipotireoidismo, insuficiência adrenal secundária

ICC: insuficiência cardíaca congestiva; SIADH: síndrome da secreção inapropriada do hormônio antidiurético.

- A avaliação do *status* volêmico é desafiadora, necessitando de anamnese cuidadosa, exame físico do paciente, e quando disponível, métodos complementares como o uso da ultrassonografia *point-of-care* (POCUS).

TRATAMENTO

- Identificar a presença de sintomas relacionados à hiponatremia e à velocidade de instalação do distúrbio para definir a urgência da correção do sódio sérico.
- a) Hiponatremia com sintomas graves, independentemente da velocidade de instalação (crise convulsiva, sonolência, rebaixamento do nível de consciência, vômitos incoercíveis, comprometimento cardiorrespiratório, pacientes pós trauma crânio-encefálico ou patologia intracraniana associada): realizar correção com salina 3% endovenosa.
  - Manter o paciente monitorizado em unidade de terapia intensiva (UTI) ou sala de emergência.
  - Verificar sinais vitais e glicemia capilar.
  - Garantir via aérea, acesso venoso calibroso e suporte hemodinâmico adequado.
  - Considerar medicamentos anticonvulsivantes em casos de crise convulsiva.
  - Na vigência de instabilidade hemodinâmica ou nos pacientes hipovolêmicos, restaurar a volemia com solução salina balanceada (ringer lactato) ou solução salina a 0,9%. Atentar para o débito de diurese e evitar correção rápida do sódio.

- O SalsaTrial (2020) avaliou o uso de solução salina a 3% em *bolus* × infusão contínua. Ambas as estratégias apresentaram segurança e efetividade, sem diferença com relação a excesso de correção. A injeção em *bolus* alcançou a correção do sódio 1 hora antes e de forma eficaz, sendo a sugestão atual dos guias de tratamento.
  - Como montar a solução salina hipertônica 3% (sódio da solução: 513 mEq/L)?
  - Cloreto de sódio 20% (3,4 mEq/mL) 55 mL + soro fisiológico 0,9% 455 mL.
- Dose: 100-150 mL por via endovenosa, em *bolus* com infusão em 10 minutos.
- Reavaliar o sódio sérico após 20 minutos da infusão. É possível repetir o *bolus* de salina até no máximo 2 vezes, sempre com novo controle da natremia após a infusão. A resposta esperada é que haja melhora dos sintomas neurológicos ou aumento de 4-6 mEq no nível de sódio (independentemente de qual meta for atingida primeiro) em 1-2 horas.
- Cuidado especial com os pacientes de extremos de peso corporal (emagrecidos ou obesos).
- Caso não haja melhora clínica após a primeira hora, investigar outras etiologias que possam contribuir para os sintomas de gravidade, além da hiponatremia.
- De acordo com os *guidelines* prévios (2012-2013) é orientado que a correção do sódio não deve ultrapassar 10 mEq em 24 horas e 8 mEq/L em 48 horas (= total: 18 mEq/48 horas).
- Uma metanálise/revisão sistemática de Ayus, JC. e colaboradores (2024) avaliou a velocidade de correção da hiponatremia em pacientes hospitalizados. Houve uma comparação entre as seguintes estratégias: correção rápida (≥ 8-10 mEq/L em 24 horas) x lenta (< 8 ou 6-10 mEq/L em 24 horas) x muito lenta (< 4-6 mEq/L em 24 horas) na população de pessoas com hiponatremia severa (sódio < 120 mEq/L ou < 125 mEq/L com sintomas severos). A correção lenta e muito lenta da hiponatremia foi associada ao aumento do risco de mortalidade e dias de internação hospitalar quando comparada a correção rápida.

▪ b) Hiponatremia com sintomas moderados, independentemente da velocidade de instalação (vômitos, confusão mental):
  - Identificar a etiologia do distúrbio para guiar o tratamento.

- Guia de correção europeu: solução salina a 3% 150 mL, por via intravenosa em *bolus*, em 20 minutos, dose única, isso almeja aumento de 5 mEq/L em 24 horas na concentração sérica de sódio.
- Guia de correção americano: solução salina a 3% contínua por via intravenosa: 0,5 a 2 mL/kg/hora.
- Monitorar o nível sérico de sódio em 1, 6 e 12 horas após o início da correção.

- c) Hiponatremia aguda e ausência de sintomas moderados ou graves:
  - Identificar a etiologia do distúrbio para guiar o tratamento.
  - Se a diminuição aguda do sódio > 10 mEq/L, realizar infusão solução salina a 3% 50 mL durante 20 minutos (dose única), visando evitar reduções maiores da natremia.
  - Monitorar nível sérico de sódio em 4 horas.
- d) Hiponatremia crônica e ausência de sintomas moderados/graves:
  - Identificar a etiologia do distúrbio para tratamento guiado.
  - Restringir líquidos como primeira escolha (< 0,8-1,0 L/dia).
  - Usar reposição com comprimidos de sal oral ou ureia oral (capazes de induzir diurese osmótica) na dose de 0,25 a 0,5 g/kg. A ureia pode ser formulada e manipulada para melhorar a palatabilidade: ureia 10 g + $NaHCO_3$ 2 g + ácido cítrico 1,5 g + sucrose 200 mg; dissolver em 50 a 100 mL de água.
  - Diuréticos de alça (furosemida) em casos de hipervolemia.
  - O uso de inibidores dos receptores V2 de vasopressina (*vaptans*) não é indicado nesses casos.
- Considerações gerais:
  - Monitorar o nível sérico de sódio frequente.
  - Corrigir distúrbio eletrolítico associado quando presente: hipopotassemia e hipercalcemia.
  - Suspender medicamentos ou fluidos/soluções hipotônicas que possam piorar a natremia.
  - Tratar doenças potencialmente reversíveis: hipotireoidismo (uso de levotiroxina), insuficiência adrenal (uso de corticoides).
  - Sempre tentar identificar etiologia para tratamento guiado da etiologia.
  - Caso haja correção rápida da hiponatremia, é possível considerar o uso de soro glicosado 5% 3 mL/kg/h ou desmopressina 2-4 mcg endovenoso a cada 6-8 horas.

SHOR ESCORE

- Estudo de Woodfine e colaboradores (2019) que avaliou parâmetros para tentar predizer o risco de desenvolvimento da mielinólise pontina relacionada a correção rápida da hiponatremia.
- Na análise foram utilizadas as seguintes variáveis: idade avançada, presença de vômitos, redução do nível de consciência, sobrecarga hídrica de volume, hiponatremia < 110 mEq/L, hipopotassemia, osmolaridade urinária baixa e presença de neoplasia pulmonar.
- Embora seja um estudo pequeno e que necessita de validação externa, é possível utilizar estes parâmetros para nos atentarmos à redução do risco de complicações associadas a correção rápida da hiponatremia e necessidade de uso de desmopressina caso necessário.

PRESCRIÇÃO NA PRÁTICA

Exemplo de prescrição (cada caso deve ser avaliado individualmente e a decisão deve ser tomada pelo médico responsável pelo caso).

- Hiponatremia com sintomas graves: solução salina 3% 100-150 mL, por via intravenosa, em *bolus*.
- Dosagem do sódio sérico frequente quando iniciada a correção.
- Na hiponatremia associada a hipovolemia/hipotensão, soro fisiológico a 0,9% ou ringer lactato por via intravenosa.
- Na hiponatremia crônica sem sintomas graves:
  - Restrição hídrica de 800-1.000 mL/dia.
  - Comprimido de sódio 1 g por via oral a cada 12 horas.

ALGORITMO

Hiponatremia = Na < 135 mEq/L

↓

Avaliar a presença de sintomas neurológicos e grau de instalação (agudo *versus* crônico)

↓

Avaliar osmolaridade urinária e sódio urinário

↓

<table>
<tr><td>≤ 100 mosmol/kg</td><td colspan="4">> 100 mosmol/kg</td></tr>
<tr><td rowspan="3">Polidipsia primária</td><td colspan="4">Avaliar a concentração de sódio em amostra de urina I isolada</td></tr>
<tr><td colspan="2">≤ 30mmol/L (baixo volume arterial efetivo)</td><td colspan="2">> 30 mmol/L (descartar uso de diuréticos e/ou DRC)</td></tr>
<tr><td>Hipervolêmica: cirrose hepática, ICC, síndrome nefrótica</td><td>Hipovolêmica: diarreia, vômitos, perdas para o terceiro espaço</td><td>Hipovolêmica: vômitos, nefropatia perdedora de sal, insuficiência adrenal primária</td><td>Euvolêmica: SIADH, hipotireoidismo, insuficiência adrenal</td></tr>
</table>

Na: sódio; DRC: doença renal crônica; ICC: insuficiência cardíaca congestiva; SIADH: síndrome da secreção inapropriada do hormônio antidiurético.

REFERÊNCIAS

1. Adrogué HJ, Madias NEM. Hyponatremia. N Engl J Med. 2000;342(21):1581-9.
2. Adrogué HJ, Madias NEM. The Challenge of Hyponatremia. J Am Soc Nephrol. 2012;23(7):1140-8.
3. Adrogué HJ, Tucker BM, Madias NE. Diagnosis and Management of Hyponatremia: A Review. JAMA. 2022;328(3):280-91.
4. Azevedo LCP, Taniguchi LU, Ladeira JP, Besen BAMP, editores. Medicina Intensiva: abordagem prática. 4. ed. rev. e atual. Barueri: Manole; 2020.
5. Ayus JC, Moritz ML, Fuentes NA, Mejia JR, Alfonso JM, Shin S, et al. Correction Rates and Clinical Outcomes in Hospitalized Adults With Severe Hyponatremia: A Systematic Review and Meta-Analysis. JAMA Intern Med. 2025;185(1):38-51.
6. Baek SH, Jo YH, Ahn S, Medina-Liabres K, Oh YK, Lee JB, et al. Risk of Overcorrection in Rapid Intermittent Bolus vs Slow Continuous Infusion Therapies of Hypertonic Saline for Patients With Symptomatic Hyponatremia. The SALSA Randomized Clinical Trial. JAMA Intern Med. 2020;e205519.

7. Cooper CM, Cheung PW, Penney EB, Linnoila JJ. Case 15-2020: A 79-Year-Old Man with Hyponatremia and Involuntary Movements of the Arm and Face. N Engl J Med. 2020;382(20):1943-50.
8. Hoorn EJ, Zietse R. Diagnosis and Treatment of Hyponatremia: Compilation of the Guidelines. J Am Soc Nephrol. 2017;28(5):1340-9.
9. Lerma EV, Berns JS, Nissenson AR, editores. Current Nefrologia e hipertensão: diagnóstico e tratamento. Porto Alegre: AMGH; 2012. p. 22-31.
10. Seay NW, Lehrich RW, Greenberg A. Diagnosis and Management of Disorders of Body Tonicity-Hyponatremia and Hypernatremia: Core Curriculum 2020. Am J Kidney Dis. 2020;75(2):272-86.
11. Spasovski G, Vanholder R, Allolio B, Annane D, Ball S, Bichet D, et al. Clinical practice guideline on diagnosis and treatment of hyponatraemia. Eur J Endocrinol. 2014;170(3):G1-47.
12. Verbalis JG, Goldsmith SR, Greenberg A, Korzelius C, Schrier RW, Sterns RH, et al. Diagnosis, Evaluation, and Treatment of hyponatremia: Expert Panel Recommendations. Am J Med. 2013;126(10 Suppl 1):S1-42.
13. Woodfine JD, Sood MM, MacMillan TE, Cavalcanti RB, van Walraven C. Derivation and Validation of a Novel Risk Score to Predict Overcorrection of Severe Hyponatremia: The Severe Hyponatremia Overcorrection Risk (SHOR) Score. Clin J Am Soc Nephrol. 2019;14(7):975-82.

8

Doença renal crônica: diagnóstico e tratamento

D&T

Aline Alves de Deus

Daniel Costa Guimarães

INTRODUÇÃO

- Definição: alteração da estrutura ou função renal com duração > 3 meses, gerando implicações à saúde.
- É caracterizada por queda da taxa de filtração glomerular (TFG) < 60 mL/min/1,73 m^2 ou por anormalidade de dano renal descrita a seguir:
  - Marcador de dano renal (≥ 1):
    - Albuminúria.
    - Alteração no sedimento urinário.
    - Anormalidade de eletrólitos ou outras desordens tubulares.
    - Alterações na histologia.
    - Anormalidades estruturais visualizadas em exame de imagem.
    - Transplante renal.

DIAGNÓSTICO

Fatores de risco

- Segundo o *guideline* do National Institute for Health and Care Excellence (NICE), devemos realizar o rastreamento da função renal na população com os seguintes fatores de risco:
  - Hipertensão arterial sistêmica (HAS).

  - Diabete melito (DM).
  - Lesão renal aguda prévia.
  - Doença cardiovascular (infarto agudo do miocárdio, acidente vascular encefálico, doença arterial obstrutiva periférica, insuficiência cardíaca congestiva).
  - Doenças sistêmicas com potencial de repercussão renal (exemplos: lúpus eritematoso sistêmico, vasculites).
  - Histórico familiar de doença renal crônica ou doenças genéticas.
  - Presença de hematúria.
  - Doença do trato urinário estrutural, cálculos renais recorrentes ou hiperplasia prostática.

Etiologia

- HAS.
- DM.
- Glomerulonefrites.
- Doença renal policística e outras doenças císticas.
- Doenças tubulares (nefrite tubulointersticial, tubulopatias).
- Síndromes genéticas (Alport, Fabry).
- Doenças obstrutivas (tumores, hiperplasia prostática, litíase renal).
- Uso de medicamentos nefrotóxicos em longo prazo (anti-inflamatórios).

Quadro clínico

- Em geral, a doença renal crônica é assintomática nos estágios iniciais, e somente quando ocorre queda importante da TFG é que os sintomas/sinais clínicos aparecem. Podemos destacar, entre eles:
  - Náuseas e vômitos.
  - Inapetência.
  - Emagrecimento.
  - Hálito urêmico.
  - *Flapping*.
  - Confusão mental.
  - Edema de membros inferiores.
  - Dispneia.
  - Derrames cavitários (pericárdico, pleural).
  - Redução do débito de diurese.

QUADRO 1 Exames diagnósticos.

Exames séricos	
Creatinina	Marcador da função renal. Serve para estimar a TFG
Cistatina C	Opção para estimativa da TFG em casos que geram dúvidas com *clearance* de creatinina
Ureia	Marcador do catabolismo de proteínas
Eletrólitos (sódio, potássio, gasometria venosa)	Pesquisa de complicações relacionada a acidose metabólica, hiperpotassemia
Paratormônio, cálcio, fósforo, fosfatase alcalina e vitamina D	Pesquisa de distúrbios mineral e ósseo
Hemograma, reticulócitos, perfil de ferro, ácido fólico e vitamina B12	Investigação de anemia
Sorologias (hepatites virais, VDRL, HIV)	Investigação etiológica
Autoanticorpos (FAN, fator reumatoide, anti-DNA, complemento, ANCA, eletroforese de proteínas e imunofixação sérica, proteínas totais e frações, dosagem de imunoglobulinas séricas	Investigação etiológica
Glicemia, hemoglobina glicosilada	Investigação etiológica
Colesterol total e frações, triglicérides, ácido úrico	Avaliação de risco cardiovascular
Exames urinários	
Urina tipo 1	Pesquisar alterações do sedimento urinário que possam justificar etiologia da DRC (leucocitúria, hematúria etc.)
Albuminúria/creatinúria	Marcador de dano renal
Urina de 24 horas	Pode ser utilizada para estimar *clearance* de creatinina, pesquisa de alteração do metabolismo urinário em caso de litíase renal

(continua)

QUADRO 1 Exames diagnósticos. *(continuação)*

Exames de imagem	
Ultrassonografia de rins e vias urinárias	Avaliação da estrutura renal, ecogenicidade, espessura da cortical renal, presença de cálculos ou dilatação ureter (hidronefrose)
Tomografia de abdome	Investigação de causas pós-renais ou obstrutivas
Cintilografia renal com DMSA ou DTPA	Avaliação de função e presença de cicatriz renal
Biópsia renal	Indicada para confirmação etiológica em casos selecionados; não realizada de rotina
Radiografia de coluna lombar lateral e mãos bilateral	Investigação de calcificação vascular (calcular o escore de Adragão e o escore de Kaupilla)
Ecocardiograma transtorácico com Doppler	Pesquisa de calcificação valvar
Densitometria óssea do colo de fêmur e coluna lombar	Investigação de osteoporose

ANCA: fator anticorpo anticitoplasma de neutrófilo; DMSA: cintilografia renal estática; DRC: doença renal crônica; DTPA: cintilografia renal dinâmica; FAN: fator antinuclear; TFG: taxa de filtração glomerular; VDRL: *venereal disease research laboratory*.

Classificação e risco de progressão

- A classificação da doença renal crônica (DRC) deve conter as seguintes informações:
  - Etiologia da doença renal.
  - Grau de albuminúria/creatininúria (A/C) em amostra de urina I isolada.
    - A albuminúria serve como preditor de risco de mortalidade, doença cardiovascular, progressão de DRC e risco de lesão renal aguda.
  - Estágio de filtração glomerular que pode ser estimado pelas seguintes formas:
    - Calculadora de taxa de filtração glomerular – disponível em aplicativos (CKD-EPI).
      - » https://qxmd.com/calculate/calculator_251/egfr-using-ckd-epi-2021-update.
      - » https://www.mdcalc.com/calc/3939/ckd-epi-equations-glomerular-filtration-rate-gfr.

    - Cálculo do *clearance* combinado de cistatina-creatinina em situação que gera dúvida diagnóstica, conforme destacado a seguir: pacientes com extremos de massa muscular (emagrecidos, aumento de massa muscular, suplementação de creatina, obesidade grau III), pacientes amputados transtibiais, tabagistas, dietas vegetarianas ou com consumo extremo de proteínas (cetogênicas ou alto consumo de proteína), uso de esteroides, neoplasias específicas.
  - Dosagem do *clearance* de creatinina em urina de 24 horas.
- A taxa de progressão de perda de função renal varia a conforme a idade e a etiologia da DRC:
  - Indivíduos saudáveis: 0,4-1,2 mL/min a partir dos 40 anos.
  - HAS: 1-2 mL/min por ano.
  - DM: 2-8 mL/min por ano.

TRATAMENTO

Medidas não farmacológicas e hábitos de vida

- Controle adequado de comorbidades como hipertensão arterial, dislipidemia e DM.
- Estimular a perda de peso nos pacientes com sobrepeso e obesidade.
- Praticar atividades físicas de intensidade moderada por, pelo menos, 150 minutos/semana, ou a quantidade adequada, considerando o risco cardiovascular e comorbidades associadas do paciente.
- Cessação do tabagismo.

Adequação nutricional

- O acompanhamento nutricional deve ser feito pelo menos 2 vezes/ano, utilizando escores de risco nutricional, dados bioquímicos (acrescentar albumina, pré-albumina, taxa de catabolismo proteico normalizada – nPCR), dados antropométricos, índice de massa corporal (IMC), histórico alimentar etc.
- No caso de pacientes em hemodiálise, associar o uso da bioimpedância quando disponível.

<table>
<tr><td colspan="4" rowspan="4"></td><td colspan="3">Categorias de albuminúria persistente</td></tr>
<tr><td>A1</td><td>A2</td><td>A3</td></tr>
<tr><td>Normal a aumento leve</td><td>Aumento moderado</td><td>Aumento severo</td></tr>
<tr><td>< 30mg/g
< 3 mg/mmol</td><td>30-300 mg/g
3-30 mg/mmol</td><td>> 300 mg/g
> 30 mg/mmol</td></tr>
<tr><td rowspan="6">Categorias de TFG (mL/min/1,72m²)</td><td>G1</td><td>Normal ou aumentado</td><td>>90</td><td rowspan="2">Ausência de doença renal crônica se não há marcadores de dano renal</td><td></td><td></td></tr>
<tr><td>G2</td><td>Redução leve</td><td>60-89</td><td></td><td></td></tr>
<tr><td>G3A</td><td>Redução leve/moderada</td><td>45-59</td><td></td><td></td><td></td></tr>
<tr><td>G3B</td><td>Redução moderada/ severa</td><td>30-44</td><td></td><td></td><td></td></tr>
<tr><td>G4</td><td>Redução severa</td><td>15-29</td><td></td><td></td><td></td></tr>
<tr><td>G5</td><td>Falência renal</td><td><15</td><td></td><td></td><td></td></tr>
</table>

- Baixo risco (se não houver marcador de dano renal, não é considerado doença renal crônica)
- Risco moderado
- Alto risco
- Muito alto risco

FIGURA 1

Prognóstico da doença renal crônica avaliados por taxa de filtração glomerular e albuminúria.

TFG: taxa de filtração glomerular.
Fonte: adaptado de Kidney International Supplements, 2013.

- Orientações baseadas no guia de orientações do National Kidney Foundation's Kidney Disease Outcomes Quality Initiative (KDOQI), KDOQUI 2020:
  - Redução do consumo de sal < 2 g/dia ou 90 mmol/dia de sódio.
  - Ingestão calórica para pacientes com doença renal crônica (DRC) estágios 1 a 5 e diálise: 25-35 kcal/kg/dia.
  - Uso de suplemento nutricional oral deve ser considerado em pacientes com DRC estágios 3 a 5, com perda calórico-proteica por 3 meses (considerar suplementação nutricional oral por pelo menos 3 meses para pacientes com DRC estágios 3-5 e alto risco de desnutrição energético-proteica [inapetência, perda de massa muscular, queda do IMC]).
  - Adequação no consumo de proteínas, sendo pacientes DRC 3-5, sem diálise:
    - Sem diabete: 0,55-0,6 g proteína/kg/dia ou dieta de muito baixa proteína 0,28-0,43 g proteína/kg/dia + cetoácidos para completar alvo e proteína total 0,55-0,6 g proteína/kg/dia.
    - Com diabete: 0,6-0,8 g/kg/dia e otimizar controle glicêmico.
  - Adequação no consumo de˄ proteínas, sendo pacientes DRC 5 em hemodiálise ou diálise peritoneal com ou sem diabete:
    - Adequar a ingestão de proteína em 1-1,2 g/kg/dia.
    - Realizar a reposição de folato e vitamina B12 quando indicado por sintomas ou alterações laboratoriais.
    - Realizar a reposição de vitamina C e vitamina D somente quando há deficiência constatada.
    - Evitar reposição de vitamina E e vitamina A, devido ao risco de intoxicação.

Medicamentos para retardar a progressão

- Os inibidores do sistema renina-angiotensina (iSRA) têm o papel de retardar a progressão da doença renal crônica (DRC) e reduzir eventos cardiovasculares em população de alto risco.
  - Inibidores da enzima conversora de angiotensina (IECA) ou bloqueadores do receptor de angiotensina (BRA) são indicados para o tratamento de pacientes com DRC 1-4 com albuminúria A2 > 30 mg/g e A3 > 300

mg/g com ou sem DM e podem ser considerados também para DRC sem albuminúria A1 < 30 mg/g com ou sem DM.
- Não há benefício do uso combinado de IECA e BRA, tendo inclusive um aumento do risco de hiperpotassemia e lesão renal aguda.
- Utilizar a maior dose da medicação tolerada pelo paciente.
- Após início ou aumento da dose do IECA ou BRA, é necessário o acompanhamento da função renal e do potássio em cerca de 2-4 semanas. Em casos de hiperpotassemia, otimizar outras medidas não farmacológicas e farmacológicas, a fim de manter o uso de IECA/BRA. Caso haja aumento > 30% da creatinina em 4 semanas, rever as principais causas associadas a piora, antes da suspensão dessa classe de medicação.
- Associar outras classes de anti-hipertensivos quando não há controle adequado da pressão arterial (bloqueadores do canal de cálcio, diuréticos tiazídicos, betabloqueadores etc.).

- O uso de inibidores do cotransportador 2 da glicose sódica (SGLT2) têm benefício em retardo da progressão da DRC, com e sem proteinúria e desfecho cardiovascular.
  - Iniciar o uso de SGLT2 nos indivíduos com TFG ≥ 20 mL/min/1,72 m^2 e albuminúria ≥ 200 mg/g, ou insuficiência cardíaca independente do grau de albuminúria, ou TFG entre 20-45 mL/min/1,72 m^2, sendo albuminúria < 200 mg/g.
  - A medicação pode ser mantida mesmo após a redução da TFG a valores mais baixos, devendo ser suspensa quando o paciente inicia a terapia de substituição renal (diálise).
- O uso de antagonistas do receptor de mineralocorticoides (finerenona) está indicado na DRC diabética com TFG > 25 mL/min/1,72 m^2, níveis de potássio dentro da normalidade e albuminúria > 30 mg/g, os quais já se apresentam com uso de iSRA em dose máxima tolerada e SGLT2.
  - Dose: finerenona 20 mg 1 x/dia nos casos de TFG ≥ 60 mL/min/1,72 m^2.
  - Finerenona 10 mg 1 x/dia nos casos de TFG 25-59 mL/min/1,72 m^2.
  - Monitorizar níveis séricos de potássio (K) após 1 mês do início da medicação e, posteriormente, a cada 4 meses. Realizar o ajuste da dose com base nas orientações da Tabela a seguir.

TABELA 1 Ajuste de dose da finerenona com base nos níveis séricos de potássio.

K ≤ 4,8 mmol/L
Ajustar a dose para 20 mg, se em uso de 10 mg
K = 4,9 a 5,5 mmol/L
Continuar finerenona 10 ou 20 mg
K > 5,5 mmol/L
Interromper a medicação, avaliar outros medicamentos e fatores dietéticos que possam estar contribuindo para hiperpotassemia. Considerar reiniciar se K ≤ 5,0 mmol/L

K: potássio.

- O uso dos agonistas do receptor do peptídeo-1 semelhante ao glucagon (GLP-1) tem benefício em retardar a progressão da DRC, redução de eventos cardiovasculares, e são indicados nos pacientes com DRC com TFG > 25 mL/min/1,72 m^2 com albuminúria > 100 mg/g e DM tipo 2.
  - Dose: semaglutida 1 mg 1x/semana.

Controle da pressão arterial

- O *guideline* KDIGO (2024) sugere como alvo de controle pressórico os níveis da pressão arterial sistólica (PAS) < 120 mmHg para pacientes com doença renal crônica.
- É reforçada também a orientação de individualizar esses alvos e tolerar valores menos rigorosos da pressão arterial na seguinte população: idosos frágeis, baixa expectativa de vida, risco aumentado de quedas e fraturas e indivíduos que se apresentam com hipotensão postural sintomática.

Controle da glicemia capilar

- Metformina e inibidores do SGLT2 são indicados como terapia-base para o tratamento do DM tipo 2, e a insulina, para o tratamento do DM tipo 1. Caso não haja controle adequado com essas duas classes de medicamentos, considerar associação conforme o efeito desejado (perda de peso, comorbidades associadas, baixo custo, evitar hipoglicemia).
- O controle adequado da glicemia reduz a albuminúria e a progressão da doença renal crônica.

- Sempre se faz necessário verificar a TFG e atentar-se para a necessidade de suspensão e/ou ajuste de dose dos antidiabéticos orais.
- O alvo de controle glicêmico deve se basear na dosagem de hemoglobina glicada (HbA1c) individualizado para o perfil do paciente e suas comorbidades clínicas, conforme a Figura 2.

COMPLICAÇÕES RELACIONADAS À DOENÇA RENAL CRÔNICA

- O rastreio das complicações relacionadas à progressão da doença renal crônica (DRC) deve ser feito a partir do estágio DRC 3B, sendo elas: anemia, distúrbio mineral ósseo, hiperpotassemia, hipervolemia e acidose metabólica.
- A investigação de anemia na DRC, em geral, está associada a anemia ferropriva, doença crônica, inflamação, perda sanguínea aumentada e deficiência relativa do hormônio estimulador da eritropoiese (eritropoetina).
- Realizar investigação de outras causas de anemia (por exemplo: neoplasias, doenças da eritropoiese, déficit nutricional, em mulheres idade fértil – sangramento uterino etc.) quando existir discrepância entre o grau de anemia e o estágio da DRC, e na ausência de melhora com o tratamento previamente instituído.
- O tratamento da anemia na DRC deve levar em consideração:
  - Correção da ferropenia (alvo: ferritina entre 100-500 mg/dL e saturação de transferrina entre 20-30%), uso por via oral ou endovenoso nos casos avançados da doença (DRC 5 em diálise).

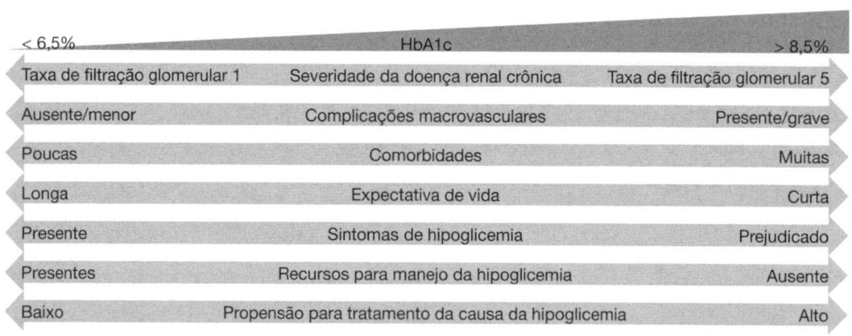

FIGURA 2
Fatores que guiam o alvo de hemoglobina glicada.
Fonte: adaptada de Boer IH et al., 2020.

- Reposição de eritropoetina 50-100 UI/kg/dose, uso subcutâneo.
- O alvo da hemoglobina a ser atingido é de 10-11,5 mg/dL.
- Os inibidores da prolil hidroxilase do fator induzível por hipóxia (HIF-PHI), opção terapêutica por via oral para tratamento de anemia, não estão disponíveis no Brasil.

▪ O tratamento da acidose metabólica retarda a progressão da DRC, assim como reduz a alteração da densidade mineral óssea e evita a sarcopenia. Deve ser baseado em três pilares:
  - Redução do consumo de proteína de origem animal que, ao ser degradada, gera amônio.
  - Aumento do consumo de frutas e vegetais.
  - Reposição oral de sais de álcali (bicarbonato de sódio) quando gasometria venosa evidencia bicarbonato < 18 mmol/L.

▪ A doença mineral óssea nesses pacientes deve ser avaliada com base em parâmetros laboratoriais, presença de fraturas e seu risco, assim como suspeita de osteoporose e investigação de calcificação vascular. A seguir, alguns pontos relevantes a serem destacados:
  - Realizar a investigação de fraturas prévias com base na sua etiologia (baixo impacto relacionado à fragilidade óssea ou traumática).
  - Calcular o risco de fratura em 10 anos com uso da Ferramenta de Avaliação de Risco de Fratura (FRAX). A calculadora está disponível no site da Associação Brasileira de Avaliação Óssea e Osteometabolismo (ABRASSO): https://abrasso.org.br/frax-brasil/.
  - A presença da calcificação vascular tem correlação com o aumento do risco cardiovascular desses pacientes.
  - Quanto aos parâmetros laboratoriais avaliar a presença de hiperfosfatemia, deficiência de vitamina D e aumento dos níveis de paratormônio.

▪ Os níveis de fósforo devem ser mantidos dentro da normalidade (2,5 e 4,5 mg/dL), sendo possível instituir as seguintes medidas nos casos de hiperfosfatemia:
  - Redução do consumo de alimentos com maior biodisponibilidade de fósforo, como refrigerantes, industrializados, embutidos, uma vez que o fósforo é utilizado em muitos conservantes.
  - Preferência pelo consumo de alimentos in natura, com menor biodisponibilidade de fosfato.
  - Avaliação do consumo de proteínas conforme a meta descrita para o estágio da DRC.

  - Uso de quelantes de fósforo, geralmente nos pacientes em diálise (carbonato de cálcio ou cloridrato de sevelâmer).
- A correção da deficiência ou insuficiência da vitamina D deve ser baseada na população geral, sendo o alvo de vitamina D acima de 20 ng/mL, enquanto alguns autores sugerem valores acima de 30 ng/mL.
- A hiperpotassemia pode ocorrer nas fases mais avançadas da DRC (estágios 4 e 5) ou em pessoas com diabete com suspeita de hipoaldosteronismo hiporreninêmico em estágios menos avançados da DRC.
- Medidas não farmacológicas (adaptação dietética), associadas ao uso de remédios como diuréticos de alça (furosemida), bicarbonato de sódio e quelantes de potássio (ciclossilicato zircônio de sódio), são utilizadas para o controle da hiperpotassemia.
- Estudos validaram o uso de quelante de potássio em pacientes com TFG < 30 mL/min/1,72 m^2 x ≥ 30 mL/min/1,72 m^2 com fase de correção da hiperpotassemia com dose de quelante de 5 g via oral 3 x/dia por 24 horas e após 5 g 1 x/dia nas próximas 48 horas, como terapia de manutenção com bom controle da hiperpotassemia em acompanhamento de 12 meses.

TABELA 2 Prevalência de complicações relacionadas à doença renal crônica.

Complicações relacionadas a doença renal crônica	TFG < 30 mL/min/1,72 m^2
Anemia (hemoglobina < 12 g/dL em mulheres e < 13 g/dL em homens)	51,5%
Hipertensão (pressão arterial ≥ 140 x 90 mmHg)	82,1%
Deficiência de 25-vitamina D	27,2%
Acidose metabólica (bicarbonato < 21 mEq/L)	31,5%
Hiperparatireoidismo (paratormônio ≥ 70 pg/mL)	72,5%
Hiperfosfatemia (fósforo ≥ 4,5 mg/dL)	23%

TFG: taxa de filtração glomerular.
Fonte: adaptada de Inker LA et al., 2011.

VACINAÇÃO

- Na doença renal crônica é necessário sempre fazer o encaminhamento para vacinação, sendo orientação a aplicação de vacinas de rotina para adultos sem comorbidades (dupla adulto, coronavírus), associada às demais vacinas a seguir:

- Hepatite B (realizar dose dobrada da vacina, 2 mL, por 4 doses) com dosagem de anti-HBs após 2 meses do término do esquema completo.
- Influenza, anual.
- Pneumocócica conjugada (pneumo 13 ou 15: 1 dose) ou polivalente (pneumo 23: 2 doses com intervalo de 5 anos).
- Herpes-zóster inativada (2 doses), sendo possível realizar, inclusive, nas pessoas que já tiveram a doença.
- Meningocócica, para adultos se não tiverem sido previamente vacinados (1 dose).
- Dengue, para pessoas de até 60 anos.
- Febre amarela (dose única).
- Varicela, para aqueles que não tiveram varicela na infância.
- HPV, conforme indicado pelo Ministério da Saúde e transplantados.

- Atenção especial:
  - Pacientes em fila de transplante renal devem ser informados a terem um intervalo mínimo de 30 dias entre o recebimento de uma vacina de vírus vivo e a realização do transplante renal.
  - Em pacientes imunossuprimidos, está contraindicada a vacina de vírus vivo atenuado.

ORIENTAÇÕES GERAIS

- Evitar o uso de nefrotóxicos sempre que possível, reduzir/corrigir doses de remédios quando indicado (antibióticos, quimioterápicos); explicar ao paciente os potenciais riscos x benefícios daquele fármaco, quando for fundamental o seu uso.
- Encaminhar ao especialista (nefrologista) em casos selecionados e quando TFG < 30 mL/min/1,72 m^2.
- Em casos avançados da doença renal crônica (DRC), conversar e orientar sobre a realização de exames contrastados sempre que indicado, avaliando risco x benefício.
- Iniciar o tratamento de hiperuricemia nos pacientes com DRC quando se trata do primeiro episódio de crise de gota. Realizar controle álgico inicial (evitar uso de anti-inflamatórios) e, após o controle, iniciar terapia de manutenção com alopurinol. Realizar ajuste de dose do alopurinol nos casos avançados da DRC com queda da TFG. Não iniciar o tratamento com alopurinol nos pacientes com DRC e hiperuricemia assintomática.

- Devem ser realizados rastreio e prevenção de doenças cardiovasculares (insuficiência coronariana, arritmias, insuficiência cardíaca congestiva, acidente vascular cerebral).
- O tratamento da dislipidemia deve seguir o mesmo da população geral, com avaliação de risco cardiovascular (por meio de calculadoras validadas, por exemplo, da Sociedade Brasileira de Cardiologia - http://departamentos.cardiol.br/sbc-da/2015/CALCULADORAER2020/index.html) e definição de medidas comportamentais, e uso de estatina quando indicado. Calcular o alvo de LDL colesterol conforme o risco estimado.
- Em casos de DRC 5 com indicação de terapia de substituição renal (TRS), realizar conversa e planejamento com o paciente durante o acompanhamento ambulatorial, assim como programar a confecção de acesso, vascular (fístula arteriovenosa x cateter de longa permanência) ou peritoneal (implante de cateter de diálise peritoneal – Tenckhoff). Os métodos de TRS disponíveis são:
  - Hemodiálise convencional.
  - Hemodiafiltração online: Estudo Convince (2023) demonstrou redução de mortalidade por todas as caudas nessa modalidade de tratamento quando comparada à terapia convencional de alto fluxo.
  - Diálise incremental (em casos selecionados).
  - Diálise peritoneal.
  - Transplante renal: preemptivo (antes do início da diálise) x após início da diálise.

PRESCRIÇÃO NA PRÁTICA

Exemplo de prescrição (cada caso deve ser avaliado individualmente e a decisão deve ser tomada pelo médico responsável pelo caso).

- Dieta para doença renal crônica (pobre em potássio).
- Enalapril 20 mg 1 comprimido via oral a cada 12 horas.
- Metformina XR 850 mg 1 comprimidos via oral a cada 8 horas.
- Dapagliflozina 10 mg 1 comprimido via oral 1 x/dia.
- Acompanhamento multidisciplinar (nutricionista, educador físico, equipe médica).
- Encaminhamento para vacinação em posto de saúde.

ALGORITMO

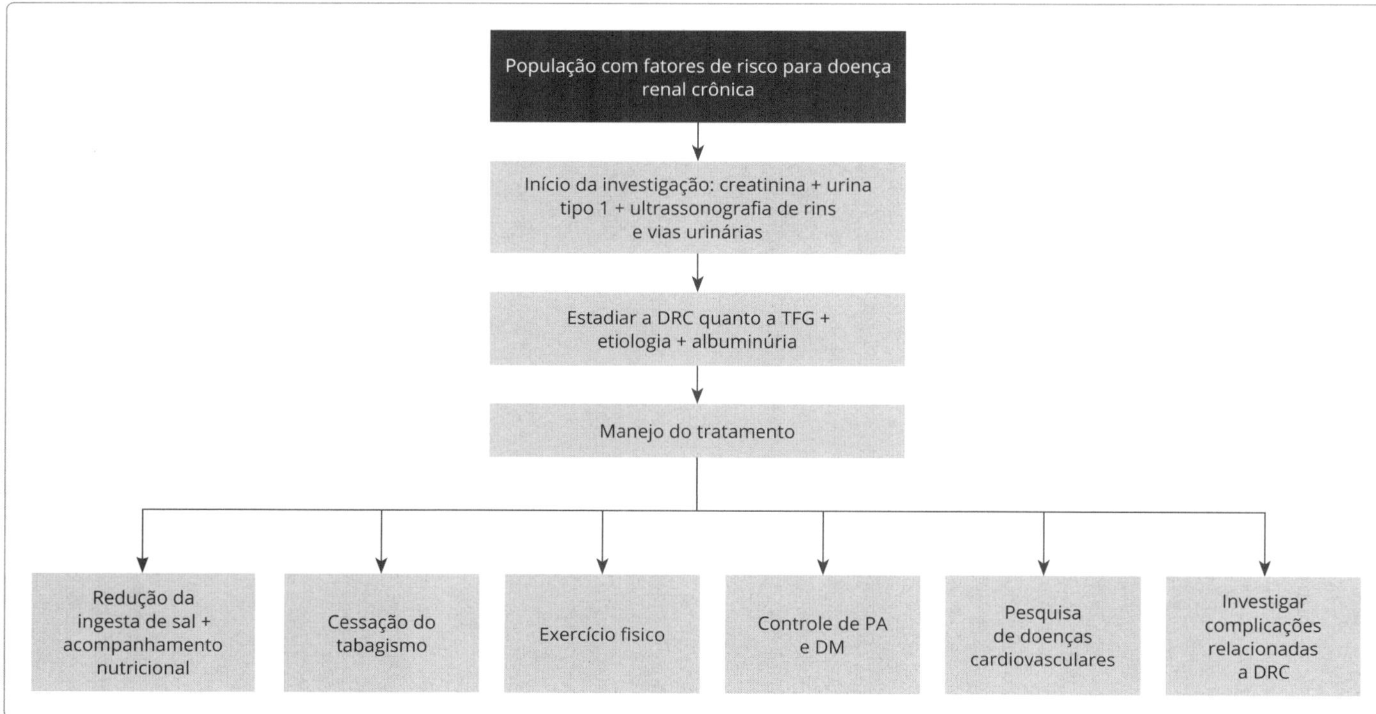

DRC: doença renal crônica; DM: diabete melito; PA: pressão arterial; TFG: taxa de filtração glomerular.

REFERÊNCIAS

1. Abensur H, Castro MCM. 3. Reposição de ferro no tratamento da anemia. Diretrizes Clínicas para o tratamento da anemia. Braz. J. Nephrol. (J. Bras. Nefrol.). 2014;36(1 Suppl 1):15-8. Disponível em: https://www.bjnephrology.org/artigos-volume/?yr=2014&vol=-36&issue=1%20suppl.1.
2. Badve SV, Pascoe EM, Tiku A, Boudville N, Brown FG, Cass A, et al. Effects of Allopurinol on the Progression of Chronic Kidney Disease. N Engl J Med. 2020;382(26):2504-13.
3. Bakris GL, Agarwal R, Anker SD, Pitt B, Ruilope LM, Rossing P, et al. Effect of Finerenone on Chronic Kidney Disease Outcomes in Type 2 Diabetes. N Engl J Med. 2020;383(23):2219-29.
4. Blankestijn PJ, Vernooij RWM, Hockham C, Strippoli GFM, Canaud B, Hegbrant J, et al. Effect of Hemodiafiltration or Hemodialysis on Mortality in Kidney Failure. N Engl J Med. 2023;389(8):700-9.
5. Carvalho AB, Nerbass FB, Cuppari L. Controle da hiperfosfatemia e manutenção da calcemia na DRC. J Bras Nefrol. 2021;43(4 Suppl 1):632-8. Disponível em: https://www.bjnephrology.org/article/controle-da-hiperfosfatemia-e-manutencao-da-calcemia-na-drc.
6. Chen TK, Sperati CJ, Thavarajah S, Grams ME. Reducing Kidney Function Decline in Patients With CKD: Core Curriculum 2021. Am J Kidney Dis. 2021;77(6):969-83.
7. Chertow GM, Pergola PE, Farag YMK, Agarwal R, Arnold S, Bako G, et al. Vadadustat in Patients with Anemia and Non–Dialysis-Dependent CKD. N Engl J Med. 2021;384(17):1589-600.
8. de Boer IH, Caramori ML, Chan JCN, Heerspink HJL, Hurst C, Khunti K, et al. Executive summary of the 2020 KDIGO Diabetes Management in CKD Guideline: evidence-based advances in monitoring and treatment. Kidney Int. 2020;98(4):839-48.
9. de Boer IH, Khunti K, Sadusky T, Tuttle KR, Neumiller JJ, Rhee CM, et al. Diabetes Management in Chronic Kidney Disease: A Consensus Report by the American Diabetes Association (ADA) and Kidney Disease: Improving Global Outcomes (KDIGO). Diabetes Care. 2022;45(12):3075-90.
10. Eckardt KU, Agarwal R, Aswad A, Awad A, Block GA, Bacci MR, et al. Safety and Efficacy of Vadadustat for Anemia in Patients Undergoing Dialysis. N Engl J Med. 2021;384(17):1601-12.
11. Feig DI. Urate-Lowering Therapy and Chronic Kidney Disease Progression. N Engl J Med. 2020;382(26):2567-8.
12. Heerspink HJL, Stefánsson BV, Correa-Rotter R, Chertow GM, Greene T, Hou F-F, et al. Dapagliflozin in Patients with Chronic Kidney Disease. N Engl J Med. 2020;383(15):1436-46.
13. Inker LA, Coresh J, Levey AS, Tonelli M, Muntner P. Estimated GFR, Albuminuria, and Complications of Chronic Kidney Disease. J Am Soc Nephrol. 2011;22(12):2322-31.
14. Inker LA, Eneanya ND, Coresh J, Tighiouart H, Wang D, Sang Y, et al. New Creatinine- and Cystatin C–Based Equations to Estimate GFR without Race. N Engl J Med. 2021;385:1737-49.
15. Ikizler TA, Burrowes JD, Byham-Gray LD, Campbell KL, Carrero J-J, Chan W, et al. KDOQI Clinical Practice Guideline for Nutrition in CKD: 2020 Update. Am J Kidney Dis. 2020;76(3 Suppl 1):S1-S107.
16. KDIGO 2012 Clinical Practice Guideline for the Evaluation and Management of Chronic Kidney Disease. Kidney International Supplements. 2013;3:5-14. Disponível em: https://kdigo.org/wp-content/uploads/2017/02/KDIGO_2012_CKD_GL.pdf.

17. KDIGO 2020 Clinical Practice Guideline for Diabetes Management in Chronic Kidney Disease. Kidney International. 2020;98:S1-S115.
18. Kidney Disease: Improving Global Outcomes (KDIGO) Blood Pressure Work Group. KDIGO 2021 Clinical Practice Guideline for the Management of Blood Pressure in Chronic Kidney Disease. Kidney Int. 2021;99(3S):S1-S87.
19. Kidney Disease: Improving Global Outcomes (KDIGO) CKD-MBD Update Work Group. KDIGO 2017 Clinical Practice Guideline Update for the Diagnosis, Evaluation, Prevention, and Treatment of Chronic Kidney Disease-Mineral and Bone Disorder (CKD-MBD). Kidney Int Suppl (2011). 2017;7(1):1-59.
20. Kidney Disease: Improving Global Outcomes (KDIGO) CKD Work Group. KDIGO 2024 Clinical Practice Guideline for the Evaluation and Management of Chronic Kidney Disease. Kidney Int. 2024;105(4S):S117-S314.
21. Lucca Junior L, Moysés RMA, Hernandes FR, Gueiros JEB. Diagnóstico do DMO-DRC: anormalidades bioquímicas. J Bras Nefrol. 2021;43(4 Suppl 1):615-20. Disponível em: https://www.bjnephrology.org/article/diagnostico-do-dmo-drc-anormalidades-bioquimicas/.
22. National Institute for Health and Care Excellence (NICE) guideline. Chronic kidney disease in adults: assessment and management. Disponível em: www.nice.org.uk/guidance/cg182.
23. Perkovic V, Tuttle KR, Rossing P, Mahaffey KW, Mann JFE, Bakris G, et al. Effects of Semaglutide on Chronic Kidney Disease in Patients with Type 2 Diabetes. N Engl J Med. 2024;391(2):109-21.
24. Pottel H, Björk J, Rule AD, Ebert N, Eriksen BO, Dubourg L, et al. Cystatin C–Based Equation to Estimate GFR without the Inclusion of Race and Sex. N Engl J Med. 2023;388(4):333-43.
25. Roger SD, Lavin PT, Lerma EV, McCullough PA, Butler J, Spinowitz BS, et al. Long-term safety and efficacy of sodium zirconium cyclosilicate for hyperkalaemia in patients with mild/moderate versus severe/end-stage chronic kidney disease: comparative results from an open-label, Phase 3 study. Nephrol Dial Transplant. 2021;36(1):137-50.
26. Rossing P, Baeres FMM, Bakris G, Bosch-Traberg H, Gislum M, Gough SCL, et al. The rationale, design and baseline data of FLOW, a kidney outcomes trial with once-weekly semaglutide in people with type 2 diabetes and chronic kidney disease. Nephrol Dial Transplant. 2023;38(9):2041-51.
27. Sociedade Brasileira de Imunizações (SBim). Calendários de vacinação Pacientes especiais 2023-2024. Disponível em: https://sbim.org.br/images/calendarios/calend-sbim-pacientes-especiais.pdf.
28. The EMPA-KIDNEY Collaborative Group. Empagliflozin in Patients with Chronic Kidney Disease. N Engl J Med. 2023;388(2):117-27.
29. Tomson CRV, Cheung AK, Mann JFE, Chang TI, Cushman WC, Furth SL, et al. Management of Blood Pressure in Patients With Chronic Kidney Disease Not Receiving Dialysis: Synopsis of the 2021 KDIGO Clinical Practice Guideline. Ann Intern Med. 2021.

9

Manejo clínico do paciente: quando encaminhar ao nefrologista

Aline Alves de Deus

Daniel Costa Guimarães

DOENÇA RENAL CRÔNICA

- A doença renal crônica (DRC) é definida como uma alteração da função ou da estrutura renal, com mais de 3 meses de duração e que cause implicações à saúde. É classificada com base na taxa de filtração glomerular (TFG), no grau de albuminúria e na etiologia da DRC.
- Para cálculo da TFG, é possível utilizar calculadoras disponíveis online (exemplos: CKD-EPI, MDRD). Acesse o site: https://www.sbn.org.br/profissional/utilidades/calculadoras-nefrologicas/.
- No Brasil, as causas mais frequentes de DRC são hipertensão arterial sistêmica (HAS) e diabete melito (DM), seguidos das glomerulopatias, doença renal policística autossômica dominante, doenças urológicas e causas indeterminadas.

Como prevenir a doença renal crônica, segundo o Ministério da Saúde?

- A prevenção da DRC está diretamente relacionada ao tratamento e controle de seus fatores de risco e comorbidades: DM, HAS, obesidade, doenças cardiovasculares e tabagismo. Tais condições são classificadas como doenças crônicas não transmissíveis (DCNT) pelo Ministério da Saúde.

- As DCNT são responsáveis pela maior carga de morbimortalidade, atingindo especialmente as populações mais vulneráveis e acarretando perda de qualidade de vida, incapacidades, além de alta taxa de mortalidade prematura (entre 30 e 69 anos).
- Em 2019, foram registrados 738.371 óbitos por DCNT no Brasil, sendo a principal etiologia a cardiovascular. Destes, 41,8% (n = 308.511) ocorreram prematuramente, perfazendo uma taxa padronizada de mortalidade de 275,5 óbitos prematuros a cada 100 mil habitantes. Observou-se, no período de 2000 a 2019, redução na contribuição de óbitos prematuros no total de óbitos por DCNT, de 47,4% em 2000 para 41,8% em 2019.
- Medidas específicas para a DRC no Brasil se iniciaram após a publicação do Caderno de Atenção Básica em 2006, e atualmente o controle dos fatores de risco da DRC faz parte do Plano de Ações Estratégicas para o Enfrentamento das DCNT no Brasil. Esse plano de ações se iniciou no período de 2011-2022, tendo como uma de suas metas a redução da mortalidade prematura por DCNT em 2% ao ano, porém essa meta não foi atingida. Novos objetivos foram desenhados para os anos de 2021 a 2030 no que se refere ao planejamento de tratamento das DCNT.
- As seguintes portarias foram criadas para garantir a estruturação do seguimento da DRC:
  - Portaria nº 1168/GM, de 15 de junho de 2004, que visa instituir a Política Nacional de Atenção ao Portador de Doença Renal, gerando normativas para o cuidado das principais patologias associadas à DRC.
  - Resolução da diretoria colegiada (RDC) nº 154, de 15 de junho de 2004, que estabelece o regulamento técnico para o funcionamento dos serviços de diálises no país.
  - Portaria nº 389, de 13 de março de 2014, como uma atualização descrevendo sobre a condução do acompanhamento dos diferentes estágios da DRC, locais de acompanhamento e indicadores de qualidade.
  - Portaria nº 1.675, de 7 de junho de 2018, que dispõe sobre os critérios para a organização, funcionamento e financiamento do cuidado da pessoa com DRC no âmbito do Sistema Único de Saúde (SUS).
  - Portaria conjunta SAES/SECTICS nº 11, de 16 de setembro de 2024, com o Protocolo Clínico e Diretrizes Terapêuticas (PCDT) das Estratégias para Atenuar a Progressão da Doença Renal Crônica.

- O Dia Mundial do Rim, que ocorre na segunda quinta-feira do mês de março, surgiu em 2006 como iniciativa da Organização Mundial de Saúde (OMS) para conscientizar e divulgar as informações relacionadas à prevenção das doenças renais.

Quando encaminhar um paciente com DRC para o especialista?

- O encaminhamento ao nefrologista deve ser feito de forma racional e estruturada, a fim de evitar gastos desnecessários e sobrecarga do sistema de saúde (Figura 1).
  - A – Considerar o encaminhamento quando a TFG < 60 mL/min/1,73 m^2:
    - Considere a alta prevalência de HAS e DM; a disponibilidade de nefrologista e o quanto cada paciente e profissional de saúde podem saber e fazer para adiar a progressão da perda de função renal.
    - Terapias nefroprotetoras como controle de HAS, glicemias, IECA/BRA; inibidores de SGLT2; inibidores do receptor de mineralocorticoide quando bem indicadas e iniciadas precocemente diminuem a perda de TFG, podendo ser iniciadas na atenção primária.
      - » Portaria SCTIE/MS nº 106, de 26 de setembro de 2022: decidiu incorporar, no âmbito do SUS, a dapagliflozina para o tratamento de adultos com DRC em uso de terapia padrão no SUS, conforme protocolo estabelecido pelo Ministério da Saúde.
  - B – Etiologia da DRC de causa indeterminada que necessita de maior investigação clínica.
  - C – Obrigatoriamente, quando a TFG < 30 mL/min/1,73 m^2; na tentativa de retardar a progressão da doença renal e acompanhar as principais complicações secundárias esperadas com a queda da filtração glomerular: anemia, hipervolemia, distúrbio mineral ósseo, alteração hidroeletrolíticas (hiperpotassemia), acidose metabólica e necessidade de preparo para terapia renal substitutiva:
    - Escolha do método de diálise (hemodiálise *versus* diálise peritoneal).
    - Preparo do acesso (cateter de longa permanência, fistula arteriovenosa, prótese arteriovenosa *versus* cateter de diálise peritoneal – Tenckhoff).
    - Encaminhamento para serviço de transplante preemptivo:

» Transplante preemptivo = encaminhamento para centro de transplante antes do início da terapia de substituição renal. Critérios específicos para o encaminhamento: pacientes adultos com clearance de creatinina < 10 mL/min/1,72 m^2.

- D – Presença de proteinúria significativa com albuminúria ≥ 300 mg/g (A3), independentemente da TFG.
- E – Mudança da categoria da DRC associada a queda ≥ 25% da TFG.
- F – Declínio rápido da TFG > 5 mL/min/1,73 m^2/ano.
- Em casos de hematúria de causa não urológica.

▪ O encaminhamento tardio ao especialista (definição variável entre estudos, porém, em média, com menos de 6 meses antes do início da terapia renal substitutiva) está associado a piora do status clínico do paciente (desnutrição, anemia, emagrecimento, sintomas urêmicos, acidose metabólica, hiperfosfatemia), aumento da morbimortalidade, do risco de infecção, dos custos relacionados à hospitalização e à realização de procedimentos (início de diálise de urgência com cateteres de curta permanência, necessidade de troca de método quando o paciente prefere a diálise peritoneal etc.).

▪ Acompanhamento multidisciplinar e interprofissional nos casos de DRC deve ser realizado, sempre que disponível, por meio de equipes compostas por psicólogos, serviço social, nutricionistas, médicos e enfermeiros.

▪ O acompanhamento das comorbidades cardiovasculares associadas, vacinação e explicações sobre a doença renal e sua progressão devem ser abordados com este paciente.

				Categorias de albuminúria persistente		
				A1	A2	A3
				Normal a aumento leve	Aumento moderado	Aumento severo
				< 30 mg/g < 3 mg/mmol	30-300 mg/g 3-30 mg/mmol	> 300 mg/g > 30 mg/mmol
Categorias de TFG (ml/min/1,72m²)	G1	Normal ou aumentado	> 90		Monitorizar	Encaminhar
	G2	Redução leve	60-89		Monitorizar	Encaminhar
	G3A	Redução leve/moderada	45-59	Monitorizar	Monitorizar	Encaminhar
	G3B	Redução moderada/severa	30-44	Monitorizar	Monitorizar	Encaminhar
	G4	Redução severa	15-29	Encaminhar	Encaminhar	Encaminhar
	G5	Falência renal	< 15	Encaminhar	Encaminhar	Encaminhar

Prognóstico de evolução para doença renal crônica:

Baixo risco · Risco moderado · Alto risco · Muito alto risco

FIGURA 1

Orientações de encaminhamento ao especialista com base na taxa de filtração glomerular na doença renal crônica.

TFG: taxa de filtração glomerular.
Fonte: adaptada de Kidney International Supplements, 2013.

Qual a periodicidade das consultas e solicitação de exames, dependendo da taxa de filtração glomerular?

TABELA 1 Condutas sugeridas conforme a taxa de filtração glomerular.

Categorias de TFG (mL/min/1,72 m^2)	Local de seguimento e frequência de acompanhamento	Condutas sugeridas
G1	Atenção básica (UBS) Acompanhamento anual	Tratamento dos fatores de risco para progressão da DRC e doença cardiovascular. Exames: TFG e urina I
G2	Atenção básica (UBS) Acompanhamento anual	Tratamento dos fatores de risco para progressão da DRC e doença cardiovascular. Exames: TFG e urina I
G3 A	Atenção básica (UBS) Acompanhamento anual, exceto se presença de albuminúria que deverá realizar seguimento a cada 6 meses	Tratamento dos fatores de risco para progressão da DRC e doença cardiovascular. Exames: TFG, urina I, potássio
G3 B	Atenção especializada ambulatorial Acompanhamento a cada 6 meses	Tratamento dos fatores de risco para progressão da DRC e doença cardiovascular. Exames: a) Semestral: TFG, urina I, potássio b) Anual: cálcio, fósforo, hemoglobina, hematócrito, ferritina, IST em pacientes com anemia, PTH, proteínas totais e frações

(continua)

TABELA 1 Condutas sugeridas conforme a taxa de filtração glomerular. (*continuação*)

Categorias de TFG (mL/min/1,72 m²)	Local de seguimento e frequência de acompanhamento	Condutas sugeridas
G4	Atenção especializada ambulatorial Acompanhamento a cada 3 meses	Esclarecimentos sobre modalidades de TRS. Exames: a) Trimestral: creatinina, ureia, cálcio, fósforo, hematócrito, hemoglobina, potássio, ferritina, IST nos pacientes com anemia b) Semestral: PTH, fosfatase alcalina, gasometria venosa, proteínas totais e frações c) Anual: anti-HBs
G5 (pré-dialise)	Atenção especializada ambulatorial Acompanhamento mensal	Exames: a) Mensal: creatinina, ureia, cálcio, fósforo, hematócrito e hemoglobina, potássio b) Trimestral: Proteínas totais e frações, ferritina, IST, fosfatase alcalina, PTH e gasometria venosa c) Semestral: vitamina D d) Anual: sorologias para hepatites virais B, C e HIV

UBS: unidade básica de saúde; TFG: taxa de filtração glomerular; DRC: doença renal crônica; IST: índice de saturação de transferrina; PTH: paratormônio.

Tratamento dos fatores de riscos relacionados a progressão da doença renal crônica

- Programa de cessação de tabagismo.
- Controle de peso.
- Controle de pressão arterial.
- Controle glicêmico.
- Programa de incentivo à realização de atividade física.

Algoritmo para acompanhamento de pacientes com doença renal crônica

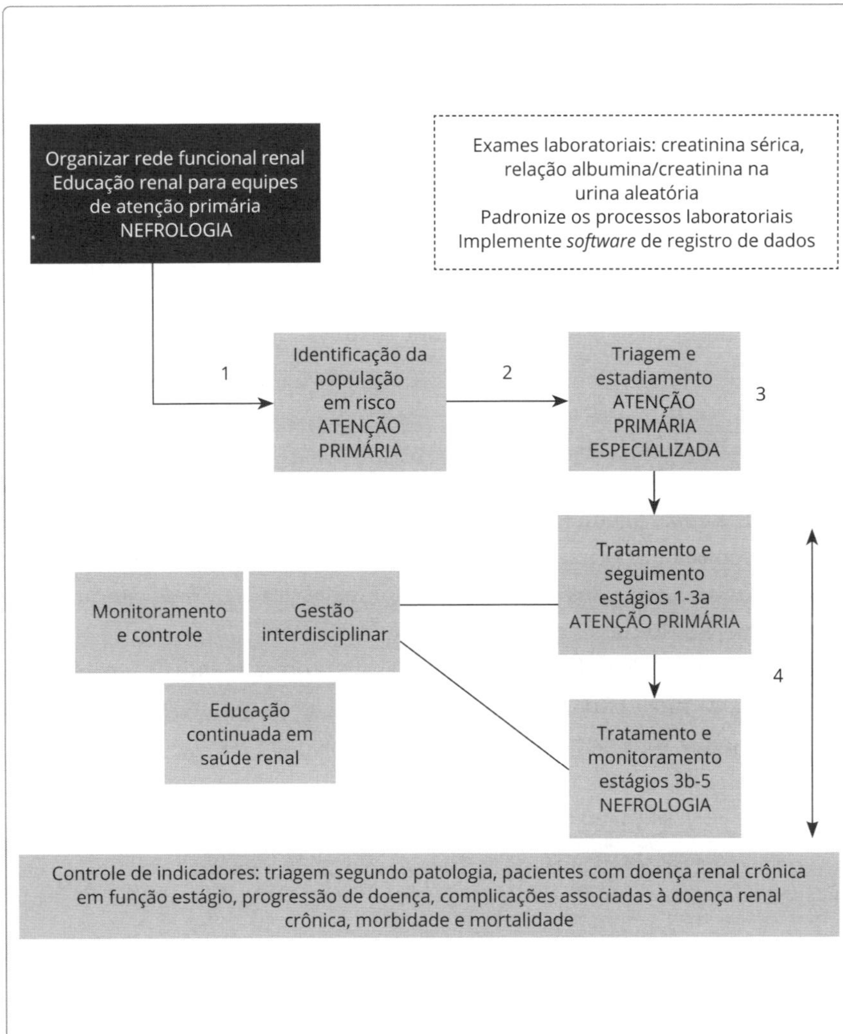

Fonte: Bravo-Zuñiga J et al., 2019.

NEFROLITÍASE

- A formação do cálculo renal pode estar associada à presença de distúrbios primários do metabolismo urinário, secundário a doenças como obesidade, DM, síndrome metabólica, cirurgia bariátrica, hiperparatireoidismo primário, doenças autoimunes, síndromes disabsortivas, doenças genéticas ou alterações estruturais do rim.
- O encaminhamento ao especialista deve ocorrer quando das seguintes situações:
  - Episódios repetidos de cólica renal.
  - Paciente com cálculos renais extensos ou múltiplos.
  - Cálculos renais com possibilidade de se tratar de doenças genéticas (exemplos: cistinúria, hiperoxalúria primária).
  - Cálculos renais associados a piora de função renal aguda ou DRC.

INJÚRIA RENAL AGUDA

- A injúria renal aguda (IRA) é uma piora abrupta do funcionamento renal que acontece nas primeiras 48 horas até 7 dias de evolução. Essa avaliação é realizada através dos valores de creatinina sérica e da redução do débito urinário, sendo classificada pelo escore do KDIGO.
- A gravidade da IRA (Tabela 2) se correlaciona com aumento de mortalidade, eventos cardiovasculares, tempo de internação hospitalar, necessidade de terapia renal substitutiva e risco de progressão para DRC.

TABELA 2 Classificação da injúria renal aguda pelo KDIGO.

	Níveis de creatinina	Débito de diurese
KDIGO 1	Aumento ≥ 0,3 mg/dL em 48 horas ou aumento 1,5-1,9 vez o basal	< 0,5 mL/kg/hora por 6 a 12 horas
KDIGO 2	Aumento 2,0-2,9 vezes o basal	< 0,5 mL/kg/hora por ≥ 12 horas
KDIGO 3	Aumento 3 vezes o basal ou aumento da creatinina ≥ 4 mg/dL ou início de terapia renal substitutiva ou em pacientes < 18 anos, redução da taxa de filtração glomerular < 35 mL/min/1,73 m^2	< 0,3 mL/kg/hora por ≥ 24 horas ou anúria por ≥12 horas

Fonte: adaptado de Kidney International Supplements, 2012.

- O encaminhamento ao especialista deve ser realizado nas seguintes situações:
  - IRA KDIGO 3 com risco de progressão para terapia de substituição renal.
  - IRA sem etiologia aparente identificada.
  - Em casos de piora rápida e progressiva da função renal.
  - Quando houve uma resposta inadequada ao tratamento de suporte instituído (exemplo: se foram realizadas as medidas habituais para o tratamento da IRA sem melhora como hidratação, suspensão de nefrotóxicos etc.).
  - DRC preexistente (DRC estágios 4 e 5) com agudização de função renal.
  - Em casos ambulatoriais na ausência de melhora ou fator aparente que justifique a piora de função renal, considerando a necessidade de biópsia renal.
  - Presença de hematúria com presença de dismorfismo glomerular, proteinúria > 500 mg/g ou albuminúria > 300 mg/g ou exames que justifiquem a hipótese de glomerulonefrite (exemplos: complemento, sorologias, vasculites).
  - Presença de distúrbios hidroeletrolíticos associados (tubulopatias).
  - Pacientes transplantados renais.
  - Após alta hospitalar em até 30 dias do evento de IRA para o seguimento da função renal e reavaliação (houve recuperação da IRA x paciente se apresenta com doença renal aguda x evolução para DRC).

HIPERTENSÃO ARTERIAL SISTÊMICA

- A Atenção Básica de Saúde – Estratégia de Saúde – é a primeira estratégia do Ministério da Saúde para o acesso em rastreio, diagnóstico e tratamento da HAS. Os pilares de tratamento visam a controle dos fatores de risco (sedentarismo, tabagismo, etilismo, obesidade, ingestão alimentar de sal, dislipidemia), realização do diagnóstico correto de hipertensão arterial, instituição de tratamento farmacológico, rastreio de leões de órgão-alvo (olhos, coração e rim) com o monitoramento frequente desse paciente e prevenção de complicações associadas.
- Vale ressaltar que o profissional de saúde deve estar atento às seguintes situações no que se refere ao tratamento da HAS:
  - Verificar aferição adequada da pressão arterial no consultório (técnica de aferição, paciente em repouso, evitar café, exercícios antes da aferição, calibragem adequada do esfigmomanômetro, tamanho adequado do manguito etc.).

  - Verificar o uso correto de remédios prescritos (posologia, frequência) e adesão do paciente ao tratamento instituído, sendo, sempre que possível, tentando evitar a polifarmácia.
  - Descartar o efeito do avental branco ou hipertensão mascarada por meio da utilização de exames como monitoramento ambulatorial da pressão arterial (MAPA) e/ou monitorização residencial da pressão arterial (MRPA).
- O encaminhamento ao especialista deve ser feito nas seguintes situações:
  - Hipertensão arterial resistente – hipertensão não controlada com o uso adequado da maior dose tolerada de ao menos 3 classes de anti-hipertensivos.
  - Hipertensão arterial resistente controlada – pressão arterial controlada com o uso de 4 ou mais classes de medicamentos com a maior dose tolerada.
  - Investigação de suspeita de hipertensão secundária.
- Importante ressaltar que esses indivíduos têm maior risco de desenvolverem lesões de órgão-alvo e eventos adversos cardiovasculares.

DOENÇAS GENÉTICAS OU DOENÇAS RARAS

- Investigação ou suspeita de doenças genéticas ou raras como doença policística autossômica dominante do adulto, síndrome de Alport, tubulopatias, doença de Fabry devem ser encaminhadas ao nefrologista.

REFERÊNCIAS

1. Barroso WKS, Rodrigues CIS, Bortolotto LA, Mota-Gomes MA, Brandão AA, Feitosa ADM, et al. Diretrizes Brasileiras de Hipertensão Arterial – 2020. Arq Bras Cardiol. 2021;116(3):516-658.
2. Brasil. Ministério da Saúde. Portaria nº 389, de 13 de março de 2014. Brasília, DF; 2014. Brasil.
3. Brasil. Ministério da Saúde. Portaria nº 1168/GM, de 15 de junho de 2004. Brasília, DF; 2004.
4. Brasil. Ministério da Saúde. Resolução – RDC nº 154, de 15 de junho de 2004. Brasília, DF; 2004.
5. Brasil. Ministério da Saúde. Secretaria de Atenção à Saúde. Departamento de Atenção Básica. Estratégias para o cuidado da pessoa com doença crônica: hipertensão arterial sistêmica. Brasília, DF: Ministério da Saúde; 2013.
6. Brasil. Ministério da Saúde. Secretaria de Atenção à Saúde. Departamento de Atenção Básica. Hipertensão arterial sistêmica para o Sistema Único de Saúde. Brasília, DF: Ministério da Saúde; 2006.

7. Brasil. Ministério da Saúde. Secretaria de Atenção à Saúde. Departamento de Atenção Básica. Prevenção clínica de doenças cardiovasculares, cerebrovasculares e renais. Brasília, DF: Ministério da Saúde; 2006.
8. Brasil. Ministério da Saúde. Secretaria de Atenção à Saúde. Departamento de Atenção Especializada e Temática. Diretrizes Clínicas para o Cuidado ao paciente com Doença Renal Crônica – DRC no Sistema Único de Saúde. Brasília, DF: Ministério da Saúde; 2014.
9. Brasil. Ministério da Saúde. Secretaria de Atenção Primária à Saúde. Departamento de Saúde da Família. Linha de cuidado do adulto com hipertensão arterial sistêmica [recurso eletrônico]. Brasília, DF: Ministério da Saúde; 2021.
10. Brasil. Ministério da Saúde. Secretaria de Vigilância em Saúde. Departamento de Análise em Saúde e Vigilância de Doenças Não Transmissíveis. Plano de Ações Estratégicas para o Enfrentamento das Doenças Crônicas e Agravos não Transmissíveis no Brasil, 2021-2030 [recurso eletrônico]. Brasília, DF: Ministério da Saúde; 2021.
11. Brasil. Ministério da Saúde. Secretaria de Vigilância em Saúde. Departamento de Análise de Situação de Saúde. Plano de ações estratégicas para o enfrentamento das doenças crônicas não transmissíveis (DCNT) no Brasil 2011-2022. Brasília, DF: Ministério da Saúde; 2011.
12. Brasil. Ministério da Saúde. Situação de hipertensão e diabetes no Brasil. Brasília, DF: Ministério da Saúde; 2020.
13. Brasil. Ministério da Saúde. Universidade Federal do Rio Grande do Sul. Protocolos de encaminhamento da atenção básica para a atenção especializada. v. 1. Endocrinologia e nefrologia. 1st ed. Brasília, DF: Ministério da Saúde; 2016.
14. Bravo-Zúñiga J, Gálvez-Inga J, Carrillo-Onofre P, Chávez-Gómez R, Castro-Monteverde P. Detecção precoce de doença renal crônica: trabalho coordenado entre atenção primária e especializada em uma rede peruana de atenção renal ambulatorial. J Bras Nefrol. 2019;41(2):176-84.
15. Chadban SJ, Ahn C, Axelrod DA, Foster BJ, Kasiske BL, Kher V, et al. KDIGO Clinical Practice Guideline on the Evaluation and Management of Candidates for Kidney Transplantation. Transplantation. 2020.
16. Chan MR, Dall AT, Fletcher KE, Lu N, Trivedi H. Outcomes in patients with chronic kidney disease referred late to nephrologists: a meta-analysis. Am J Med. 2007;120(12):1063-70.
17. Chapter 5: Referral to specialists and models of care. Kidney Int Suppl (2011). 2013;3(1):112-9.
18. Cluett JL, William JH. Evaluation and Management of Resistant Hypertension: Core Curriculum 2024. Am J Kidney Dis. 2024;84(3):374-87.
19. KDIGO 2012 Clinical Practice Guideline for the Evaluation and Management of Chronic Kidney Disease. Kidney International Supplements. 2013;3:5-14.
20. KDIGO 2023 Clinical Practice Guideline for the Evaluation and Management of Chronic Kidney Disease. 2023;1-323.
21. KDIGO Clinical Practice Guideline for Acute Kidney Injury. Kidney International Supplements. 2002;2(1):124-38.
22. Levin A. Consequences of late referral on patient outcomes. Nephrol Dial Transplant. 2000;15 Suppl 3:8-13.
23. Mercado MG, Smith DK, Guard EL. Acute Kidney Injury: Diagnosis and Management. Am Fam Physician. 2019;100(11):687-94.
24. Pfau A, Knauf F. Update on Nephrolithiasis: Core Curriculum 2016. Am J Kidney Dis. 2016;68(6):973-85.

25. Silva PAB, Silva LB, Santos JFG, Soares SM. Política pública brasileira na prevenção da doença renal crônica: desafios e perspectivas. Rev Saude Publica. 2020;54:86.
26. Smart NA, Titus TT. Outcomes of early versus late nephrology referral in chronic kidney disease: a systematic review. Am J Med. 2011;124(11):1073-80.e2.
27. Sociedade Brasileira de Nefrologia. Dia Mundial do Rim – Vivendo Bem com a Doença renal. Disponível em: https://www.sbn.org.br/dia-mundial-do-rim/dia-mundial-do--rim-2021/.
28. The EMPA-KIDNEY Collaborative Group. Empagliflozin in Patients with Chronic Kidney Disease. N Engl J Med. 2023;388(2):117-27.
29. When to refer to a nephrology clinic. Nephrol Dial Transplant. 2002;17:9-10.

10

Hiperplasia prostática benigna: diagnóstico e tratamento

Pedro Brandes

Daniel Costa Guimarães

DIAGNÓSTICO

- A hiperplasia prostática benigna (HPB) é uma condição extremamente prevalente na população masculina e se manifesta com sintomas de trato urinário inferior (STUI).
- Sintomas de armazenamento:
  - Polaciúria.
  - Noctúria.
  - Urgência.
  - Incontinência.
  - Enurese noturna.
- Sintomas de esvaziamento:
  - Jato fraco.
  - Jato intermitente.
  - Hesitação.
  - Esforço miccional.
- Sintomas pós-miccionais:
  - Sensação de esvaziamento incompleto.
  - Gotejamento pós-miccional.
- Há um instrumento diagnóstico para quantificação de sintomas, Escore Internacional de Sintomas Prostáticos (International Prostate Symptom Score – I-PSS), validado para o Brasil, autoaplicável pelo paciente:

	Nenhuma vez	Menos que 1 vez a cada 5	Menos que a metade das vezes	Cerca de metade das vezes	Mais da metade das vezes	Quase sempre
No último mês, quantas vezes você teve a sensação de não esvaziar completamente a bexiga após terminar de urinar?	0	1	2	3	4	5
No último mês, quantas vezes você teve de urinar novamente menos de 2 horas após ter urinado?	0	1	2	3	4	5
No último mês, quantas vezes você observou que, ao urinar, parou e recomeçou várias vezes?	0	1	2	3	4	5
No último mês, quantas vezes você observou que o jato urinário estava fraco?	0	1	2	3	4	5
No último mês, quantas vezes você teve de fazer força para começar a urinar?	0	1	2	3	4	5
No último mês, quantas vezes, em média, você teve de se levantar à noite para urinar?	0	1	2	3	4	5

Sintomas leves: 0 a 7 pontos; sintomas moderados: 8 a 19 pontos; sintomas graves: 20 a 35 pontos.

* A nictúria/noctúria é a necessidade de urinar com muita frequência no período da noite, decorrente de falsa sensação de bexiga cheia. Essa impressão é, na maioria das vezes, causada por irritação em um órgão das vias urinárias.

- Também deve ser elaborado um diário miccional diurno e noturno, durante 3 dias, para os pacientes com sintomas predominantes de armazenamento ou noctúria. Deve ser feito registro de ingestão líquida, diurese, necessidade de cateterismo vesical, urgência e/ou incontinência e atividade realizada no momento desses sintomas.
- O exame digital retal da próstata permite a avaliação do tônus do esfíncter, estimativa do tamanho da próstata e pesquisa de assimetria ou nódulos.
- Na avaliação da queixa de STUI, devem ser solicitados:
  - Urina tipo I, para todos os pacientes.
  - Cultura de urina, se houver evidência de infecção de trato urinário.
  - Avaliação de resíduo pós-miccional.
  - PSA em pacientes com expectativa de vida > 10 anos, em que o diagnóstico de câncer de próstata pode mudar o manejo.
  - Ultrassonografia de vias urinárias, se função renal reduzida ou infecção urinária.
  - Imagem de próstata, se programação cirúrgica.
  - Cistoscopia, na suspeita de corpo estranho ou malignidade.
- Obs.: notar que as principais sociedades científicas do mundo, ao estabelecerem abordagem diagnóstica para HPB, o fazem precisamente no trilho comum do rastreio do câncer prostático.
- Outros diagnósticos possíveis por STUI incluem:
  - Câncer de próstata.
  - Infecção de trato urinário.
  - Estenose de uretra (secundário a trauma uretral ou uretrites).
  - Causas não urológicas:
    - Uso de diurético.
    - Uso de medicamentos que podem causar retenção urinária.
    - Doença de Parkinson.
    - Diabete melito mal controlado.
    - Polidipsia primária.

TRATAMENTO

- Expectante:
  - Pode ser oferecido a pacientes com sintomas leves a moderados, sem complicações.

  - Medidas comportamentais: redução de ingestão líquida noturna, cessação do tabagismo, evitar cafeína e álcool, revisão de medicações em uso (diuréticos ou com risco de retenção urinária).
- Medicamentoso:
  - Pacientes com sintomas moderados a graves e prejuízo da qualidade de vida.
  - Entre as medicações disponíveis, encontram-se alfabloqueadores, inibidores da 5-alfa-redutase, anticolinérgicos e inibidores da fosfodiesterase tipo 5:

Classe	Comentário	Droga em posologia inicial
Alfabloqueadores	Terapia inicial Alívio rápido Associados a efeitos adversos preocupantes: hipotensão ortostática, disfunção ejaculatória e cefaleia	Doxazosina 2 mg, VO, 1 x/dia ao deitar OU Tansulosina 0,4 mg, VO, 1 x/dia ao deitar
Inibidores da 5-alfarredutase	Em casos com próstata > 40 g ou PSA > 1,4 mg/mL Em associação a alfabloqueadores ou monoterapia quando intolerância a estes 3 a 6 meses até ação	Finasterida 5 mg, VO, 1 x/dia OU Dutasterida 0,5 mg, VO, 1 x/dia
Anticolinérgicos	Especificamente para pacientes com sintomas predominantemente de armazenamento Paciente deve ter resíduo pós-miccional baixo	Solifenacina 5 mg, VO, 1 x/dia OU Oxibutinina 5 mg, VO, 3 x/dia
Inibidores da fosfodiesterase tipo 5	Pode ser utilizado como terapia inicial em homens com disfunção erétil como comorbidades; risco de potencializar hipotensão causada por alfabloqueadores, bem como não há benefício na associação de ambos Efeitos adversos: congestão nasal, *flushing*, dispepsia, dor lombar	Tadalafila 5 mg, VO, 1 x/dia

PSA: *prostate specific antigen*, em português antigénio específico da próstata; VO: via oral.

- Cirúrgico:
  - Todo paciente com indicação de tratamento cirúrgico deve ser encaminhado para avaliação com urologista, sendo essa a opção de eleição para pacientes com:

- Retenção urinária recorrente ou refratária.
- Hematúria persistente.
- Infecção de trato urinário de repetição.
- Doença renal crônica decorrente da hiperplasia prostática benigna.
- Presença de cálculo vesical.
- Refratariedade ao tratamento clínico otimizado ou sua recusa.

– Entre as técnicas possíveis, o padrão-ouro é a ressecção transuretral da próstata (RTU).

ALGORITMO PARA A AVALIAÇÃO DO PACIENTE COM SINTOMAS URINÁRIOS BAIXOS

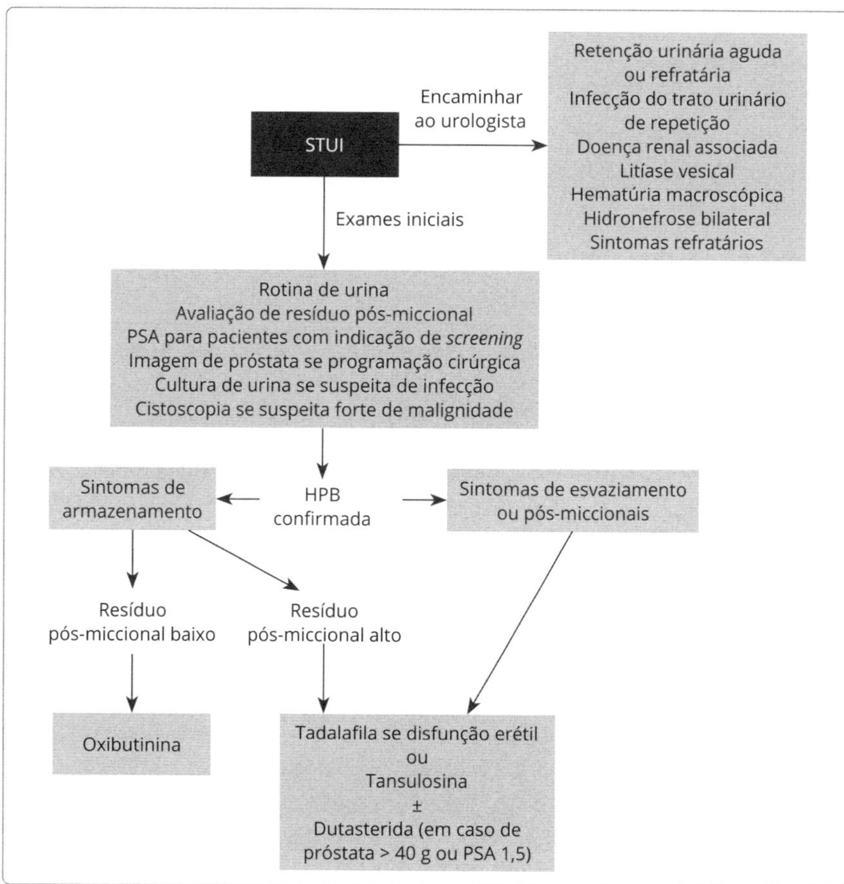

STUI: sintomas de trato urinário inferior; PSA: *prostate specific antigen*, em português antigénio específico da próstata; HPB: hiperplasia prostática benigna.

PRESCRIÇÃO NA PRÁTICA

Exemplo de prescrição (cada caso deve ser avaliado individualmente e a decisão deve ser tomada pelo médico responsável pelo caso).

- Em caso de sintomas de trato urinário inferior (STUI) + disfunção erétil:
  - Tadalafila 5 mg VO, 1 comprimido, 1 x/dia.
- Em caso de STUI + próstata pequena:
  - Tansulosina 0,4 mg VO, 1 comprimido, 1 x/dia à noite.
- Em caso de STUI + próstata > 40 g ou PSA > 1,5:
  - Tansulosina 0,4 mg VO, 1 comprimido, 1 x/dia à noite.
  - Dutasterida 0,5 mg VO, 1 comprimido, 1 x/dia.
- Em caso de STUI por sintomas de armazenamento + resíduo pós-miccional baixo:
  - Oxibutinina 5 mg VO, 3 x/dia (atenção para risco de retenção urinária).

REFERÊNCIAS

1. Lerner LB, McVary, KT, Barry MJ, Bixler BR, Dahm P, Das AK, et al. Management of lower urinary tract symptoms attributed to benign prostatic hyperplasia: AUA Guideline part I, initial work-up and medical management. J Urol. 2021;206(4):806-17.
2. Porst H, Kim ED, Casabé AR, Mirone V, Secrest RJ, Xu L, et al. Efficacy and safety of tadalafil once daily in the treatment of men with lower urinary tract symptoms suggestive of benign prostatic hyperplasia: results of an international randomized, double-blind, placebo-controlled trial. Eur Urol. 2011;60(5):1105-13.
3. Sociedade Brasileira de Urologia. Diretrizes. American Urology Association. Guia de Bolso, 2017. Uma referência rápida para os urologistas.
4. Sociedade Brasileira de Urologia. Diretrizes. European Association of Urology. Guia de Bolso, 2018.
5. Sociedade Brasileira de Urologia. Hiperplasia prostática benigna: tratamento medicamentoso. 2016.

D&T InforMed Clínica Médica

SEÇÃO 4

ALTERAÇÕES OSTEOARTICULARES/ MUSCULARES

11 Osteoartrite: diagnóstico e tratamento

Ariel Fernando V. Agreda

Daniel Costa Guimarães

DEFINIÇÃO

- A osteoartrite é uma doença articular degenerativa, condição na qual se verifica dano qualitativo e quantitativo da cartilagem articular, determinando neoformação óssea subcondral em associação a algum grau de inflamação secundária.
- A doença caracteriza-se pelo desgaste da cartilagem articular e por alterações ósseas desencadeadas ou agravadas pela ação de fatores biológicos (como genéticos, inflamatórios, metabólicos, hormonais, envelhecimento) e mecânicos (como trauma, displasia óssea, obesidade, desalinhamentos, neuropatias com perda de propriocepção etc.).
- É a forma mais comum de artrite, com acentuada variabilidade no quadro clínico. No Brasil, a prevalência na população geral é de 4,1% e de 15,8% após 55 anos de idade.

CLASSIFICAÇÃO

- Osteoartrite (OA) única ou múltipla:
  - Tem predileção pelos joelhos, quadris, articulações interfalangianas, primeiras articulações carpometacarpianas (CMC), primeiras articulações metatarsofalangianas (MTP) e articulações apofisárias.
- OA generalizada:

- Implica um subconjunto poliarticular de OA que normalmente envolve articulações interfalangianas distais, base do polegar (primeiras articulações CMC e articulações trapeziosesfoides), primeiras articulações MTF, articulações facetárias cervicais e lombares inferiores, joelhos e quadris.
- Caracteriza-se pelo acúmulo lento de envolvimento de múltiplas articulações ao longo de vários anos.
- O marcador ao exame clínico, para OA generalizada, é a presença de múltiplos nódulos de Heberden, que são nódulos duros posterolaterais das articulações interfalangianas distais, frequentemente acompanhados por nódulos nas articulações interfalangianas proximais (nódulos de Bouchard).
- Não existe um número de articulações afetadas para classificação como OA generalizada, mas as orientações são:
  - Presença de OA na coluna vertebral e pelo menos em outras duas regiões articulares (American College of Rheumatology - ACR).
  - Presença de OA nas mãos e pelo menos em outras duas regiões articulares (European League Against Rheumatism - EULAR).

QUADRO CLÍNICO

- Dor articular:
  - Do tipo mecânica protocinética: piora com o uso das articulações e alivia com o repouso.
  - Piora no final da tarde e no início da noite, mas também pode piorar pela manhã, logo após o despertar, que dura em torno de 30 minutos.
  - Também pode haver dor noturna na osteoartrite (OA) intensa que pode interferir no sono.
- Limitação de movimento:
  - Amplitude do movimento reduzida, consequência, principalmente, dos osteófitos marginais e espessamento capsular.
- Deformidade articular:
  - Causados por remodelação óssea e da cartilagem, subluxação articular.
  - Sinal de dano articular avançado.
- Instabilidade articular:
  - Ceder ou dobrar é um sintoma comum.

  - Ocasionalmente, as pessoas podem tropeçar e cair, mas geralmente é um sentimento de apreensão e falta de confiança para carregar o peso.
  - Pode estar associado à fraqueza muscular localizada, devido ao desuso.
- Quadro clínico da OA de mãos:
  - Dor.
  - Rigidez.
  - Incapacidades: manuseio de chaves, talheres, dificuldade para escrita, abrir potes, abotoadura.
  - Nódulos ósseos.
  - Desvios articulares.
  - Perda de força da preensão palmar.
  - Perda de força para pinça.
  - Rizartrose: dor em face volar e dorsorradial da mão.
  - Grau de evolução e limitação funcional pode mostrar desproporção clínico-radiológica.
  - Pode se apresentar de forma mais agressiva como osteoartrite erosiva de mãos.
- Quadro clínico da OA de quadril:
  - Dor em região inguinal, glútea e face anterior da coxa.
  - Rigidez.
  - Perda de mobilidade: rotação interna com a coxa fletida.
  - Incapacidades: entrar e sair do carro, colocar sapatos.
  - Marcha antálgica.
  - Frequentemente de início unilateral.
- Quadro clínico da OA de joelhos:
  - Dor.
  - Rigidez.
  - Perda funcional: ajoelhar, pegar objetos no chão, subir escadas.
  - Acometimento da porção medial da articulação tibiofemoral é mais comum (Figura 4), o acometimento lateral isolado é incomum.
  - É incomum que a dor seja posterior.

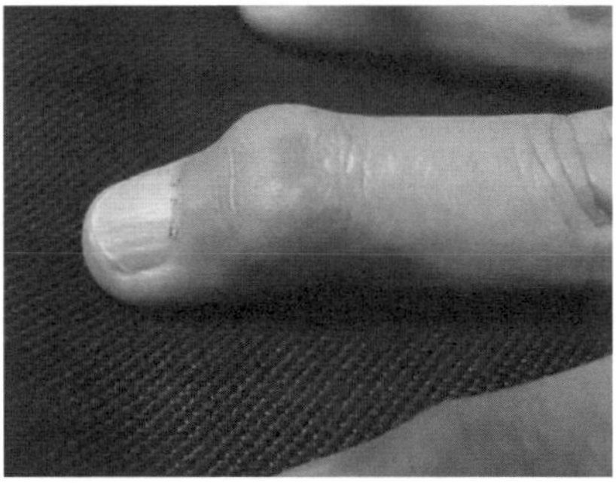

FIGURA 1
Nódulos de Heberden.

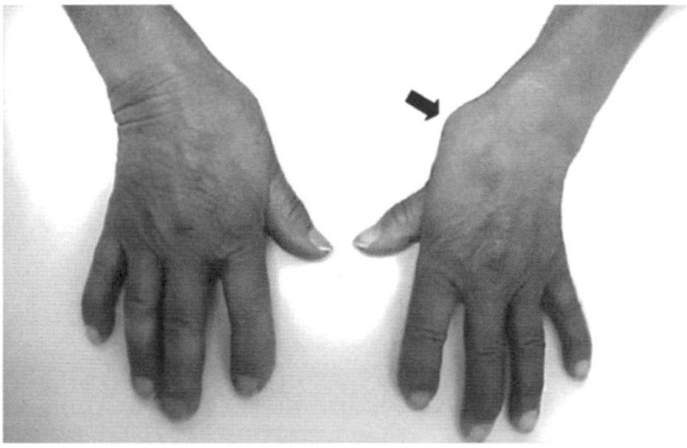

FIGURA 2
Osteoartrite da articulação carpometacarpiana do polegar ou rizartrose.

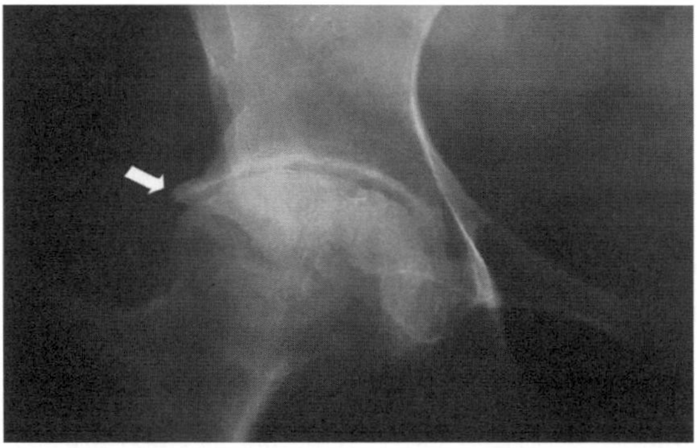

FIGURA 3
Radiografia de quadril. Notar redução significativa do espaço articular e um grande osteófito acetabular (seta).

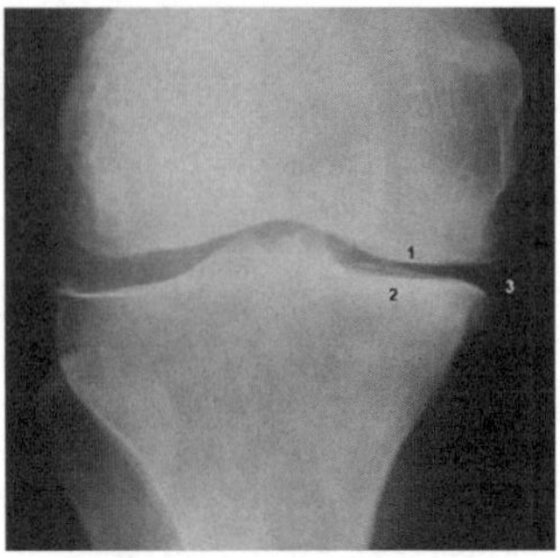

FIGURA 4
Radiografia de joelhos: (1) redução do espaço articular em porção medial, (2) esclerose óssea subcondral e (3) osteófitos.

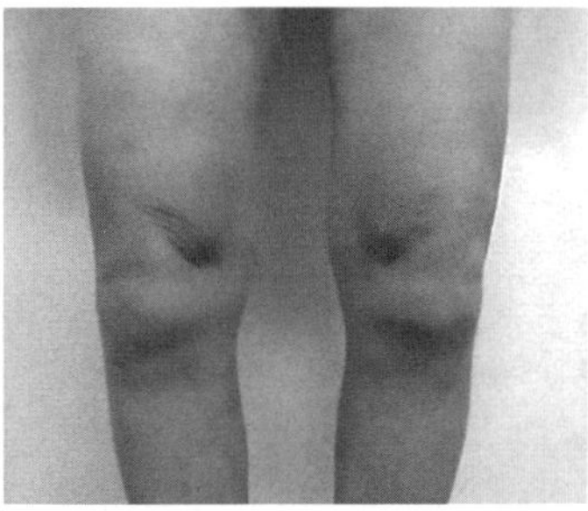

FIGURA 5
Osteoartrite dos joelhos com deformidade em varo.

DIAGNÓSTICO

- O diagnóstico é clínico (dor na articulação acometida) e pode ser complementado com exame de imagem, principalmente a radiografia da articulação acometida. É possível solicitar também tomografia ou ressonância magnética, dispensável na maioria das vezes.
- Radiografia convencional:
  - Permite a detecção de características incluindo osteófitos marginais, estreitamento do espaço articular, esclerose subcondral e cistos.
  - Pode ser usada para medir o estreitamento do espaço articular.

- Ressonância magnética:
  - Não é necessária para a maioria dos pacientes com sintomas sugestivos de osteoartrite (OA).
  - Pode identificar OA em estágios iniciais da doença.
  - A sensibilidade da ressonância magnética é menor do que a das técnicas clínicas e radiográficas no diagnóstico da OA, e não há indicação do uso na prática clínica de rotina, para o diagnóstico de OA.

Critérios de diagnóstico

Critérios de classificação da osteoartrite de mãos (ACR, 1990)

1. Dor ou rigidez das mãos na maior parte dos dias do último mês
2. Alargamento do tecido duro articular em duas ou mais de dez articulações selecionadas
3. Edema em duas ou menos articulações metacarpofalangianas
4a. Alargamento do tecido duro em duas ou mais articulações interfalangianas
4b. Deformidade em duas ou mais de dez articulações selecionadas
Admite-se a osteoartrite quando estão presentes os itens 1, 2, 3, 4a ou 1, 2, 3, 4b

Critérios de classificação da osteoartrite de joelhos (ACR, 1986)

Clínico	Clínico e radiográfico
1. Dor nos joelhos na maior parte dos dias do último mês	1. Dor nos joelhos na maior parte dos dias do último mês
2. Crepitação na movimentação ativa	2. Osteófitos à radiografia
3. Rigidez manual com duração ≤ 30 minutos	3. Líquido sinovial típico de osteoartrite
4. Idade ≥ 38 anos	4. Idade ≥ 40 anos
5. Alargamento ósseo no exame físico do joelho	5. Rigidez matinal com duração ≤ 30 minutos
	6. Crepitação na movimentação ativa
Admite-se osteoartrite quando estão presentes os itens:	
1, 2, 3, 4 ou 1, 2, 5 ou 1, 4, 5	1, 2 ou 1, 3, 5, 6 ou 1, 4, 5, 6

Critérios de classificação da osteoartrite de joelhos (ACR, 1986)

Clínico e radiográfico
1. Dor nos quadris na maior parte dos dias do último mês
2. Hemossedimentação ≤ 20 mm/h
3. Osteófitos femorais e/ou acetabulares à radiografia
4. Redução do espaço articular à radiografia
Admite-se a osteoartrite quando estão presentes os itens 1, 2, 3 ou 1, 2, 4, 5 ou 1, 3, 4

TRATAMENTO

- Objetivos:
  - Alívio de sintomas.
  - Redução da incapacidade funcional e melhora funcional:
    - Prevenção de quedas.
    - Independência funcional.
    - Manutenção da capacidade laboral.
  - Retardo da progressão da doença.

Tratamento não farmacológico

- Educação:
  - Orientação sobre a doença.
  - Explicar que não é consequência da idade.
  - Associação a fatores mecânicos.
  - O paciente é o agente do tratamento; somente medicamentos não resolvem.
  - Pacientes com maiores índices de autoeficácia tendem a relatar menos dor.
- Redução da carga articular:
  - Todas as medidas para minimizar a carga sobre determinado segmento musculoesquelético.
- Perda de peso:
  - Se sobrepeso ou obesidade.
  - Meta: perda de 2 pontos do índice de massa corpórea ou 10% do peso.
  - Pode influenciar o prognóstico até de articulações que não sofrem sobrecarga do peso, como mãos.

- Exercício físico:
  - Aeróbico de baixo impacto: caminhada, hidroginástica, natação, remo, bicicleta.
  - Alongamento.
  - Fortalecimento muscular.
    - Não há diferença no controle da dor em exercícios de alta ou baixa intensidade na OA de joelho.
  - Equilíbrio – recomendação condicional (baixa evidência).
- Práticas mente-corpo:
  - Tai chi – joelhos e quadris (recomendação forte).
  - Yoga – joelho (recomendação condicional).
  - Terapia cognitivo-comportamental (recomendação condicional).
- Órtese:
  - De mão – osteoartrite CMC (recomendação forte), condicional para outras articulações.
- Assistência à deambulação:
  - Bengala – quadril e joelho (recomendação forte).
  - Braçadeira tibiofemoral – joelho (recomendação forte).
  - Braçadeira patelofemoral (recomendação condicional).
- Acupuntura:
  - Recomendação condicional.
- Métodos físicos:
  - Calor ou frio – mão, quadril e joelho (recomendação condicional).
- Ablação por radiofrequência – joelho (recomendação condicional).

Tratamento farmacológico

- Sintomáticos:
  - Analgésicos comuns:
    - Dipirona.
    - Acetaminofeno: recomendação condicional a favor, ACR 2020 e efeito sintomático questionável.
  - Anti-inflamatório não esteroide (AINE) tópico:
    - Joelho (recomendação forte).
    - Mãos (recomendação condicional).
    - Vantagem de menos efeitos sistêmicos.
  - Capsaicina tópica:

    - Joelho (recomendação condicional a favor), ACR 2020.
  - AINE oral:
    - Fortemente recomendado.
    - Inibidores seletivos e não seletivos de cicloxigenase-2.
    - Menor dose e tempo possíveis.
    - Períodos de piora da dor e inflamação.
    - Atenção para efeitos adversos: trato gastrointestinal, renais e cardiovasculares.
    - Grupos de risco: idosos, doente renal crônico, uso concomitante de corticoide, antiagregante plaquetário e anticoagulantes.
  - Duloxetina:
    - Recomendação condicional a favor, ACR 2020.
  - Tramadol:
    - Recomendação condicional a favor, ACR 2020.
- Recomendação condicional contra, ACR 2020:
  - Colchicina.
  - Vitamina D.
  - Bisfosfonatos.
  - Hidroxicloroquina.
  - Metotrexato.
  - Glicosamina e condroitina (joelho e quadril).
- Intra-articular:
  - Corticoide articular:
    - Osteoartrite de joelhos e quadril (recomendação forte).
    - Guiado por ultrassom em quadril.
  - Ácido hialurônico:
    - Joelhos e primeira CMC (recomendação condicional contra), ACR 2020.
    - Quadril (recomendação forte contra).
- Cirurgia:
  - Doença grave (lesão em imagem).
  - Limitação funcional e dor sem resposta ao tratamento clínico.
  - Ausência de contraindicações clínicas e ortopédicas.
  - Vontade do paciente.
  - Opções:
    - Osteotomia.
    - Artroplastia.
    - Artroscopia.

Algoritmo

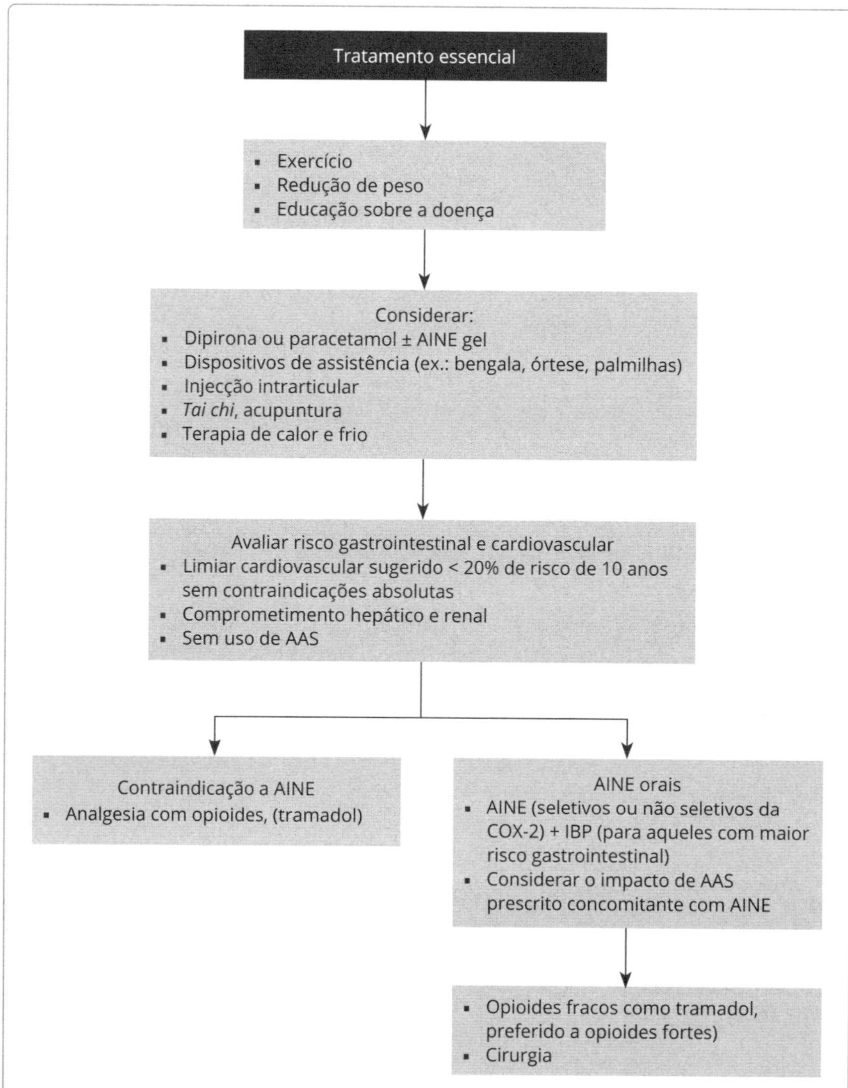

AAS: ácido acetilsalicílico; AINE: anti-inflamatório não esteroide; IBP: inibidor da bomba de prótons.
Fonte: adaptado Adebajo A, 2012.

PRESCRIÇÃO NA PRÁTICA

Exemplo de prescrição (cada caso deve ser avaliado individualmente e a decisão deve ser tomada pelo médico responsável pelo caso).

- Analgésicos comuns:
  - Dipirona 500 mg, tomar 1 a 2 comprimido a cada 6 horas, VO.
  - Paracetamol 500 mg, tomar 1 comprimido a cada 6 horas, VO.
- AINE tópico:
  - Diclofenaco gel, aplicar sobre a articulação acometida de até 3-4 x/dia, por 5 a 7 dias, tópico.
  - Cetoprofeno gel, aplicar sobre a articulação acometida de até 3-4 x/dia, por 5 a 7 dias, tópico.
- AINE oral.
  - Diclofenaco 50 mg, tomar 1 comprimido VO a cada 8 horas, por 5 a 7 dias.
  - Cetoprofeno 50 mg, tomar 1 comprimido VO a cada 8 horas, por 5 a 7 dias.
  - Naproxeno 500 mg, tomar 1 comprimido VO a cada 8 horas, por 5 a 7 dias.
  - Meloxicam 7,5 mg, tomar 1 comprimido ao dia VO, por 5 a 7 dias.
  - Celecoxibe 200 mg, tomar 1 comprimido 1-2 x/dia VO, por 5 a 7 dias.
- Opioides:
  - Tramadol 50 mg, tomar 1 comprimido a cada 6 horas, VO.

REFERÊNCIAS

1. Adebajo A. Non-steroidal anti-inflammatory drugs for the treatment of pain and immobility-associated osteoarthritis: consensus guidance for primary care. BMC Fam Pract. 2012;13:23.
2. Bannuru RR, Osani MC, Vaysbrot EE, Arden NK, Bennell K, Bierma-Zeinstra SMA, et al. OARSI guidelines for the non-surgical management of knee, hip, and polyarticular osteoarthritis. Osteoarthritis Cartilage. 2019;27(11):1578-89.
3. Bijsterbosch J, Watt I, Meulenbelt I, Rosendaal FR, Huizinga TW, Kloppenburg M. Clinical and radiographic disease course of hand osteoarthritis and determinants of outcome after 6 years. Ann Rheum Dis. 2011;70(1):68-73.

4. Carreira ACG, Jones A, Natour J. Assessment of the effectiveness of a functional splint for osteoarthritis of the trapeziometacarpal joint on the dominant hand: a randomized controlled study. J Rehabil Med. 2010;42(5):469-74.
5. Fuller R, Pereira RMRP. Manual de Reumatologia para Graduação em Medicina. 2nd ed. Pontes; 2016.
6. Glyn-Jones S, Palmer AJR, Price AJ, Vincent TL, Weinans H, Carr AJ. Osteoarthritis. Lancet. 2015;386(9991):376-87.
7. Hayashi D, Roemer FW, Guermazi A. Imaging for osteoarthritis. Ann Phys Rehabil Med. 2016;59(3):161-9.
8. Hunter DJ, Bierma-Zeinstra S. Osteoarthritis. Lancet. 2019;393(10182):1745-59.
9. Kolasinski SL, Neogi T, Hochberg MC, Oatis C, Guyatt G, Block J, et al. 2019 American College of Rheumatology/Arthritis Foundation Guideline for the Management of Osteoarthritis of the Hand, Hip, and Knee. Arthritis Rheumatol. 2020;72(2):220-33.
10. Kroon FP, van der Burg LR, Buchbinder R, Osborne RH, Johnston RV, Pitt V. Self-management education programmes for osteoarthritis. Cochrane Database Syst Rev. 2014;(1):CD008963.
11. Meneses SR, Goode AP, Nelson AE, Lin J, Jordan JM, Allen KD, et al. Clinical algorithms to aid osteoarthritis guideline dissemination. Osteoarthritis Cartilage. 2016;24(9):1487-99.
12. Messier SP, Mihalko SL, Beavers DP, Nicklas BJ, DeVita P, Carr JJ, et al. Effect of High-Intensity Strength Training on Knee Pain and Knee Joint Compressive Forces Among Adults With Knee Osteoarthritis: The START Randomized Clinical Trial. JAMA. 2021;325(7):646-57.
13. Moseng T, Vliet Vlieland TPM, Battista S, Beckwée D, Boyadzhieva V, Conaghan PG, et al. EULAR recommendations for the non-pharmacological core management of hip and knee osteoarthritis: 2023 update. Ann Rheum Dis. 2024;83(6):730-40.
14. Nelson AE, Allen KD, Golightly YM, Goode AP, Jordan JM. (2014, June). A systematic review of recommendations and guidelines for the management of osteoarthritis: the chronic osteoarthritis management initiative of the US bone and joint initiative. Semin Arthritis Rheum. 2014;43(6):701-12.
15. Neto NSR, Fuller R. Osteoartrite. Manual do residente de clínica médica. 2nd ed. Barueri: Manole; 2017.
16. Punzi L, Frigato M, Frallonardo P, Ramonda R. Inflammatory osteoarthritis of the hand. Best Pract Res Clin Rheumatol. 2010;24(3):301-12.
17. Roemer FW, Eckstein F, Hayashi D, Guermazi A. The role of imaging in osteoarthritis. Best Pract Res Clin Rheumatol. 2014;28(1):31-60.
18. Uson J, Rodriguez-García SC, Castellanos-Moreira R, O'Neill TW, Doherty M, Boesen M, et al. EULAR recommendations for intra-articular therapies. Ann Rheum Dis. 2021;80(10):1299-1305.
19. Zhang W, Doherty M, Peat G, Bierma-Zeinstra MA, Arden NK, Bresnihan B, et al. EULAR evidence-based recommendations for the diagnosis of knee osteoarthritis. Ann Rheum Dis. 2010;69(3):483-9.
20. Yusuf E, Nelissen RG, Ioan-Facsinay A, Stojanovic-Susulic V, DeGroot J, van Osch G, et al. Association between weight or body mass index and hand osteoarthritis: a systematic review. Ann Rheum Dis. 2010;69(4):761-5.

12

Artrite reumatoide: diagnóstico e tratamento

Isabela Carvalhinho Carlos de Souza

Daniel Costa Guimarães

INTRODUÇÃO

- Doença autoimune sistêmica crônica que acomete as articulações.
- Leva a deformidade articular e perda de funcionalidade ao longo dos anos, se não devidamente controlada.
- Afeta mais mulheres do que homens.
- Pode se iniciar em qualquer idade, com pico na sexta década de vida.

QUADRO CLÍNICO

Articular

- Poliartrite simétrica, com rigidez matinal > 30 minutos e sinais de artrite – dor, edema e hiperemia articular.
- Articulações acometidas:
  - Mãos e pés:
    - Punhos, interfalangianas proximais, metacarpofalangianas e metatarsofalangianas são as articulações acometidas inicialmente.
    - Poupa as interfalangianas distais.
    - Desvio ulnar, dedo em pescoço de cisne e dedo em *boutonniere* são achados que podem estar presentes no exame físico.
    - O paciente pode se apresentar com síndrome do túnel do carpo.

- Grandes articulações:
  - Quadril.
  - O ombro tende a ser acometido mais tardiamente na doença.
  - Joelhos: cisto de Baker*.
  - * O cisto de Baker, ou cisto poplíteo, é uma lesão benigna, caracterizada pelo acúmulo de líquido em uma pequena bolsa que surge atrás do joelho (região poplítea), formando um cisto que se apresenta como um nódulo abaixo da pele. Quando rompe para a panturrilha, pode fazer diagnóstico diferencial com trombose venosa profunda.
- Coluna:
  - Lombar, raramente acometido em pacientes com artrite reumatoide; em caso de sacroileíte, buscar diagnósticos diferenciais.
  - Torácica.
  - Cervical: é o segmento do esqueleto axial mais comumente afetado, podendo acometer até 24% dos pacientes. Subluxação de C1 e C2 pode acarretar compressão medular.

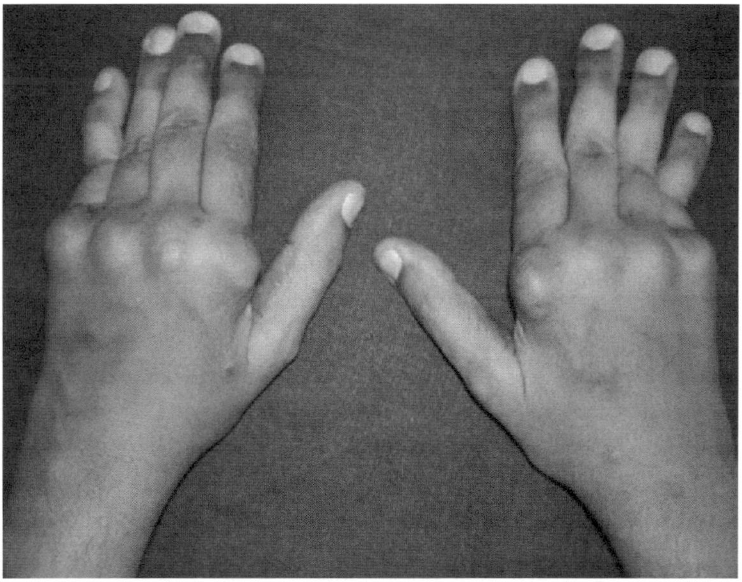

FIGURA 1
Desvio ulnar das mãos e dos dedos em pescoço de cisne.

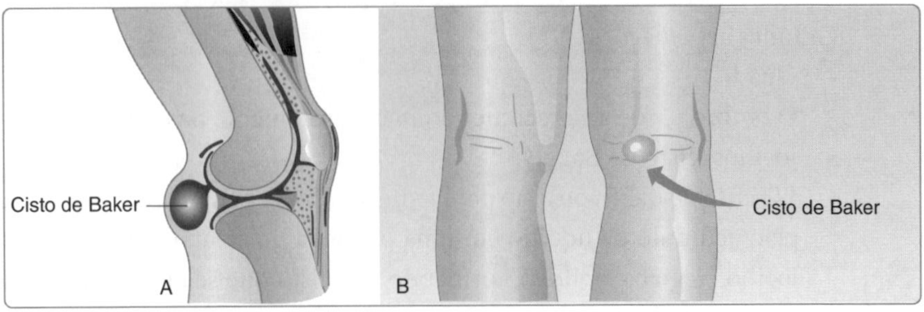

FIGURA 2
Cisto de Baker: visão esquemática (A) e imagem (B).

Extra-articular

- Pele:
  - Nódulos reumatoides, mais comum em face extensora do cotovelo.
  - Vasculite reumatoide.
- Cardiovascular:
  - Principal causa de morte na artrite reumatoide é a doença arterial coronariana, sendo um fator de risco independente para adquiri-la.
  - Risco aumentado de fibrilação atrial, insuficiência cardíaca.
- Pulmonar:
  - Derrame pleural: glicose, pH e complemento diminuídos. Proteínas, desidrogenase láctica (DHL) e fator reumatoide (FR) elevados.
  - Acometimento pulmonar intersticial é a manifestação mais comum: pode ser pneumonia intersticial usual, pneumonia intersticial não específica e pneumonia organizante. É importante atentar para efeitos adversos das drogas: tanto infecções secundárias a imunossupressão, quanto efeitos toxicidade primária da droga, como o metotrexato.
- Hematológico:
  - Anemia relacionada a doença crônica.
  - Síndrome de Felty: anemia + neutropenia + esplenomegalia.
  - Leucemia linfocítica de grandes linfócitos granulares (pseudo-Felty).
- Ocular:
  - Ceratoconjuntivite seca (síndrome de Sjögren secundária), sendo o acometimento oftalmológico mais comum.
  - Episclerite e esclerite.
  - Ceratite ulcerativa.

EXAMES COMPLEMENTARES

Laboratoriais

- Autoanticorpos:
  - FR: sensibilidade 70%, pouco específico.
  - Anti-CCP: sensibilidade semelhante à do FR e maior especificidade.
  - São importantes para diagnóstico e avaliação prognóstica.
- Marcadores de atividade inflamatória:
  - Proteína C reativa (PCR) elevada.
  - Velocidade de hemossedimentação (VHS) elevada.

Imagem

- Radiografia articular: redução do espaço articular, erosões, osteopenia e subluxações (Figuras 3 e 4).

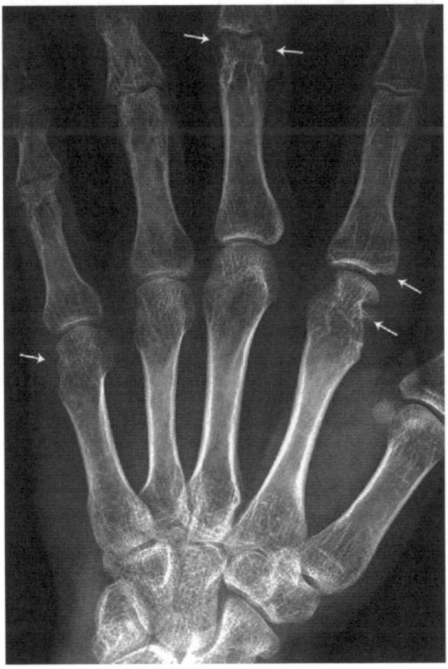

FIGURA 3
Radiografia de paciente com artrite reumatoide – redução do espaço articular e erosões.

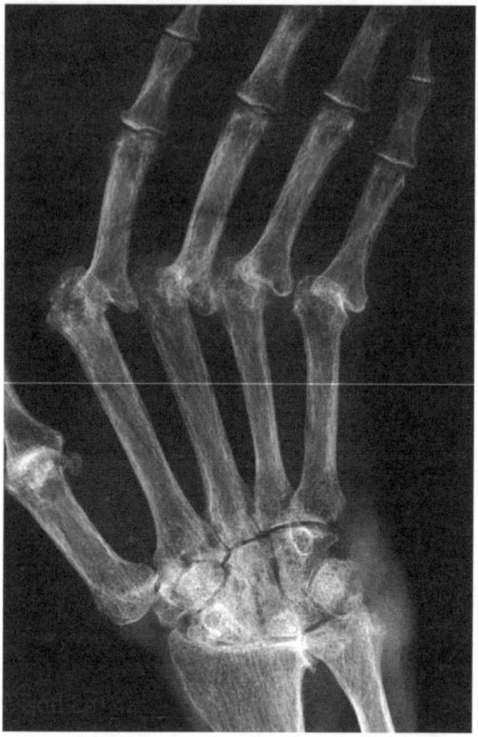

FIGURA 4
Radiografia de paciente com artrite reumatoide com múltiplas subluxações e desvio ulnar da mão.

- Ressonância nuclear magnética: mais sensível que o raio x para detectar erosões, porém mais cara e menos acessível.
- Ultrassonografia articular: cada vez mais utilizada para avaliar inflamação articular, resposta terapêutica e acompanhamento.

DIAGNÓSTICO

QUADRO 1 Critérios da American College of Rheumatology (ACR)/European League Against Rheumatism (EULAR 2010).

Número de articulações envolvidas
2-10 grandes articulações = 1 ponto
1-3 pequenas articulações = 2 pontos
4-10 pequenas articulações = 3 pontos
> 10 articulações = 5 pontos
Sorologia (anti-CCP ou FR)
< 3 vezes o LSN = 2 pontos
> 3 vezes o LSN = 3 pontos
Marcadores de atividade inflamatória (PCR ou VHS) elevados = 1 ponto
Duração > 6 semanas = 1 ponto
≥ 6 pontos: artrite reumatoide

FR: fator reumatoide; LSN: limite superior da normalidade; PCR: proteína C reativa; VHS: velocidade de hemossedimentação.

Diagnóstico diferencial

- Poliartrites virais:
  - Chikungunya: pode mimetizar artrite reumatoide (AR) na sua forma crônica. História de febre no início do quadro.
  - Parvovírus B19 e rubéola: podem causar poliartrite, porém raramente os sintomas persistem por mais que 6 semanas.
- Osteoartrite:
  - Acomete interfalangianas proximais e pode acometer interfalangianas distais.
  - Nódulos de Bouchard e Heberden presentes.
  - Sem rigidez matinal > 30 minutos.
- Artrite psoriática:
  - Poliartrite simétrica semelhante à da AR.
  - Psoríase cutânea e onicodistrofia – o acometimento articular pode preceder a manifestação cutânea, dificultando o diagnóstico.
- Gota:
  - Podagra: acometimento de articulação do hálux.

- Condrocalcinose no raio x auxilia no diferencial.
- Tofo gotoso.
- Ácido úrico elevado.
- Presença de cristais de monourato de sódio em análise de líquido sinovial.

QUADRO 2 Importante diferencial entre artrite inflamatória e artrite mecânica.

	Artrite mecânica	Artrite inflamatória
Origem da afecção	Cartilagem	Sinóvia
Causas	Diminuição da produção de colágeno e proteoglicanos devido à senescência (processo natural de envelhecimento)	Resposta inflamatória que atinge a membrana sinovial, por mecanismo autoimune, depósito de cristais, processo viral ou bacteriano
Sintomas	Dores articulares, perda ou limitação de função	Dor, edema e aumento de temperatura articular
Grupos mais afetados	Mãos, joelhos, quadril e coluna	Mãos, pés, joelhos, cotovelos e ombros

TRATAMENTO

- Pré-tratamento:
  - Atualizar cartão vacinal.
  - Pesquisar hepatites B e C.
  - Pesquisar tuberculose latente.

Tratamento farmacológico

QUADRO 3 Drogas modificadoras do curso da doença.

Sintéticos	Dose	Indicações	Eventos adversos	Seguimento
Metotrexato**	10-25 mg/semana	Primeira escolha	Náuseas, aumento de transaminases e teratogenicidade, toxicidade pulmonar e macrocitose → associar ácido fólico ** Risco aumentado de intoxicação. Oriente bem o paciente	Hemograma, função renal e transaminases a cada 4 semanas nos primeiros 3 meses → a cada 12 semanas após 3 meses de uso, desde que não ocorra aumento de dose
Leflunomida	20 mg/dia	Pacientes que não toleram o metotrexato ou em terapia combinada	Diarreia, hipertensão, teratogenicidade e aumento de transaminases	
Sulfassalazina	2-4 g/dia	Boa escolha durante a gestação	Agranulocitose, reação alérgica e lúpus induzido por drogas	
Hidroxicloroquina	400 mg/dia	Menos potente. Usada em doença inicial ou na terapia tripla	Retinopatia	Fundoscopia anual

(continua)

QUADRO 3 Drogas modificadoras do curso da doença. (*continuação*)

Biológicos	Dose	Indicações	Eventos adversos	Seguimento
Adalimumabe	40 mg a cada 14 dias	Anti-TNF	Infecções, reativação de tuberculose latente, lúpus induzido por drogas, lesões psoriasiformes e câncer de pele não melanoma	Sem necessidade de exames laboratoriais de seguimento, exceto se estiver recebendo outro DMARD
Etanercepte	50 mg/semana			
Infliximabe	3-10 mg/kg a cada 8 semanas			
Rituximabe	1.000 mg a cada 6 meses	Anti-CD20	Reação alérgica, reativação de hepatite B e leucopenia	Hemograma a cada 2-4 meses
Abatacepte	125mg/semana	Anti-CD80/86	Infecções, reativação de tuberculose latente e leucopenia	Sem necessidade de exames laboratoriais de seguimento, exceto se recebendo outro DMARD

** Cuidado com os eventos adversos do uso da medicação. Orientar bem pacientes e familiares e seguir protocolos rígidos de monitoramento.
DMARD: drogas modificadoras do curso da doença.

QUADRO 4 Drogas não modificadoras do curso da doença.

	Dose	Indicações	Eventos adversos	Seguimento
Anti-inflamatórios não esteroidais	Ibuprofeno até 3.200 mg/dia Naproxeno até 1.000 mg/dia	Usado como sintomático por curtos períodos no início do tratamento, até que os DMARD surtam efeito	Lesão renal aguda, úlcera ou irritação de trato gastrointestinal, descompensação de doença cardíaca	Hemograma, função renal, eletrólitos e transaminases e albumina a cada 6 meses
Corticoides	Prednisona 5-20 mg/dia	Indicado no início do tratamento em associação com um DMARD	Hipercortisolismo, ganho de peso, diabete e osteoporose	Glicemia de jejum, perfil lipídico e densitometria óssea

1ª linha de tratamento: metotrexato + corticoide por curto período.
2ª linha de tratamento: adicionar um DMARD sintético ou biológico ao metotrexato.
DMARD: drogas modificadoras do curso da doença.

ACOMPANHAMENTO

- Estratégia *treat-to-target*: otimizar medicações até atingir ausência ou níveis mínimos de atividade de doença.

QUADRO 5 Questionários clínico-laboratoriais.

	Critérios	Pontos de corte
DAS28	VHS ou PCR Atividade em 28 articulações	> 5,1: alta atividade 3,2-5,1: moderada 2,6-3,2: baixa < 2,6: remissão
SDAI	Dor articular em 28 articulações Edema articular em 28 articulações Avaliação do paciente (0-10 pontos) Avaliação médica (0-10 pontos) PCR	> 26: alta atividade 11-26: moderada 3,4-11: baixa ≤ 3,3: remissão

(continua)

QUADRO 5 Questionários clínico-laboratoriais. (*continuação*)

	Critérios	Pontos de corte
CDAI	Dor articular em 28 articulações Edema articular em 28 articulações Avaliação do paciente (0-10 pontos) Avaliação médica (0-10 pontos)	> 22: alta atividade 10-22: moderada 2,9-10: baixa ≤ 2,8: remissão

CDAI: *clinical disease activity index*; DAS28: *disease activity score*; PCR: proteína C reativa; SDAI: *simplified disease activity index*; VHS: velocidade de hemossedimentação.

PRESCRIÇÃO NA PRÁTICA

Exemplo de prescrição (cada caso deve ser avaliado individualmente e a decisão deve ser tomada pelo médico responsável pelo caso).

Uso oral

- Metotrexato 2,5 mg: uso contínuo – tomar 4 comprimidos 1 x/semana, aos sábados. (Dose inicial, avaliar progressão conforme tolerância).
- Ácido fólico 5 mg: uso contínuo – tomar 1 comprimido 1 x/semana, às sextas-feiras.
- Prednisona 10 mg: 3 semanas – tomar 1 comprimido 1 x/dia até a próxima consulta.
- Dipirona 500 mg: se necessário – tomar até 2 comprimidos a cada 6 horas se dor.

Uso parenteral

- Adalimumabe 40 mg: uso contínuo – aplicar 1 ampola subcutâneo a cada 14 dias.

QUADRO 6 Custos dos medicamentos prescritos na sugestão, em dólares.

Medicamento	Custo em dólar/dose	Observações
Metotrexato	16,8/10 mg	Orientar e prevenir sobre modo de uso e efeitos colaterais. Especial atenção para toxicidade
Ácido fólico	0,935/mg	
Prednisona	1,12/10 mg	
Adalimumabe	8.400-14.000/40 mg	

REFERÊNCIAS

1. Aletaha D, Alasti F, Smolen JS. Rheumatoid factor determines structural progression of rheumatoid arthritis dependent and independent of disease activity. Ann Rheum Dis. 2013;72(6):875-80.
2. Aletaha D, Smolen JS. Diagnosis and Management of Rheumatoid Arthritis: a Review. JAMA. 2018;320(13):1360-72.
3. Carotti M, Salaffi F, Di Carlo M, Sessa F, Giovagnoni A. Magnetic resonance imaging of the craniovertebral junction in early rheumatoid arthritis. Skeletal Radiol. 2019;48(4):553-61.
4. Esposito AJ, Chu SG, Madan R, Doyle TJ, Dellaripa PF. Thoracic Manifestations of Rheumatoid Arthritis. Clin Chest Med. 2019;40(3):545-60.
5. Guidelines for monitoring drug therapy in Rheumatoid Arthritis. American College of Rheumatology ad hoc Committee on Clinical Guidelines. Arthritis Rheum. 1996;39(5):723-31.
6. Imokawa S1, Colby TV, Leslie KO, Helmers RA. Methotrexate penumonitis: review of the literature and hitopathological findings in nine patients. Eur Respir J. 2000;15(2):373-81.
7. Köhler BM, Günther J, Kaudewitz D, Lorenz H-M. Current Therapeutic Options in the Treatment of Rheumatoid Arthritis. J Clin Med. 2019;8(7):938.
8. Lee DM, Weinblatt ME. Rheumatoid Arthritis Review. Lancet. 2001;358(9285):903-11.
9. Lehtinen JT, Kaarela K, Belt EA, Kautiainen HJ, Kauppi MJ, Lehto MU. Incidence of glenohumeral joint involvement in seropositive rheumatoid arthritis. A 15 year endpoint study. J Rheumatol. 2000;27(2):347-50.
10. Lindhardsen J, Ahlehoff O, Gislason GH, Madsen OR, Olesen JB, Svendsen JH, et al. Risk of atrial fibrillation and stroke in rheumatoid arthritis: Danish nationwide cohort study. BMJ. 2012344:e1257.
11. Nicola PJ, Maradit-Kremers H, Roger VL, Jacobsen SJ, Crowson CS, Ballman KV, et al. The risk of congestive heart failure in rheumatoid arthritis: a population-based study over 46 years. Arthritis Rheum. 2005;52(2):412-20.
12. Sayah A, English JC 3rd. Rheumatoid arthritis: a review of the cutaneous manifestations. J Am Acad Dermatol. 2005;53(2):191-209; quiz 210-2.
13. Singh JA, Saag KG, Bridges Jr SL, Akl EA, Bannuru RR, Sullivan MC, et al. 2015 American College of Rheumatology Guideline for the Treatment of Rheumatoid Arthritis. Arthritis Rheumatol. 2016;68(1):1-26.
14. Smolen JS, Landewé RBM, Bergstra SA, Kerschbaumer A, Sepriano A, Aletaha D, et al. EULAR recommendations for the management of rheumatoid arthritis with synthetic and biological disease-modifying antirheumatic drugs: 2022 update. Ann Rheum Dis. 2023;82(1):3-18.
15. Smolen JS, Landewé RBM, Bijlsma JW, Burmester GR, Dougados M, Kerschbaumer A, et al. EULAR recommendations for the management of rheumatoid arthritis with synthetic and biological disease-modifying antirheumatic drugs: 2019 update. Ann Rheum Dis. 2020;79(6):685-99.
16. Torreggiani WC, Al-Ismail K, Munk PL, Roche C, Keogh C, Nicolaou S, et al. The imaging spectrum of Baker's (Popliteal) cysts. Clin Radiol. 2002;57(8):681-91.
17. Whiting PF, Smidt N, Sterne JA, Harbord R, Burton A, Burke M, et al. Systematic review: accuracy of anti-citrullinated Peptide antibodies for diagnosing rheumatoid arthritis. Ann Intern Med. 2010;152(7):456-64; W155-66.
18. Zawit M, Bahaj W, Gurnari C, Maciejewski J. Large Granular Lymphocytic Leukemia: From Immunopathogenesis to Treatment of Refractory Disease. Cancers (Basel). 2021;13(17):4418.

13

Doenças por depósito de cristais: diagnóstico e tratamento

D&T

Ariel Fernando V. Agreda

Daniel Costa Guimarães

GOTA

Definição

- Caracteriza-se pela deposição de cristais (cristais de urato monossódico) nas articulações, no tecido subcutâneo, nos rins e nos tecidos periarticulares, levando a sinovite neutrofílica, fagocitose de partículas de cristais, recrutamento de citocinas (IL-1, IL-8) e fator de necrose tumoral alfa (TNF-alfa).
- A deposição de cristais nas articulações ocorre por consequência do aumento do pool de ácido úrico (AU) e da diminuição da capacidade de excreção renal.
- Prevalência geral de 2,7% e predomínio masculino de 8:1, com prevalência no Brasil de 16%, sendo 26% nos homens. É a artropatia inflamatória mais comum em homens de meia-idade.

Quadro clínico

- A doença por depósitos de cristais de urato (gota) diferencia-se em quatro estágios:
  - Hiperuricemia assintomática:
    - Pacientes com níveis de AU > 9 mg/dL têm risco aumentado em 5 anos (22%) de desenvolver crises de gota, no entanto nem todos os hiperuricêmicos apresentarão a doença.
  - Artrite gotosa aguda:

    - Caracteriza-se por dor intensa, monoarticular, calor, edema, limitação funcional, eritema da articulação envolvida, atingindo a gravidade máxima da crise geralmente em 12 a 24 horas, de início mais frequente à noite e pela manhã, logo cedo (entre meia-noite e 8 horas).
    - Mais comumente em membro inferior; 80% envolvem articulação única, mais comum em primeiro metatarsofalangiano ou joelho.
    - Envolvimento incomum das articulações axiais.
    - Manifestação inicial poliarticular em menos de 20%, sendo mais frequente em crises recorrentes.
    - A manifestação inicial poliarticular é mais comum nos casos de hiperuricemia ou gota secundária a distúrbios mieloproliferativos ou linfoproliferativos.
  - Gota intercrítica e crise de gota recorrente:
    - Após resolução de uma crise, diz-se que o paciente entrou em um período intercrítico (entre crises) de duração variável, na maioria das vezes assintomáticos.
    - Se não há tratamento adequado, as crises intermitentes de gota ocorrem a intervalos variáveis. A maioria dos pacientes com gota não tratados terá um segundo episódio, em 2 anos.
  - Gota tofácea:
    - Caracteriza-se por coleções de urato sólido, acompanhadas por alterações inflamatórias crônicas e frequentemente destrutivas no tecido conjuntivo circundante.
    - Tofos são frequentemente visíveis ou palpáveis e podem estar presentes nas orelhas e nos tecidos moles, incluindo estruturas articulares.
    - Embora possa ser aparente clinicamente, às vezes pode ser detectada com radiografia simples.

Fatores desencadeantes

- Hiperprodução de AU:
  - Dieta: rica em purinas, álcool e frutose.
  - Aumento do *turnover* celular (doenças mieloproliferativas, síndrome de lise tumoral).
  - Síndrome de Down.
  - Estresse: trauma, cirurgia, infecção.
  - Drogas.

- Hipoexcreção renal de AU:
  - Doença renal crônica (DRC).
  - Desidratação.
  - Síndrome metabólica.
  - Drogas: diuréticos (hidroclorotiazida) ciclosporina, salicilatos, etambutol, pirazinamida, etanol, levodopa.
  - Genética.

Exames complementares

- Análise de líquido sinovial: presença de 20.000 a 100.000 células (polimorfonucleares); presença de cristais de urato monossódico intra e extracelular, com birrefringência negativa.
- Exame de sangue: leucocitose neutrofílica; velocidade de hemossedimentação (VHS), proteína C reativa (PCR) aumentados.
- Imagem:
  - Radiografia simples: erosões com bordas salientes, lesões em saca-bocado e bordas escleróticas.
  - Ultrassonografia articular: densidade linear hiperecoica (sinal de duplo contorno), depósitos com aparência tofácea, representados como pontilhado ovoide (imagem em nevasca).
  - Ressonância magnética (RM): cistos ósseos, subcorticais.
  - Tomografia computadorizada: evidencia depósitos de uratos em tecidos peri e articulares.

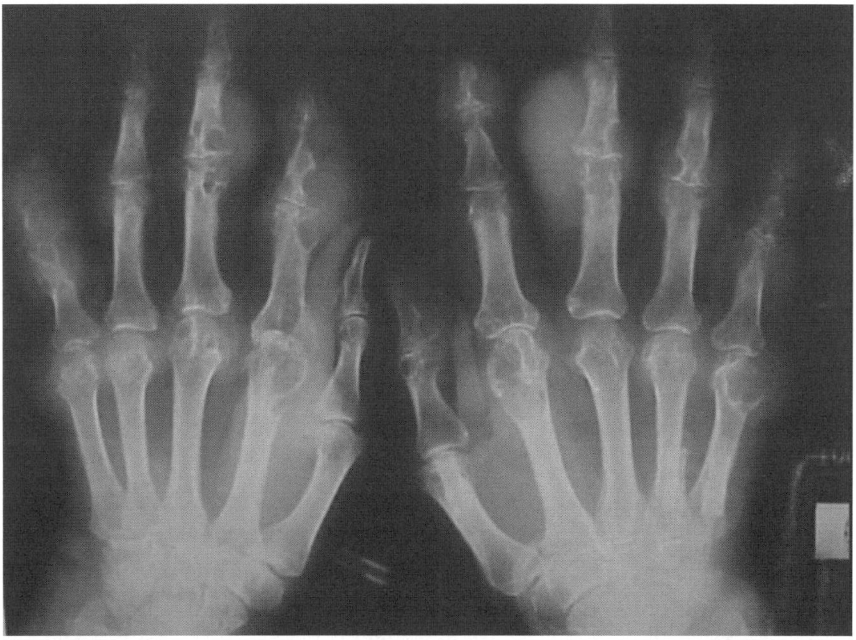

FIGURA 1

Radiografia simples de mãos, com múltiplas erosões em saca-bocado.

Fonte: Fuller R, Goldenstein-Schainberg C, 2016.

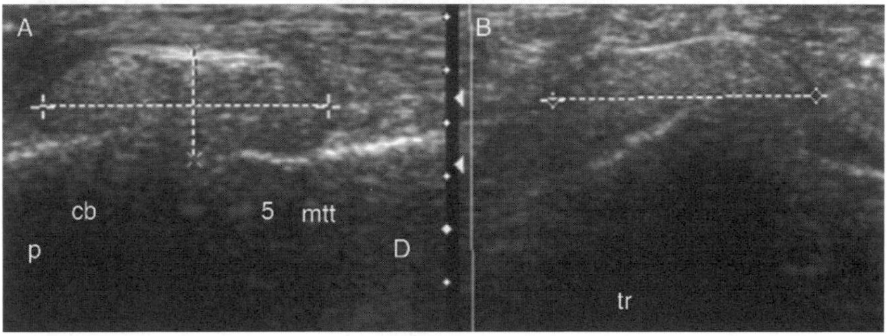

FIGURA 2

Ultrassonografia de 5º metatarso. (A) e (B): imagem ultrassonográfica. Cortes longitudinal (A) e transversal (B) de nódulo amorfo, hiperecogênico, localizado nas partes moles adjacentes à articulação metatarsocuboide. As estruturas profundas ao nódulo estão indefinidas pela atenuação do feixe acústico.

D: distal; P: proximal.
Fonte: Fernandes EAF et al., 2017.

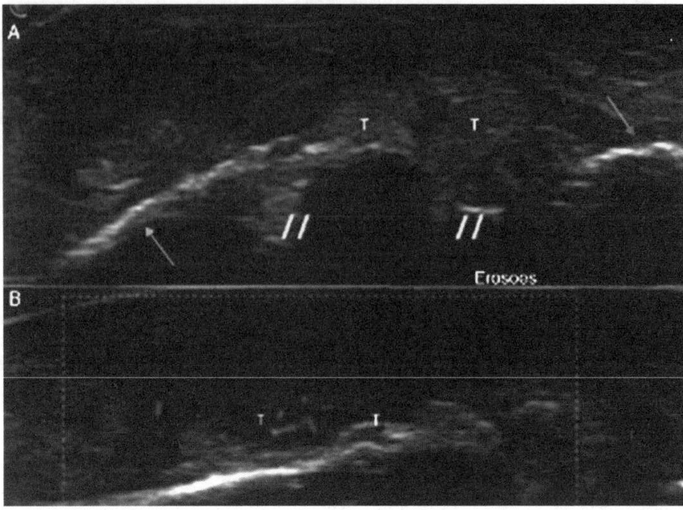

FIGURA 3
(A) Imagem ultrassonográfica no plano longitudinal no 1° metacarpo. Paciente com quadro de dor sem evidências de crise gotosa. Nota-se a presença de erosões ósseas (//) e tofos (T) junto às erosões. (B) O estudo com Doppler colorido evidencia aumento da vascularização nos tofos. Cortical óssea (setas).

Fonte: Fernandes EAF et al., 2017.

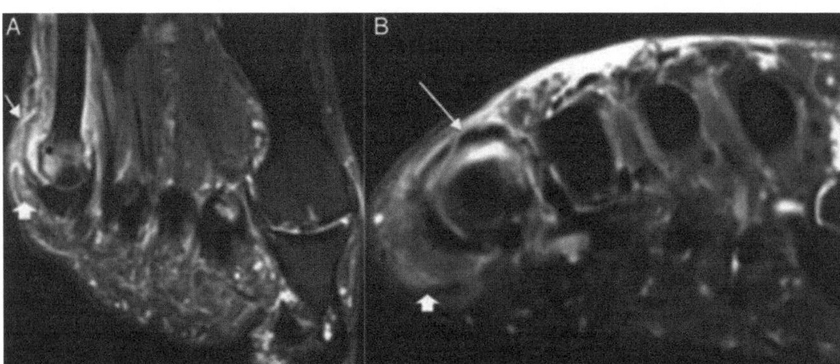

FIGURA 4
Imagens de ressonância magnética do pé no eixo longo (A) e no eixo curto (B) que mostram derrame articular (seta) na 5ª articulação metatarsofalangiana, associada a padrão de edema ósseo medular na cabeça e metáfise distal do 5° metatarso (*), além de densificação dos planos adiposos adjacentes (cabeça de seta).

Fonte: Fernandes EAF et al., 2017.

Diagnóstico

TABELA 1 Critérios de classificação de Gota ACR/EULAR 2015.

	Manifestação	Características	Pontuação
Local	Crise (articulação/bursa)	Tornozelo ou médio pé	1
		1ª metatarsofalangiana	2
Artrite	Eritema	1ª manifestação	1
	Sensibilidade	2ª manifestação	2
	Limitação funcional	3ª manifestação	3
Duração	Dor máxima em ≤ 24 horas, resolução em ≤ 14 dias, resolução completa intercrises (presença de 2 ou mais dos itens anteriores)	1 episódio	1
		Mais de 1 episódio	2
Tofo		Presente	4
Laboratório	Ácido úrico: - Método da uricase - Após > 4 semanas da última crise - Valor historicamente mais alto	< 4 mg/dL	1
		6 a 8 mg/dL	2
		8 a 10 mg/dL	3
		≥ 10 mg/dL	4
	Líquido sinovial (articulação/bursa)	Cristais de monourato ausentes	-2
Imagem	Ultrassonografia ou tomografia computadorizada	Evidência de deposição de urato	4
	Radiografia de mãos ou pés	Pelo menos 1 erosão	4
Gota se ≥ 8 pontos ou cristais presentes no líquido sinovial (critério suficiente)			

ACR: American College of Rheumatology; EULAR: European League Against Rheumatism.

Algoritmo para o diagnóstico

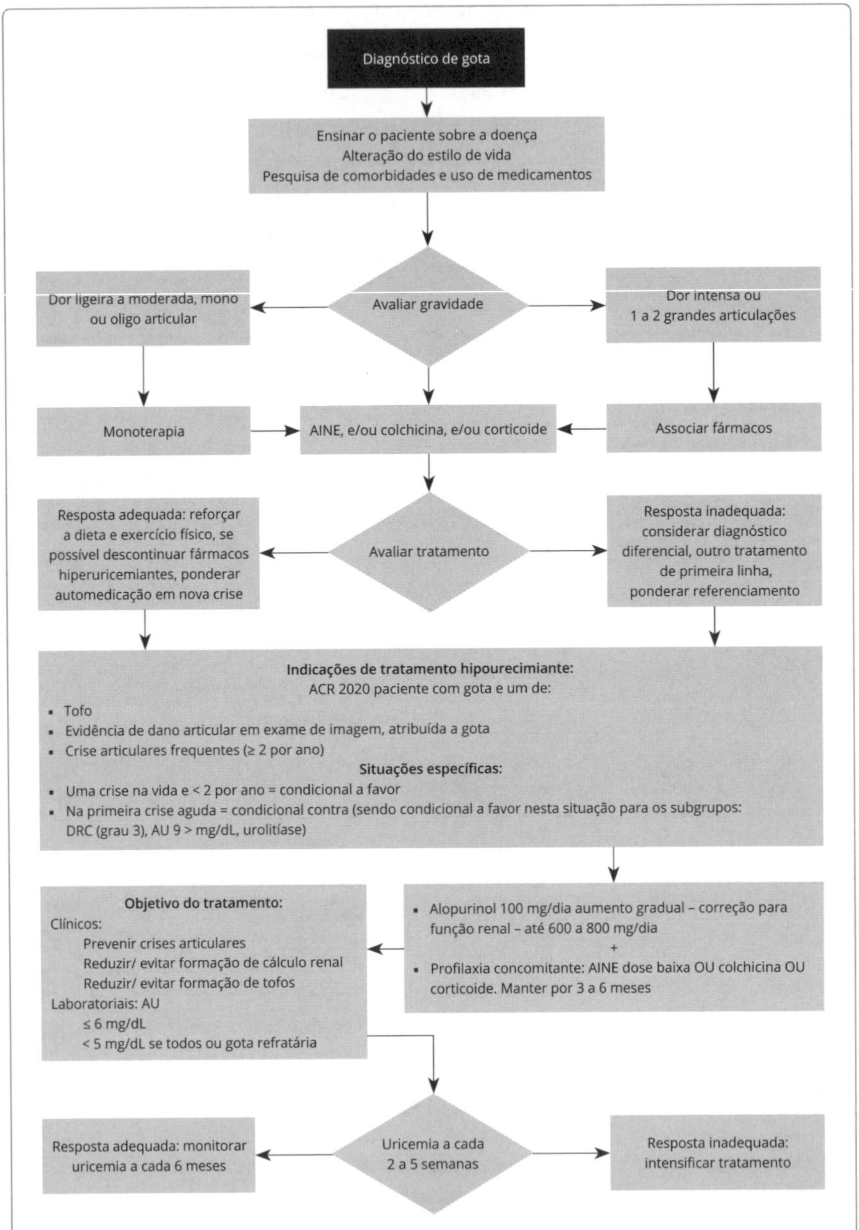

AINE: anti-inflamatório não esteroide; ACR: American College of Rheumatology; AU: ácido úrico; DRC: doença renal crônica.

Tratamento

- Objetivos:
  - Clínicos:
    - Prevenir crises articulares.
    - Reduzir/evitar formação de cálculo renal.
    - Reduzir/evitar formação de tofos.
  - Laboratoriais: AU:
    - ≤ 6 mg/dL.
    - < 5 mg/dL se todos ou gota refratária.
- Medidas gerais:
  - Educação do paciente.
  - Limitar a ingesta de álcool.
  - Limitar a ingesta de purinas na dieta.
  - Perda de peso.
  - Manejo de medicações concomitantes (ex.: trocar hidroclorotiazida por outro diurético).
- Crise articular:
  - Anti-inflamatórios não hormonais ou não esteroidais (AINE) + inibidores de bomba de prótons 5 a 7 dias, naproxeno, ibuprofeno, diclofenaco, cetoprofeno, inibidores da cicloxigenase-2 (celecoxibe).
  - Colchicina: melhor se introduzida nas primeiras 36 horas.
  - Corticoides: prednisona (1ª linha na DRC), dexametasona, metilprednisolona.
- Terapia redutora de AU (profilaxia):
  - Indicações da ACR 2020 para paciente com gota e um dos itens a seguir:
    - Tofo.
    - Evidência de dano articular em exame de imagem, atribuída a gota.
    - Crise articulares frequentes (≥ 2 por ano).
  - Situações específicas para indicação de terapia redutora:
    - 1 crise na vida e menos de 2 crises/ano = condicional (pode entrar ou não; ACR é a favor).
    - Na primeira crise aguda = condicional. ACR é contra.
    - Sendo condicional a favor nessa situação para os subgrupos DRC (grau 3), AU > 9 mg/dL, urolitíase.

- Escolha da medicação redutora de AU:
  - Inibidores de síntese:
    - Alopurinol:
      - Posologia de 100 a 600 mg/dia (para todos os pacientes, inclusive em DRC de acordo com o *clearance* de creatinina – ClCr).
      - Aumento gradual da medicação com controle seriado de AU.
      - Reações mais frequentes: toxicidade cutânea (*rash*), reações de hipersensibilidade tipo IV potencialmente grave (DRESS, acometimento renal, hepático e medular, por exemplo).
    - Febuxostate:
      - Não disponível no Brasil.
  - Uricosúricos:
    - Benzbromarona:
      - Posologia 25 a 200 mg/dia, tomada única.
      - Eficiente até ClCr de 20 mL/min.
      - Monitorar urolitíase.
      - Se necessário alcalinizar (uricosúria superior a 800 mg/24 horas ou urolitíase pregressa ou atual.
      - Superior ao febuxostate como terapia de segunda linha em estudos comparativos.
    - Lesinurade:
      - Posologia de 200 mg/dia.
      - Deve, obrigatoriamente, ser utilizado com inibidor de síntese.
      - Precaução: pode elevar a creatinina.
    - Losartana e fenofibrato:
      - Fármacos com alguma ação uricosúrica devem ser considerados preferencialmente quando houver indicação.
  - Uricolíticos:
    - Pegloticase: não disponível no Brasil, IV, a cada 2 ou 4 semanas.
- Profilaxia concomitante: anti-inflamatório não esteroide (AINE) em dose baixa ou colchicina ou corticoide; manter por 3 a 6 meses.

PRESCRIÇÃO NA PRÁTICA

Exemplo de prescrição (cada caso deve ser avaliado individualmente e a decisão deve ser tomada pelo médico responsável pelo caso).

Classes de medicamentos

- Anti-inflamatórios não hormonais + inibidores de bomba de prótons por 5 a 7 dias:
  - Naproxeno 500 mg a cada 12 horas.
  - Ibuprofeno 600 mg a cada 8 horas.
  - Diclofenaco 50 mg, 3 a 4 x/dia.
  - Cetoprofeno 100 e 150 mg/dia.
  - Inibidores da cicloxigenase-2 até 5 dias: celecoxibe 200 mg 2 x/dia.
- Colchicina (quando em até 12 horas dos sintomas): 0,5 mg 3 x/dia ou dose de ataque de 1 mg seguido de 0,5 mg 2 a 3 x/dia.
- Corticoide:
  - Prednisona: 1ª linha na DRC ≤ 0,5 mg/kg/dia - 30 a 35 mg/dia, por 3 a 5 dias.
  - Dexametasona: 4 mg/dia IM.
  - Metilprednisolona: 40 mg/dia IM.
- Terapia redutora de AU:
  - Alopurinol 100 mg/dia com aumento gradual - correção para função renal - até 600 a 800 mg/dia.
- Os AINE devem ser evitados quando paciente com insuficiência renal. Deve ser ponderada a associação do AINE a um inibidor da bomba de prótons ou misoprostol se existirem antecedentes de úlcera péptica, hemorragia digestiva, em pacientes idosos e quando é esperado um tratamento prolongado, isto é, maior gravidade da doença e atraso no início da ingestão de analgésicos.

DOENÇA POR DEPOSIÇÃO DE CRISTAIS DE PIROFOSFATO DE CÁLCIO

Definição

- O pirofosfato de cálcio (PFC) é um sal que pode se depositar no tecido conjuntivo. Pode evoluir de modo assintomático ou causar síndromes clínicas e constitui um espectro clínico, incluindo artrite inflamatória aguda, também denominada pseudogota; artropatia inflamatória crônica degenerativa e calcificação radiográfica da cartilagem hialina ou fibrocartilagem, chamada condrocalcinose.

Quadro clínico

Classificação EULAR

- Doença por PFC assintomática: condrocalcinose radiográfica, mas sem manifestações clínicas.
- Artrite aguda por DPFC (pseudogota):
  - Crise aguda ou subaguda de artrite de uma ou mais articulações periféricas; a crise aguda pode se sobrepor a um quadro de artropatia crônica sintomática.
  - Qualquer articulação pode ser acometida, incluída a primeira articulação metatarsofalangiana (pseudopodagra); mais comum é o joelho, seguida pelo punho, ombro, tornozelo e cotovelo. A poliartrite é rara.
  - Os ataques são rápidos, com dor importante, edema e rigidez, no máximo após 6 a 24 horas do início.
  - Pode ocorrer eritema na pele adjacente; febre, nos idosos; queda do estado geral ou quadro confusional leve.
  - Pode ser espontânea ou estar associada a algumas situações clínicas com duração superior à crise de gota (de 1-3 semanas até alguns meses).
  - Quando o primeiro ataque é em membro superior, também é um achado mais típico de DPFC do que gota.
  - Raramente ocorre formação de tofos, após sucessivos ataques agudos.
  - Situações que podem predispor a artrite aguda por DPFC:
    - Doença intercorrente (infecções, infarto agudo do miocárdio).
    - Cirurgia (paratireoidectomia).

    - Trauma articular direto.
    - Transfusão sanguínea, infusão parenteral de fluidos.
    - Medicamentos (levotiroxina, pamidronato, filgrastim).
    - Lavagem articular e infiltração de hialurônicos.
- Artrite inflamatória crônica por PFC (pseudoartrite reumatoide):
  - 5% dos casos.
  - Artrite inflamatória crônica, não erosiva, na qual cristais de PFC são identificados.
  - À semelhança com artrite reumatoide (AR), caracteriza-se por dor, rigidez matinal, limitação, fadiga e sinovite, acometendo, de forma simétrica ou quase simétrica, membros superiores e inferiores, como punhos, metacarpofalangianas (MCF), cotovelos e joelhos. Em alguns casos mais raros, podem ocorrer febre, leucocitose e confusão mental aguda.
- Osteoartrite (OA) com DPFC (pseudo-OA):
  - Forma mais comum.
  - 50% dos pacientes com DPFC evoluem com alterações degenerativas semelhantes à OA.
  - Quadro clínico de hipertrofia óssea articular (crepitações, dor e limitação funcional).
  - O acometimento preferencial é de joelhos, punhos, MCF, quadris, ombros, cotovelos e coluna.
  - A doença por depósito de PFC pode ser diferenciada da OA pelos seguintes pontos:
    - Locais pouco usuais para OA (punhos, cotovelos, tornozelos).
    - O acometimento preferencial do compartimento medial no joelho.
    - A não ocorrência de histórico de trauma ou sobrecarga ocupacional/não ocupacional.
    - O componente inflamatório mais proeminente é a sobreposição de ataques agudos.
- Outras classes também foram descritas:
  - Degeneração articular grave (pseudoartropatia neuropática).
  - Envolvimento de coluna vertebral.

Diagnóstico

- Análise do líquido sinovial ao microscópio com luz polarizada: presença de cristais de PFC; cristais intracelulares (fagocitados) ou extracelulares têm o mesmo valor diagnóstico. O achado concomitante de cristais de monourato de sódio não é incomum, pois até 5% dos pacientes apresentam sobreposição com gota.

- Biópsia sinovial: presença de cristais no líquido sinovial.
- Exames de imagem:
  - Radiografia simples: identifica a calcificação da cartilagem articular; solicitar o exame das seguintes articulações: joelhos, sínfise púbica (anteroposterior) e punhos (posteroanterior).
    - Os achados são radiodensidades pontuais ou lineares nas cartilagens hialina ou fibrocartilagem e, em menor frequência, em bursas, tendões, ligamentos, sinóvia e cápsula articular.
    - Alterações degenerativas (cistos subcondrais, osteófitos e microfraturas de osso e cartilagem).
    - Osteófitos em gancho na segunda e terceira MCF (mais comum na forma associada à hemocromatose).
    - Redução do espaço articular radiocarpal isolada ou desproporcional.
    - Degeneração do espaço articular patelofemoral desproporcional.
    - Cistos subcondrais nas pequenas articulações da coluna e articulações sacroilíacas.
    - Calcificação de discos intervertebrais e fenômeno do vácuo nas articulações sacroilíacas.
  - Tomografia computadorizada: coluna cervical; pode-se identificar a síndrome do dente coroado – massas de cristal na articulação atlantoaxial, no ligamento transverso do atlas ou no ligamento flavo.
  - Ultrassonografia: achados típicos incluem banda hiperecoica fina, paralela ao córtex ósseo, separada deste por uma camada hipoecoica representando a cartilagem, à semelhança do sinal do duplo contorno, inicialmente descrito na gota, porém com aspecto mais fino.
- Exames laboratoriais:
  - Hemograma, provas inflamatórias, AU e fator reumatoide devem ser solicitados para diagnóstico diferencial.
  - Após o diagnóstico de DPFC: cálcio, fósforo, magnésio, fosfatase alcalina, ferritina, ferro e saturação da transferrina são importantes, principalmente nos pacientes com menos de 60 anos, para investigar doença endócrino-metabólica subjacente.

Diagnóstico diferencial

- Gota.
- Artrite séptica.
- AR.
- OA (antiga osteoartrose).
- Espondiloartrites.
- Meningite (síndrome do dente coroado).
- Discite.
- Massas intraespinhais (condrossarcoma).

Tratamento

- Artrite aguda:
  - 1 ou 2 articulações:
    - Infiltração de glicocorticoide (GC) intra-articular, após aspiração do líquido sinovial.
    - Curso breve (5-7 dias) de AINE.
    - GC sistêmico.
    - Colchicina.
    - Outras medidas incluem gelo e imobilização com órtese por 48 a 72 horas.
  - Se ocorrer em duas ou mais articulações:
    - AINE (caso não haja contraindicação).
    - Colchicina (1,5 mg/dia no primeiro dia, seguido de 1 mg/dia até a remissão).
    - GC até 0,5 mg/kg por curtos períodos.
    - Profilaxia de ataques agudos: em pacientes com três ou mais ataques agudos/ano, pode-se manter a colchicina (0,5-1 mg/dia).
- Artropatia crônica (pseudo-AR):
  - Inicialmente, deve ser feito com AINE na menor dose necessária para controle dos sintomas.
  - Se não houver resposta, usar colchicina (1 mg/dia ou dose menor, se não tolerada).
  - Pode ser feita ainda hidroxicloroquina 400 mg/dia.
  - Prednisona em dose máxima de 10 mg/dia pode ser utilizada se não houver controle dos sintomas com as medicações anteriores.

  - Metotrexato é considerado agente de segunda linha, podendo ser usado em casos refratários, nas mesmas doses e cuidados utilizados no tratamento da AR.
  - Existe pouca evidência que respalda o uso de inibidores da interleucina-1b beta (IL-1 beta), e mais estudos são necessários.
- OA com DPFC (pseudo-OA):
  - Tratar com as mesmas medidas farmacológicas e não farmacológicas recomendadas para OA primária.

REFERÊNCIAS

1. Andrés M, Siviera F, Pascual E. Progresses in the imaging of calcium pyrophosphate crystal disease. Curr Op Rheumatol. 2020;32(2):140-5.
2. Bilezikian JP, Connor TB, Aptekar R, Freijanes J, Aurbach GD, Pachas WN, et al. Pseudogout after parathyroidectomy. Lancet. 1973;1:445-6.
3. Dalbeth N, Choi HK, Joosten LAB, Khanna PP, Matsuo H, Perez-Ruiz F, et al. Gout. Nat Rev Dis Primers. 2019;5(1):69.
4. Dieppe PA, Alexander GJM, Jones HE, Doherty M, Scott DG, Manhire A, et al. Pyrophosphate arthropathy: A clinical and radiological study of 105 cases. Ann Rheum Dis. 1982;41(4):371-6.
5. Ellman L, Levin B. Chondrocalcinosis in elderly persons. Arthritis Rheum. 1975;18:43-7.
6. Felson DT, Naimark A, Anderson J, Kazis L, Castelli W, Meenan RF. The prevalence of knee osteoarthritis in the elderly. The Framingham Osteoarthritis Study. Arthritis Rheum. 1987;30(8):914-8.
7. Fernandes EAF, Bergamaschi SB, Rodrigues TC, Dias GC, Malmann R, Ramos GM, et al. Aspectos relevantes do diagnóstico e seguimento por imagem na gota. Rev Bras Reumatol. 2017;57(1):67-72.
8. Filippou G, Scirè CA, Damjanov N, Adinolfi A, Carrara G, Picerno V, et al. Definition and reliability assessment of elementary ultrasonographic findings in calcium pyrophosphate deposition disease: a study by the OMERACT Calcium Pyrophosphate Deposition Disease Ultrasound Subtask Force. J Rheumatol. 2017;44:1744-9.
9. FitzGerald JD, Dalbeth N, Mikuls T, Brignardello-Petersen R, Guyatt G, Abeles AM, et al. 2020 American College of Rheumatology Guideline for the Management of Gout. Arthritis Care Res (Hoboken). 2020;72(6):744-60.
10. Fuller R, Goldenstein-Schainberg C. Doenças por deposição de cristais. Clínica médica. 2. ed. Barueri: Manole; 2016.
11. Fuller R, Pereira RMR. Manual de Reumatologia para Graduação em Medicina. 2. ed. Faculdade de Medicina da Universidade de São Paulo; 2016.
12. Gerster JC, Vischer TL, Fallet GH. Destructive arthropathy in generalized osteoarthritis with articular chondrocalcinosis. J Rheumatol. 1975;2(3):265-9.
13. Guimarães FMG. Tratamento da gota da atenção primária à saúde. Rev Bras Med Fam Comunidade. 2017;12(39):1-8.
14. Hainer BL, Matheson E, Travis WR. Diagnosis, treatment, and prevention of gout. Am Fam Physician. 2014;90(12):831-6.

15. Lima TG, Lustosa K. Doenças por depósito de cristais. In: Martins MA, editor. Manual do residente de clínica médica. 2. ed. Barueri: Manole; 2017.
16. McCormick N, Yokose C, Challener GJ, Joshi AD, Tanikella S, Choi HK. Serum Urate and Recurrent Gout. JAMA. 2024;331(5):417-24.
17. Neogi T, Jansen TL, Dalbeth N, Fransen J, Schumacher HR, Berendsen D, et al. 2015 Gout classification criteria: an American College of Rheumatology/European League Against Rheumatism collaborative initiative. Arthritis Rheumatol. 2015;67(10):2557-68.
18. Perez-Ruiz F, Castillo E, Chinchilla SP, Herrero-Beites AM. Clinical manifestations and diagnosis of gout. Rheum Dis Clin North Am. 2014;40(2):193-206.
19. Ramos YFM, Bos SD, Van Der Breggen R, Kloppenburg M, Ye K, Lameijer EW, et al. A gain of function mutation in TNFRSF11B encoding osteoprotegerin causes osteoarthritis with chondrocalcinosis. Ann Rheum Dis. 2015;74:1756-62.
20. Richette P, Doherty M, Pascual E, Barskova V, Becce F, Castañeda-Sanabria J, et al. 2016 updated EULAR evidence-based recommendations for the management of gout. Ann Rheum Dis. 2017;76(1):29-42.
21. Rosenthal AK, Ryan LM. Calcium pyrophosphate crystal deposition disease, pseudogout, and articular chondrocalcinosis. In: Koopman WJ, Moreland LW, editores. Arthritis and allied conditions. 15. ed. Filadélfia: Lippincott Williams & Wilkins; 2005. p. 2373.
22. Rosenthal AK, Ryan LM. Calcium pyrophosphate deposition disease. N Engl J Med. 2016;374(26):2575-84.
23. Zhang W, Doherty M, Bardin T, Barskova V, Guerne PA, Jansen TL, et al. European League Against Rheumatism recommendations for calcium pyrophosphate deposition. Part I: Terminology and diagnosis. Ann Rheum Dis. 2011;70:563-70.
24. Williams CJ, Pendleton A, Bonavita G, Reginato AJ, Hughes AE, Peariso S, et al. Mutations in the amino terminus of ANKH in two US families with calcium pyrophosphate dihydrate crystal deposition disease. Arthritis Rheum. 2003;48(9):2627-31.
25. Yan F, Xue X, Lu J, Dalbeth N, Qi H, Yu Q, et al. Superiority of Low-Dose Benzbromarone to Low-Dose Febuxostat in a Prospective, Randomized Comparative Effectiveness Trial in Gout Patients With Renal Uric Acid Underexcretion. Arthritis Rheumatol. 2022;74(12):2015-23.

D&T InforMed Clínica Médica

SEÇÃO 5

CUIDADOS PALIATIVOS

14

Cuidados paliativos: rotação de opioides

Raif Restivo Simão

Felipe Carvalho Barros Sousa

Glauco Cabral Marinho Plens

Daniel Costa Guimarães

DEFINIÇÃO

- Troca de um opioide para outro, ou da via de administração da medicação, objetivando promover melhor efeito analgésico e/ou reduzir efeitos adversos.

CONCEITOS GERAIS

- Os opioides constituem-se em uma classe de medicações comumente utilizadas para analgesia em pacientes graves, em especial (porém não unicamente) nos casos de pacientes com doenças oncológicas.
- Tal classe faz parte do manejo de dor proposto pela Organização Mundial da Saúde (OMS), por meio da escada analgésica (Figura 1). O conceito da escada analgésica consiste no escalonamento da terapia analgésica por degraus – primeiro, se propõe o uso de analgésicos e anti-inflamatórios. Caso a dor persista, deve-se subir um degrau e associar opioides fracos ou opioides fortes em baixa dose. Se mesmo assim a dor persistir, sobe-se mais um degrau e substituem-se os opioides fracos por opioides fortes. Em todos os degraus, é indicado o uso de adjuvantes para controle álgico, a depender do tipo de dor apresentada pelo paciente.
- Portanto, é importante saber as indicações do uso de opioides no manejo de dor, as opções a serem utilizadas em casos específicos, os efeitos colaterais desses medicamentos (Tabela 1), as interações medicamentosas entre

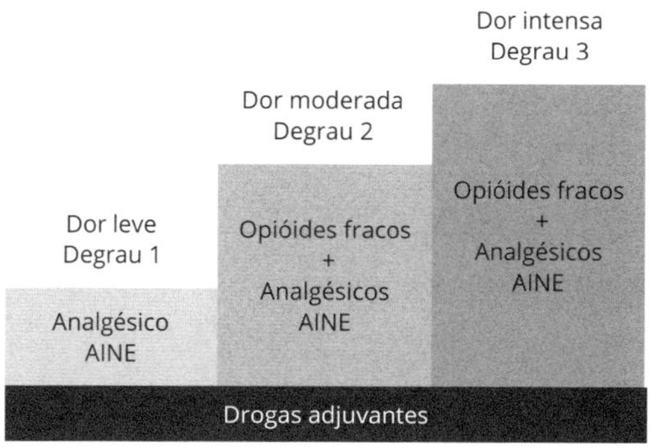

FIGURA 1
Escada analgésica de dor da Organização Mundial da Saúde (OMS).

AINE: anti-inflamatórios não esteroides.
Fonte: extraída e adaptada de WHO; Rangel O; Telles C, 2012.

opioides e outras medicações frequentemente utilizadas, conforme a seguir, e como transicionar a dose de um opioide para outro (ver tópico "Como fazer – passo a passo" a seguir), uma vez que todas essas habilidades fazem parte da prática clínica cotidiana.

- Interações medicamentosas que podem alterar o efeito de morfina, justificando ajustes de doses:
  - Reduzem efeito da morfina: carbamazepina, fenitoína, fenobarbital, rifampicina, benzodiazepínicos.
  - Aumentam efeito da morfina: fenotiazinas, antidepressivos tricíclicos, cimetidina.

EFEITOS COLATERAIS

- Euforia.
- Sedação.
- Xerostomia.
- Depressão respiratória.
- Miose.
- Supressão do reflexo de tosse.
- Tontura.

TABELA 1 Comparação entre opioides.

Droga	Via de administração	Início de ação	Intervalo de administração	Dose máxima	Efeitos adversos
Codeína	VO	30-45 minutos	A cada 4 horas – a cada 6 horas	360 mg/dia	Sonolência e obstipação
Tramadol	VO/EV/SC	60 minutos	A cada 4 horas – a cada 8 horas	400 mg/dia	Náuseas, vômitos, xerostomia e tontura
Morfina	VO/EV/SC/VR	VO: 30 minutos EV: 5-10 minutos	A cada 4 horas Se liberação prolongada: a cada 12 horas	Sem dose-teto*	Depressão respiratória, tontura, retenção urinária e hipersensibilidade
Oxicodona	VO	1-3 horas Absorção bifásica: novo pico após 6-7 horas	A cada 12 horas	Sem dose-teto*	Náuseas, vômitos, prurido, obstipação, sonolência
Metadona**	VO/EV/SC/VR	30-60 minutos	A cada 8 horas – a cada 12 horas	Sem dose-teto*	Obstipação, sudorese, prolongamento de intervalo QT
Fentanila***	TD/EV	6-12 horas	A cada 72 horas	Sem dose-teto*	Confusão, tontura, fadiga, obstipação, sedação, náuseas, vômitos, eritema no local de aplicação do adesivo
Buprenorfina	TD	17 horas (alcança equilíbrio em 72 horas)	A cada 7 dias	Adesivo de 20 mcg/h	Locais em área de aplicação com risco de abstinência em pacientes já em uso de opioides. Compartilha outros efeitos adversos com outros opioides, como constipação e depressão respiratória (em menor magnitude, no entanto)

* Não há dose máxima estabelecida, porém deve-se ficar atento à presença de sinais de intoxicação.
** A metadona possui meia-vida longa (30 horas). Sendo assim, o controle álgico adequado em geral só é obtido de 2 a 3 dias após a primeira dose.
*** Usualmente, demora-se 12 a 24 horas para atingir a concentração sérica adequada de fentanila. Em razão da aplicação transdérmica, a absorção é reduzida em pacientes vasoconstritos e aumentada em pacientes com vasodilatação periférica. Não se deve cortar o adesivo de fentanila em nenhuma circunstância.
EV: via endovenosa; SC: via subcutânea; TD: via transdérmica; VO: via oral; VR: via retal.

- Fadiga.
- Retenção urinária.
- Náuseas e vômitos.
- Obstipação.
- Contração da vesícula biliar.
- Sudorese.
- Rubor.
- Prurido.
- Broncoconstrição.
- Prolongamento do intervalo QT.

SITUAÇÕES ESPECÍFICAS

Insuficiência renal

- Melhor opção: metadona.
- Segunda opção: fentanila ou buprenorfina.
- Usar com cautela: morfina e oxicodona.
- Contraindicado: codeína.
- A correção de dose de acordo com a taxa de filtração glomerular deve ser sempre verificada (Tabela 2).

TABELA 2 Ajuste de dose de opioides em pacientes com insuficiência renal.

Taxa de filtração glomerular (mL/min)	Codeína	Morfina	Oxicodona	Metadona	Fentanila
> 50	Sem ajuste	Sem ajuste	Sem ajuste	Sem ajuste	Sem ajuste
10-50	Contraindicada	Reduzir dose em 25-50%	Reduzir dose em 50%	Sem ajuste	Reduzir dose em 25%
< 10	Contraindicada	Reduzir dose em 50-75%	Contraindicada	Reduzir dose em 25-50%	Reduzir dose em 50%

Insuficiência hepática

- Melhor opção: fentanila.
- Usar com cautela: morfina, oxicodona e tramadol.
- Contraindicado: metadona e codeína.
- Obs.: em caso de insuficiência renal e hepática, a melhor opção é fentanila.

INDICAÇÕES

- A rotação de opioides deve ser realizada nos seguintes casos:
  - Controle álgico inadequado.
  - Efeitos colaterais.
  - Interações medicamentosas potencialmente danosas.
  - Custos e disponibilidade de medicações.
  - Necessidade de troca da via de administração.
  - Hiperalgesia induzida por opioide.
  - Tolerância.
  - Variabilidade genética (pacientes podem ser metabolizadores rápidos ou lentos, tendo maior predisposição a um controle álgico inadequado ou à intoxicação por opioides, respectivamente).
  - Opiofobia (medo de utilizar morfina, que pode vir do próprio paciente ou de familiares, na maioria das vezes por associar o uso de tal medicação ao conceito de fim de vida).
- Ao propor a rotação de opioides, deve-se considerar se esta é realmente a melhor estratégia a ser adotada. É imperativo considerar também outras possibilidades, como a associação de outras classes de medicações e a otimização da terapia não farmacológica.

CHECKLIST

- Antes de fazer a rotação, deve-se verificar:
  - Adesão ao tratamento.
  - Acesso à medicação.
  - Otimização de medicações adjuvantes.
  - Paliação adequada dos efeitos colaterais decorrentes do uso do opioide.

- Opiofobia.

- É importante corrigir erros em algum(ns) desses pontos antes de fazer a rotação, a fim de garantir que esta seja bem indicada.

COMO FAZER – PASSO A PASSO

- Calcular a dose total diária (DTD) de opioide utilizada nas últimas 24 horas (incluindo resgates).
- Converter para dose equivalente de morfina VO (considerada como "padrão" para cálculos de conversão de doses de opioides).
- Calcular a dose do novo opioide utilizando tabelas de equivalência analgésica (Tabelas 3 e 4)*.
- Diminuir a dose do novo opioide em 20 a 30% (tolerância cruzada).
- Dividir a DTD do novo opioide pelo número de doses que serão administradas em um dia.
- Prescrever doses de resgate (cada dose de resgate deve corresponder a 1/6 da DTD).
- Recalcular a DTD todos os dias e atentar para efeitos adversos e sinais de intoxicação.

> * Existe mais de uma tabela de equivalência analgésica. A tabela apresentada neste texto corresponde à utilizada na prática clínica dos autores. É importante ressaltar, porém, que essas tabelas nem sempre derivam de evidências cientificamente relevantes, razão pela qual podem existir discrepâncias entre diferentes fontes. Reforça-se, ainda, que as ações da equipe devem ser guiadas não apenas por essas tabelas, mas também – e principalmente – pela resposta clínica individual de cada paciente.

- Obs. 1: ao contrário dos demais opioides, a metadona não possui relação de equivalência analgésica linear quando comparada com a morfina VO. Portanto, no caso da metadona, deve-se fazer o cálculo da dose utilizando a conversão da Tabela 5.
- Obs. 2: existe uma regra prática para facilitar a conversão de doses entre morfina VO e fentanila TD. De acordo com essa regra, um adesivo de 25 mcg de fentanila corresponde à dose de 60 mg de morfina VO por dia.

TABELA 3 Equivalência analgésica.

Droga	Potência
Codeína VO	1/10
Tramadol VO	1/5
Tramadol EV ou SC	1/10
Morfina VO	1
Morfina EV ou SC	3
Oxicodona VO	2
Fentanila TD	100

EV: via endovenosa; SC: via subcutânea; TD: via transdérmica; VO: via oral.

TABELA 4 Exemplo de conversão de dose de fentanila EV para TD.

Endovenoso	Transdérmico
8-25 mcg/h	25 mcg/h
26-42 mcg/h	50 mcg/h
43-58 mcg/h	75 mcg/h
59-75 mcg/h	100 mcg/h
Qualquer aumento acima de 17 mcg/h	Aumentar 25 mcg/h

TABELA 5 Conversão de dose de metadona.

Dose diária total de morfina	Idade	Razão (morfina:metadona)	Fator de divisão
< 1000 mg	< 65 anos	10:1	Dividir por 10
> 1000 mg	> 65 anos	20:1	Dividir por 20
1000-2000 mg	Qualquer	20:1	Dividir por 20
> 2000 mg	Qualquer	30:1	Dividir por 30

BUPRENORFINA

- A buprenorfina é um caso especial na rotação de opioides por ser um agonista parcial dos receptores opioides μ, podendo desencadear abstinência em pacientes usuários de agonistas completos, sendo necessários alguns cuidados na troca.
- Ser um agonista parcial não significa que o potencial analgésico é fraco, inclusive alguns estudos mostram efeito igual ou maior neste quesito.
- Devido à atuação completa nos receptores δ (delta) e κ (kappa), seu efeito é mais favorável no quesito de constipação, disforia, risco de abuso, depressão respiratória e transtornos de ideação suicida.

- Recomendações sobre a conversão para esta droga são as seguintes:
  - Considerar iniciar um agonista alfa-2-adrenérgico (exemplo clonidina) para manejo da abstinência.
  - Suspender a dose do outro opioide na noite anterior.
  - Equivalente de morfina menor que 30 mg/dia: iniciar com o adesivo de 5 mcg/h.
  - Equivalente de morfina entre 30 e 80 mg/dia: iniciar com o adesivo de 10 mcg/h.
  - Equivalente de morfina maior que 90 mg/dia: iniciar com o adesivo de 20 mcg/h (maior dose recomendada).

PRESCRIÇÃO NA PRÁTICA

Exemplo de prescrição (cada caso deve ser avaliado individualmente e a decisão deve ser tomada pelo médico responsável pelo caso).

- Como exemplo, vamos realizar a rotação de opioides, visando a prescrever fentanila TD para um paciente fictício que esteja em uso de oxicodona 20 mg VO a cada 4 horas:
  - Calcular DTD: 20 mg x 6 tomadas diárias = 120 mg.
  - Converter para dose equivalente de morfina VO utilizando a Tabela 3: a relação entre morfina e oxicodona é de 2:1, portanto, 120 mg de oxicodona VO/dia equivalem a 240 mg de morfina VO/dia.
  - Para calcular a dose de fentanila TD, utilizamos novamente a Tabela 3 e verificamos que a relação entre morfina VO e fentanila TD é de 1:100, portanto, 240 mg de morfina VO/dia equivalem a 2,4 mg - ou seja, 2.400 mcg - de fentanila TD/dia. Por sua vez, 2.400 mcg divididos em 24 horas de aplicação resultam em 100 mcg/h.
  - Ao diminuir a dose em 25%, chegamos em 75 mcg/h de fentanila TD (100 x 0,75 = 75).
  - Como o adesivo de fentanila é de uso contínuo, e não dividido em horários, neste caso não é necessário dividir a DTD pelo número de doses a serem administradas durante o dia.
  - Prescrever doses de resgate com morfina. Caso seja escolhida a morfina VO para o resgate, a dose deve ser 1/6 da DTD = 40 mg VO.
  - Diariamente, deve-se avaliar o paciente e o controle álgico, para recalcular a dose de opioide necessária e procurar eventuais sinais ou sintomas de intoxicação.

REFERÊNCIAS

1. Davis MP, Pasternak G, Behm B. Treating Chronic Pain: An Overview of Clinical Studies Centered on the Buprenorphine Option. Drugs. 2018;78(12):1211-28.
2. Fallon M, Dierberger K, Leng M, Hall PS, Allende S, Sabar R, et al. An international, open-label, randomised trial comparing a two-step approach versus the standard three-step approach of the WHO analgesic ladder in patients with cancer. Ann Oncol. 2022;33(12):1296-1303.
3. Filitz J, Griessinger N, Sittl R, Likar R, Schüttler J, Koppert W. Effects of intermittent hemodialysis on buprenorphine and norbuprenorphine plasma concentrations in chronic pain patients treated with transdermal buprenorphine. Eur J Pain. 2006;10(8):743-8.
4. Hand CW, Sear JW, Uppington J, Ball MJ, McQuay HJ, Moore RA. Buprenorphine disposition in patients with renal impairment: single and continuous dosing, with special reference to metabolites. Br J Anaesth. 1990;64(3):276-82.
5. Martins MA, Favarato MHS, Saad R, Morinaga CV, Ivanovic LF, Jorge MCP, et al. Manual do residente de clínica médica. 2nd ed. Barueri: Manole; 2017.
6. Raffa RB, Haidery M, Huang HM, Kalladeen K, Lockstein DE, Ono H, et al. The clinical analgesic efficacy of buprenorphine. J Clin Pharm Ther. 2014;39(6):577-83.
7. Rangel O, Telles C. Tratamento da dor oncológica em cuidados paliativos. Revista do Hospital Universitário Pedro Ernesto. 2012;11(2):32-7.
8. Serafini G, Adavastro G, Canepa G, De Berardis D, Valchera A, Pompili M, et al. The Efficacy of Buprenorphine in Major Depression, Treatment-Resistant Depression and Suicidal Behavior: A Systematic Review. Int J Mol Sci. 2018;19(8):2410.
9. Webster L, Gudin J, Raffa RB, Kuchera J, Rauck R, Fudin J, et al. Understanding Buprenorphine for Use in Chronic Pain: Expert Opinion. Pain Med. 2020;21(4):714-23.
10. World Health Organization. Health Topics. Palliative care. Disponível em: https://www.who.int/health-topics/palliative-care.
11. World Health Organization. WHO's cancer pain ladder for adults. 2020.

15

Cuidados paliativos: escalas de funcionalidade e principais formas de controle e tratamento

Isabela Carvalhinho Carlos de Souza

Daniel Costa Guimarães

PRINCÍPIOS BÁSICOS

- Os cuidados paliativos são ainda incipientes no Brasil. Muitos pacientes ainda falecem em instituições de saúde, ou sob cuidado de profissionais de saúde, sem traçar suas preferências de cuidados no fim da vida e seus respectivos objetivos de cuidado.
- Além disso, os médicos carecem de conhecimentos e competências em diretivas antecipadas de vontade, plano de cuidados, e cuidados paliativos, como o estabelecimento de metas e discussão de preferências de cuidados ao longo e principalmente, no final da vida.
- Segundo definição da Organização Mundial da Saúde (OMS), a abordagem em cuidados paliativos consiste em prática norteada pelos seguintes princípios:
  - Não abreviar nem prorrogar o processo de morte, entendido como um processo natural.
  - Melhorar a qualidade de vida do paciente e seus familiares.
  - Prevenir e aliviar o sofrimento.
  - Tratar e aliviar problemas físicos, psíquicos, familiares, sociais e espirituais.

INTRODUÇÃO

- A Resolução nº 41, de 31 de outubro de 2018, do Ministério da Saúde, define cuidados paliativos como "assistência promovida por uma equipe multidisciplinar, que objetiva a melhoria da qualidade de vida do paciente e seus familiares, diante de uma doença que ameace a vida, por meio da prevenção e do alívio do sofrimento, da identificação precoce, avaliação impecável e tratamento de dor e demais sintomas físicos, sociais, psicológicos e espirituais".

- Idealmente, o início do acompanhamento com o serviço de cuidados paliativos deve ser ao momento do diagnóstico de qualquer doença ameaçadora à vida: neoplasias, doenças neurológicas, doenças renais, HIV/AIDS, demências, pneumopatias, doenças cardiovasculares e internação em unidade de terapia intensiva (UTI).
- O preconizado é uma melhor e mais precoce integração dos cuidados paliativos com o tratamento ativo (Worldwide Palliative Care Alliance, 2014), conforme o esquema adaptado na Figura 1, a seguir:

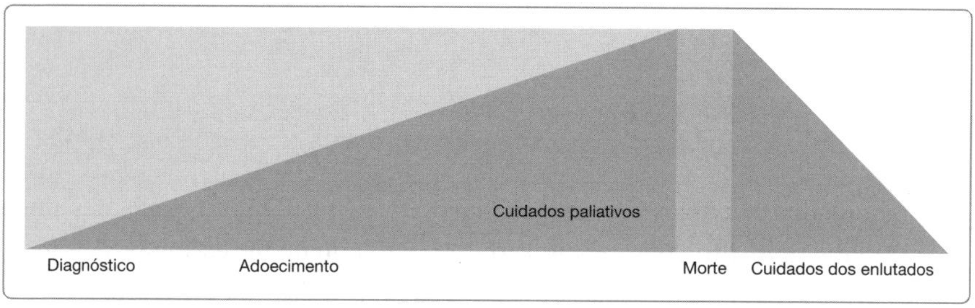

FIGURA 1

Tratamento modificador de doença (curativo, prolongador da vida ou com intenção paliativa).

Fonte: adaptado de World Health Organization, 2007.

- Em 31 de outubro de 2018, o Ministério da Saúde publicou a Resolução nº 41, que normatiza a oferta de cuidados paliativos como parte dos cuidados continuados integrados no âmbito do Sistema Único de Saúde (SUS). A resolução propõe que, nas redes de atenção à saúde, sejam claramente identificadas e observadas as preferências da pessoa doente quanto ao tipo de cuidado e tratamento médico que receberá. A resolução define que os cuidados paliativos estejam disponíveis em todo ponto da rede, na atenção básica, domiciliar, ambulatorial, hospitalar, urgência e emergência.
- Em 2006, o Conselho Federal de Medicina (CFM) publicou a Resolução nº 1.805, que diz: "É permitido ao médico limitar ou suspender procedimentos e tratamentos que prolonguem a vida do doente em fase terminal, de enfermidade grave e incurável, respeitada a vontade da pessoa ou de seu representante legal", que equivale, portanto, à permissão de realização da ortotanásia.

- Em que pese não haver lei específica que normatize os cuidados paliativos, são vários os amparos legais em favor dos direitos dos pacientes:
  - A Constituição Federal, com base no artigo 5º, inciso II, afirma que ninguém pode ser forçado a fazer ou ser obrigado a não fazer algo contra a sua vontade, a menos que determinado por lei, o paciente tem o direito de recusar tratamento médico.
  - Os incisos VI e VIII do mesmo artigo, garantem essa liberdade, o tratamento médico pode ser recusado em respeito às convicções filosóficas e crenças religiosas dos pacientes. Em outras palavras, é um direito constitucional que a vontade do paciente prevaleça sobre a terapêutica, opções

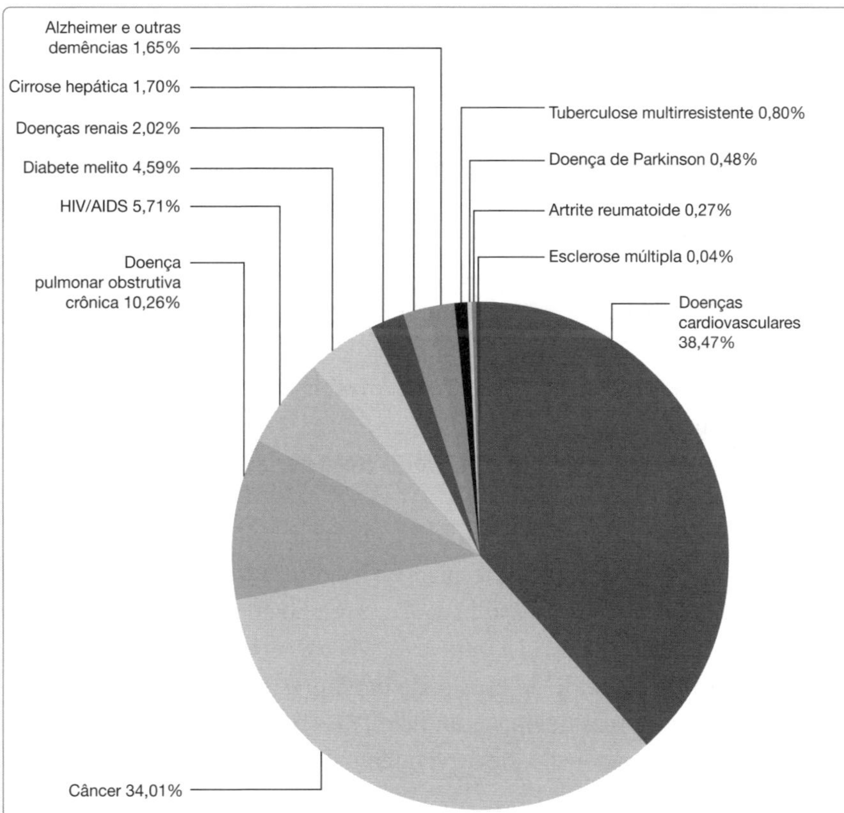

FIGURA 2

Principais doenças na população adulta do Global Atlas of Palliative Care at the End of Life (Worldwide Palliative Care Alliance, 2014).

Fonte: D'Alessandro MPS et al., 2020.

escolhidas pelo médico, mesmo que argumentos técnicos e profissionais sejam ignorados. Sendo uma decisão consciente, tomada por um paciente competente, após informações adequadas, a vontade do paciente deve ser respeitada.

- As referências ao direito do paciente de recusar o tratamento estão espalhadas por toda parte do Código Civil. O Artigo 15 diz que "ninguém pode ser obrigado a submeter-se, com risco de vida, a um tratamento médico ou intervenção cirúrgica". Os termos do artigo são imprecisos, pois a expressão "com risco de vida" pode levar à falsa conclusão de que, se não houver risco de morte, o paciente poderia ser constrangido ou forçado a aceitar tratamento ou intervenção cirúrgica, o que não é o espírito da lei. O novo Código Civil, promulgado em 2002, apresenta uma reviravolta na responsabilidade médica, mudando o que era considerado a principal obrigação do médico - salvar vidas por todos os meios - e dando poderes (e, como consequência, responsabilidades) aos pacientes e substitutos legais, deixando-os interferir e decidir por conta própria, de acordo com os princípios bioéticos da autonomia do paciente.
- As normas auxiliam nas decisões em saúde, considerando prognósticos, diretivas antecipadas de vontade, planejamento de cuidados, conflitos de valor, sedação paliativa, possibilitando maior segurança para a atuação do profissional de saúde.
- Cuidados paliativos não se confundem com omissão de socorro ou facilitação para a eutanásia.
- Considerar que, em algumas condições, escalonar medidas não é a melhor assistência para o paciente.
- A discussão sobre proporcionalidade de medidas apoia a alocação adequada de recursos e deve incluir aspectos técnicos do quadro e a escuta ativa do paciente.
- A tomada de decisão compartilhada é o caminho ético para a definição de como proceder.
- O prognóstico depende de uma série de fatores: a doença de base e sua gravidade clínica sem dúvida é um deles, mas outros fatores, como idade, comorbidades, funcionalidade e tratamentos já realizados, também desempenham importante papel.
- Pela complexidade do assunto, recomenda-se associar a impressão clínica à utilização de escalas de avaliação prognóstica validadas na literatura.
- Para a adequada ação, os profissionais de saúde devem saber do interesse de cada paciente quanto ao seu prognóstico em uma comunicação individuali-

zada, e se desenvolver sobre proporcionalidade do cuidado, comunicação de más notícias, reunião familiar e diretivas antecipadas de vontade.

- Antes das escalas de avaliação prognóstica, sabe-se que alguns marcadores gerais se associam a um pior prognóstico:
  - Infecções recorrentes e de difícil tratamento.
  - Piora significativa da ingesta alimentar (perda não intencional > 10% de peso nos últimos 6 meses, ou hipoalbuminemia ou disfagia com aspiração).
  - Perda da funcionalidade, com maior dependência de terceiros para a realização das atividades básicas da vida diária.
  - Associação de múltiplas comorbidades.
- Para cada condição, são empregadas escalas prognósticas específicas:
  - Idade: a idade por si só não define prognóstico. Para idosos com comorbidades, a ferramenta BISEP (*Burden of Illness Score for Elderly Persons*) estima a mortalidade em 1 ano de idosos que tiveram uma internação hospitalar.
  - O índice de comorbidades de Charlson é uma escala clássica que estima a mortalidade em 10 anos – quanto maior a pontuação, maior a chance de falecimento no período:
    - https://www.mdcalc.com/charlson-comorbidity-index-cci
  - A estimativa da mortalidade de pacientes com insuficiência cardíaca a partir do estudo MAGGIC (*Meta-Analysis Global Group in Chronic Heart Failure*):
    - https://www.researchgate.net/publication/291545053_Predicting_survival_in_heart_failure_a_risk_score_based_on_39_372_patients_from_30_studies
  - O índice BODE (*The Body-Mass Index, Airflow Obstruction, Dyspnea, and Exercise Capacity Index*) estima a sobrevida em 4 anos de pacientes com doença pulmonar obstrutiva crônica:
    - https://www.mdcalc.com/bode-index-copd-survival#evidence
  - A classificação de Child-Pugh é clássica para pacientes cirróticos e utiliza critérios clínicos e laboratoriais, sendo metodologia simples de cálculo. O MELD (*Model For End-Stage Liver Disease*) Score é mais complexo, mas tem melhor acurácia:
    - https://www.mdcalc.com/child-pugh-score-cirrhosis-mortality
    - https://www.mdcalc.com/calc/78/meld-score-model-end-stage-liver-disease-12-older
  - Insuficiência renal crônica, acidente vascular cerebral e demência podem demandar busca por prognóstico:

- https://eprognosis.ucsf.edu/calculators/
- Neoplasias malignas: a avaliação prognóstica em Oncologia é específica e muito dinâmica, devido ao contínuo desenvolvimento terapêutico. De modo geral, o prognóstico se agrava para tumores metastáticos, em especial para aqueles que acometem órgãos como pulmão, fígado e sistema nervoso central. A funcionalidade está diretamente relacionada ao prognóstico em Oncologia. Quanto pior a funcionalidade, maior a chance de toxicidade com o tratamento e menor a provável sobrevida. A seguir estão as duas escalas mais utilizadas para avaliar funcionalidade em Oncologia: ECOG e Karnofsky.

ESCALAS DE FUNCIONALIDADE

- Instrumentos desenvolvidos para padronizar a avaliação de funcionalidade e prognóstico em pacientes com doenças crônico-degenerativas (Quadros 1 e 2):

QUADRO 1 Escala de Funcionalidade *Eastern Cooperative Oncology Group* (ECOG).

0	Totalmente ativo e sem restrições às atividades
1	Restrição a atividade física vigorosa, capaz de trabalhos leves e sedentários
2	Incapaz de trabalho, capaz de autocuidado. Em pé pelo menos 50% das horas em que permanece acordado
3	Autocuidado limitado. Mais de 50% do tempo confinado ao leito ou à cadeira
4	Totalmente incapaz para autocuidado. Confinado ao leito ou à cadeira

QUADRO 2 Escala de Funcionalidade de Karnofsky.

100	Sem queixas ou evidências de doença
90	Poucos sintomas da doença, capaz de realizar atividades normais
80	Alguns sintomas da doença, capaz de realizar atividades normais com esforço
70	Capaz para autocuidados, porém incapaz para atividades normais
60	Requer auxílio ocasional para o autocuidado e para a maioria das atividades
50	Requer auxílio considerável e cuidado frequente
40	Incapacitado, requer cuidado especial e auxílio
30	Hospitalização, porém não está em morte iminente
20	Muito doente, requer cuidados contínuos e avaliação médica frequente
10	Moribundo, em processo de morte

- O e-Prognosis é um *site* em inglês da University of California San Francisco com ferramentas de avaliação prognóstica validadas na literatura. Nesse *site* há perguntas sobre o paciente (ex.: ambulatorial ou está internado), o que auxilia na seleção de quais ferramentas utilizar para determinada situação.
- O planejamento implica conhecer e desenvolver:
  - Valores de vida e desejos de cuidado do paciente e da família.
  - Possíveis situações clínicas e respectivos desfechos.
  - Opções de tratamento.
  - Diretivas antecipadas de vontade.
  - Opções de cuidados de fim de vida.
- Etapas do planejamento:
  - Avaliar a capacidade do paciente em tomar decisões.
  - Saber se o paciente quer se envolver no processo de tomada de decisão ou delegar.
  - Obter permissão para conversar sobre o estado de saúde.
  - Verificar o entendimento do paciente e dos familiares.
  - Explorar crenças e valores.
  - Informar utilizando linguagem verbal e não verbal, de modo claro e objetivo.
  - Questionar sobre procedimentos invasivos.
  - Explicar os riscos e benefícios de tratamentos e medidas invasivas, sanando dúvidas.
  - Introduzir os assuntos de forma gradativa.
  - Compartilhar cuidados avançados com equipe de saúde, paciente e família.
  - Definir atual ou futuro representante do paciente, quando este não tiver condições de verbalizar.
  - Estimular o paciente a definir preferências e comunicá-las aos seus familiares.
  - Sempre registrar tais preferências em prontuário.
  - Lembrar-se de rever as preferências do paciente, periodicamente.

CONTROLE DE SINTOMAS

Controle da dor

- A dor é um dos sintomas mais frequentes em pacientes com doenças crônico-degenerativas.
- Seu controle é fundamental para garantir qualidade de vida ao paciente.
- A abordagem deve ser interdisciplinar, envolvendo médico, fisioterapeuta, psicólogo, enfermeira, terapia ocupacional, familiares e qualquer outra abordagem pertinente ao paciente.
- A abordagem farmacológica se baseia no uso de medicações analgésicas (Figura 3).

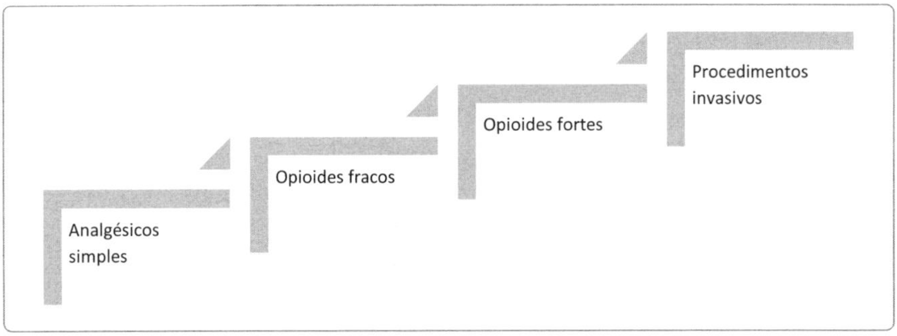

FIGURA 3
Escala do controle da dor: inicia-se com analgésicos simples, para dor fraca, escalonando até opioides fortes e procedimentos invasivos, para controle de dor forte e refratária.

- Analgésico simples: são comumente usados anti-inflamatórios não hormonais (AINE), dipirona e paracetamol.
- Adjuvantes: podem ser utilizados relaxantes musculares, antidepressivos, neurolépticos e anticonvulsivantes como drogas adjuvantes no controle da dor.
- Opioides: muito utilizados em pacientes oncológicos e não oncológicos em fase final de vida (Tabela 1).
  - Devem ser iniciados com a menor dose possível, para atingir a analgesia adequada.
  - Por vezes a etapa de opioides fracos pode ser pulada para opioides fortes em baixas doses, sem aparente prejuízo, tendo em vista o custo elevado.
  - Devem ser iniciados com formulações de liberação imediata até estabelecer-se dose efetiva, e após isso modificar para liberações prolongadas.

TABELA 1 Comparação entre opioides.

		Dose	Potência em relação à morfina	Vantagens	Desvantagens
Fracos	Tramadol	Até 400 mg/dia, a cada 6 horas	VO: 1:5 EV: 1:10	Bom para dor neuropática	Náuseas e vômitos frequentes
	Codeína VO	Até 360 mg/dia, a cada 4 horas	1:10	Efeito antitussígeno	Constipação intestinal
Fortes	Morfina	Sem dose máxima definida, a cada 4 horas	VO: 1:1 EV: 3:1	Dialisável Titular até a dose máxima tolerada pelo paciente, atentando para sinais de intoxicação (bradipneia e miose)	Constipação intestinal Excreção renal: pacientes com taxa de filtração glomerular reduzida são mais propensos a intoxicação
	Metadona	Sem dose máxima, até a cada 6 horas	VO: 5:1 EV: 10:1	Indicada para dor neuropática Sem excreção renal	Não dialisável Meia-vida longa Risco de intoxicação
	Fentanila	Transdérmico, o adesivo, 72 horas de duração; liberação de 12,5 a 25 mcg/h	1:100	Meia-vida longa, mantendo nível sérico ao longo do dia	Não deve ser utilizada para dor aguda

VO: via oral; EV: via endovenosa.

- Intoxicação por opioide:
  - Sinais e sintomas:
    - Bradipneia.
    - Sonolência e rebaixamento do nível de consciência.
    - Miose.
  - Conduta:
    - Grave: suspender a dose e reduzir em 50% as doses seguintes.
    - Leve a moderada: reduzir em 50% a dose.
    - Antídoto: naloxona – considerar em intoxicação grave.

Controle de sintomas gastrointestinais

- Pacientes em cuidados paliativos frequentemente apresentam sintomas gastrointestinais, sendo os mais comuns:
  - Náuseas e vômitos: secundários a medicações (quimioterápicos, antibióticos), ansiedade, distúrbios hidroeletrolíticos, gastroparesia.
  - Constipação: secundária a medicações (principalmente opioides) e distúrbios hidroeletrolíticos.
  - Hiporexia: costuma ser multifatorial.
  - Xerostomia: pode ser causada por medicações e afeta até 77% dos pacientes em cuidados paliativos.
- Os sintomas devem sempre ser identificados e tratados, a princípio, com medidas não farmacológicas, como:
  - Fracionar refeições e passar por avaliação da fonoaudiologia: conforme necessidade, adaptar dieta para pastosa, líquida e com uso de espessantes.
  - Utilizar balas e sucos ácidos pode auxiliar em sintomas como xerostomia e disgeusia (alteração do paladar).
  - Por outro lado, alimentos ácidos devem ser evitados se sialorreia e mucosite.
- Além disso, pode ser associado tratamento farmacológico, detalhado na Tabela 2.

TABELA 2 Medicações utilizadas para sintomas gastrointestinais.

	Droga	Comentário
Náuseas e vômitos	Procinéticos ▪ Domperidona 30 a 90 mg a cada 4 horas ▪ Metoclopramida 10 a 20 mg a cada 6 horas	De escolha para estase gástrica Atentar para alargamento do intervalo QT e sintomas extrapiramidais
	Ondansetrona 8 mg a cada 8 horas	De escolha para náuseas associadas a quimioterapia Atentar para alargamento do intervalo QT
	Haloperidol 1,5 a 5 mg/dia	De escolha para náuseas induzidas por opioides Atentar para alargamento do intervalo QT e sintomas extrapiramidais
	Aprepitanto 125 mg no 1º dia, seguido de 80 mg nos próximos 2 dias	Útil para náusea tardia Pode ocasionar soluços, fadiga e ansiedade
Constipação	Bisacodil 5 a 15 mg/dia	De escolha para constipação secundária a uso de opioides
	Lactulose 15 a 30 mL/dia	Laxante osmótico Pode ocasionar náuseas, distensão abdominal, cólicas e flatulência
	Picossulfato 5 a 10 mg/dia	Também pode ser utilizado para constipação secundária a uso de opioides
	Clister de glicerina 12% 500 mL	Ação osmótica e de amolecimento das fezes Aplicar lentamente, 1 x/dia, conforme necessidade
Xerostomia	Saliva artificial	Poucos efeitos colaterais associados Sem dose máxima, titular conforme a necessidade do paciente
	Pilocarpina 15 a 30 mg/dia	Rubor, cefaleia, calafrios, tontura, náuseas, rinite e diaforese são os efeitos colaterais mais comuns
Hiporexia	Dexametasona 4 mg/dia	O uso por longo prazo pode ocasionar hiperglicemia, hipertensão e ganho de peso

(continua)

TABELA 2 Medicações utilizadas para sintomas gastrointestinais. (*continuação*)

	Droga	Comentário
Hiporexia	Megestrol 200 a 600 mg/dia	Progestágeno Aumenta o risco de trombose venosa profunda
Soluços	Clorpromazina 25 a 50 mg VO a cada 6 horas	Droga mais estudada para tratamento de soluço Atentar para efeito sedativo, sintomas extrapiramidal, hipotensão, taquicardia e convulsões, especialmente em idosos
Diarreia	Loperamida 4 mg seguida de 2 mg a cada 2 a 4 horas	Sem efeitos sistêmicos, pode causar efeitos colaterais locais: cólica abdominal, náuseas e constipação

VO: via oral.

OBSTRUÇÃO INTESTINAL MALIGNA

Algoritmo para conduta clínica

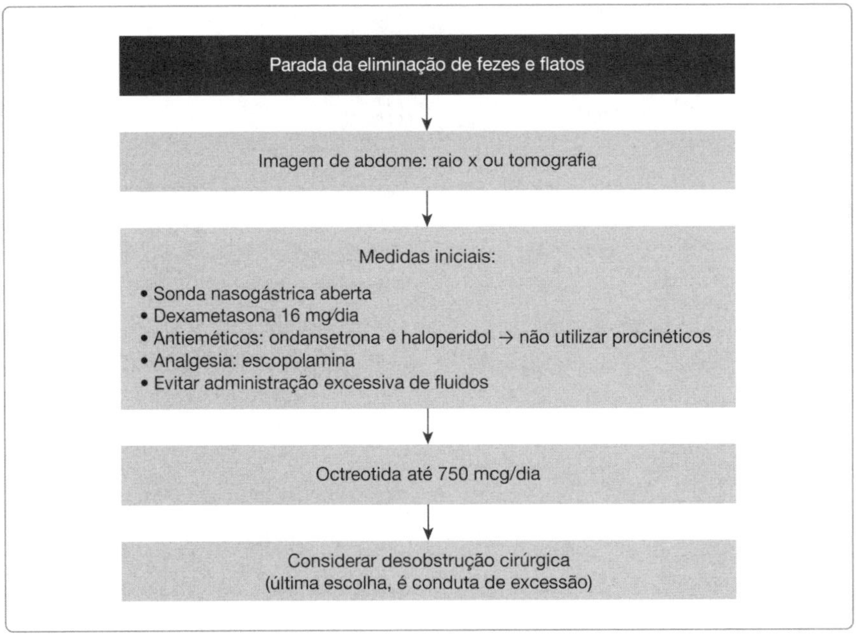

DISPNEIA

- A incidência chega a 78% no último ano de vida, podendo ser por:
  - Causas mecânicas: doença pulmonar obstrutiva crônica (DPOC), distúrbio restritivo, derrame pleural, obstrução de vias aéreas.
  - Fraqueza neuromuscular.
  - Aumento na demanda ventilatória: hipóxia, hipercapnia, anemia, acidose metabólica.
- O tratamento se baseia em promover alívio dos sintomas, conforme a seguir:
  - Opioides: causam redução da percepção central de dispneia, redução do consumo de O_2 e aumento da função cardiovascular.
  - Codeína 30 mg a cada 4 horas.
  - Morfina 5 mg VO ou 2 mg IV a cada 4 horas.
  - Ansiolíticos: em associação com os opioides.
  - Lorazepam 0,5 a 1 mg VO a cada 1 hora até o controle e, a seguir, a cada 4 a 6 horas.
  - Diazepam 5 a 10 mg IV, a cada 1 hora e, a seguir, a cada 6 a 8 horas.
  - Clonazepam 0,25 a 2 mg VO a cada 12 horas.
  - Midazolam 0,5 mg IV a cada 15 minutos ou em bomba de infusão.
  - Oxigênio: indicado apenas se hipoxemia. Porém, a estimulação sensorial ao nervo trigêmeo e pelo efeito placebo pode ser útil em alguns casos.

BRONCORREIA

- Pode ocasionar a sororoca, respiração ruidosa muito comum no fim da vida.
- O tratamento visa ao conforto do paciente. Em geral, não gera desconforto, sendo mais importante orientar os familiares sobre o sintoma.
- Se necessário, podem ser feitas medidas farmacológicas visando reduzir a quantidade de secreção:
  - Anticolinérgicos:
    - Hioscina 10 mg VO, IV ou SC até a cada 4 horas.
    - Atropina colírio na cavidade oral 2 gotas até a cada 6 horas.
  - Octreotida: pode causar melhora temporária, porém é cara e pouco disponível para este fim.
  - Inalação com ipratrópio.

SEDAÇÃO PALIATIVA

- Indicações: presença de ao menos um sintoma refratário às outras medidas.
- Objetivos: aliviar o sofrimento e controlar sintomas na fase final de vida.
- Importante:
  - Esgotar todas as outras medidas antes, incluindo solicitar avaliação por equipe de cuidados paliativos ou outra especialidade pertinente.
  - Explicar os objetivos e efeitos da sedação paliativa ao paciente e aos familiares, que devem estar de acordo.
  - Registrar tudo em prontuário.
- Medicamentos:
  - Midazolam 2 a 5 mg IV em *bolus* por hipodermóclise (HDC), seguidos de 0,5 a 1,5 mg/h em bomba de infusão.
  - Se necessário, associar clorpromazina 12,5 mg IV a cada 4-12 horas ou 3 mg/h em bomba de infusão.
  - Se não houver boa resposta, suspender as anteriores e iniciar fenobarbital 2-3 mg/h IV ou HDC.

REFERÊNCIAS

1. Carvalho RT, Parsons HF. Manual de Cuidados Paliativos ANPC. 2nd ed. ANCP; 2012.
2. D'Alessandro MPS, Pires CT, Forte DN, coordenadores. Manual de cuidados paliativos. São Paulo: Hospital Sírio-Libanês, Ministério da Saúde; 2020.
3. Fallon M, Dierberger K, Leng M, Hall PS, Allende S, Sabar R, et al. An international, open-label, randomised trial comparing a two-step approach versus the standard three-step approach of the WHO analgesic ladder in patients with cancer. Ann Oncol. 2022;33(12):1296-1303.
4. Martins MA, editor. Manual do Residente de Clínica Médica. 2nd ed. Manole, 2017.
5. Paice JA, Bohlke K, Barton D, Craig DS, El-Jawahri A, Hershman DL, et al. Use of Opioids for Adults With Pain From Cancer or Cancer Treatment: ASCO Guideline. J Clin Oncol. 2023;41(4):914-30.
6. World Health Organization. Cancer Control: Knowledge into Action: WHO Guide for Effective Programmes. Genebra: World Health Organization; 2007.

D&T InforMed Clínica Médica

SEÇÃO 6

DISTÚRBIOS METABÓLICOS

16

Controle glicêmico hospitalar e hiperglicemia hospitalar em pacientes não críticos com diabete melito tipo 2: diagnóstico, monitorização e tratamento

Marcos Tadashi Kakitani Toyoshima

DEFINIÇÃO

- Hiperglicemia hospitalar: qualquer valor de glicemia acima de 140 mg/dL em ambiente hospitalar.

DIAGNÓSTICO

Sinais e sintomas de hiperglicemia

- Assintomático (a maioria dos pacientes).
- Perda de peso.
- Polidipsia (aumento da sede).
- Poliúria.
- Noctúria.
- Polifagia.
- Desidratação.
- Visão embaçada.
- Hálito cetônico.
- Taquipneia.
- Fraqueza.
- Dor abdominal.
- Perda de apetite.

- Fadiga.
- Sonolência.
- Convulsão.
- Coma.

Fatores de risco para hiperglicemia hospitalar

- Diabete melito prévio.
- Pré-diabete.
- Piora do estado clínico.
- Uso de corticosteroides em doses altas.
- Pancreatite.
- Insuficiência hepática.
- Infusão parenteral de glicose.
- Nutrição enteral.
- Nutrição parenteral.
- Uso de drogas vasoativas.

TRATAMENTO

Pilares do manejo do controle glicêmico hospitalar

- Monitorização glicêmica de todos os pacientes, independentemente dos pacientes terem ou não histórico de diabete melito (DM).
- Detecção de hiperglicemia hospitalar em pacientes com ou sem DM.
- Solicitação de hemoglobina glicada (HbA1c) na admissão, caso não tenha nos últimos 3 meses, para todos os pacientes que desenvolverem hiperglicemia hospitalar (glicemia > 140 mg/dL).
- Tratamento da hiperglicemia hospitalar.
- Protocolo de hipoglicemia hospitalar.
- Educação em diabete.
- Plano de alta.

Monitorização glicêmica hospitalar

- Glicemia capilar antes das refeições para pacientes que estão em dieta oral.

- Glicemia capilar a cada 4, 6 ou 8 horas para pacientes que estão em jejum, dieta enteral ou dieta parenteral.
- Duração da monitorização:
  - Pacientes com diabete melito (DM) conhecido: durante toda a internação hospitalar.
  - Pacientes sem DM e com hiperglicemia persistente: durante toda a internação hospitalar.
  - Pacientes sem DM e com fatores de risco para hiperglicemia hospitalar: monitorar por pelo menos 24-48h. Manter monitorização, caso haja hiperglicemia persistente.

Tratamento da hiperglicemia hospitalar

- Tratamento recomendado: insulinoterapia.
- Recomenda-se suspender medicamentos de uso ambulatorial para o diabete melito, incluindo antidiabéticos orais, exceto insulinoterapia. Exceções: internações de curta duração, pacientes em programação de alta hospitalar.
  - Observação: os inibidores de dipeptidil peptidase-4 (iDPP4) são as drogas orais mais estudadas para controle glicêmico hospitalar, podendo ser utilizadas em indivíduos com HbA1c < 7,5%, glicemias < 180 mg/dL e tratamento ambulatorial com antidiabéticos orais ou insulinoterapia com dose total diária < 0,6 unidade/kg/dia.
- Quando iniciar insulinoterapia?
  - Hiperglicemia persistente > 180 mg/dL.
- Alvos de tratamento:
  - Recomendação de glicemia entre 100 e 180 mg/dL.
  - Evitar episódios de hipoglicemias.
- Esquemas de insulinoterapia recomendados:
  - Esquema basal-*bolus*, basal-*plus*, basal-*plus* + inibidor de dipeptidil peptidase-4 (iDPP4), ou *bolus*-correção de insulinoterapia.
  - Atenção aos indivíduos com diabete melito tipo 1 (ou insulinodependente), ver tópico: "Importante: glicemia e segurança do paciente".
  - Protocolo do aplicativo InsulinAPP (http://www.insulinapp.com.br).
- Esquema de insulinoterapia não recomendado:
  - Esquema de escalonamento de doses de insulina, também conhecido pelo termo em inglês *sliding scale* insulin (insulina de ação curta, rápida ou ultrarrápida, conforme glicemia capilar de horário).

- Esquema basal-*bolus*:
  - Definição: uso de insulina basal + insulina de ação curta, rápida ou ultrarrápida em *bolus* antes das refeições + correção da hiperglicemia com insulina de ação curta, rápida ou ultrarrápida.
  - Prescrição inicial recomendada:
    - Insulina basal 0,2 UI/kg/dia (NPH ou glargina U100, detemir, degludeca ou glargina U300), correspondendo a 50% da dose total diária de insulina.
    - Insulina de ação curta (regular ou R), rápida (asparte rápida, lispro ou glulisina) ou ultrarrápida (asparte ultrarrápida) em *bolus* prandial 0,2 UI/kg/dia, correspondendo aos outros 50% da dose total diária de insulina.
    - Insulina de ação curta, rápida ou ultrarrápida de correção (suplementar), caso ocorram hiperglicemias antes das refeições (Tabela 1).
  - As doses totais calculadas de insulina basal e *bolus* prandial devem ser divididas pelo número de aplicações necessárias, respeitando o tempo de ação das insulinas (Figura 1).
  - Caso o paciente que esteja em esquema basal-*bolus* de insulina venha a ficar em jejum, deve-se modificar o esquema de insulina para basal-*plus* até que alimentação por boca seja reiniciada.
- Esquema basal-*plus*:
  - Definição: insulina basal + correção da hiperglicemia com insulina de ação curta, rápida ou ultrarrápida.
  - Prescrição inicial recomendada:
    - Insulina basal (NPH ou glargina U100, detemir, degludeca ou glargina U300) 0,2 UI/kg/dia.
    - Insulina de ação curta, rápida ou ultrarrápida de correção (suplementar), caso ocorram hiperglicemias antes das refeições, de acordo com a glicemia capilar (Tabela 1).
- Esquema basal-*plus* + inibidor de dipeptidil peptidase-4 (iDPP4):
  - Definição: insulina basal + iDPP4 + correção da hiperglicemia com insulina de ação curta, rápida ou ultrarrápida.
  - Prescrição inicial recomendada:
    - Insulina basal (NPH ou glargina U100, detemir, degludeca ou glargina U300) 0,2 UI/kg/dia.
    - iDPP4 (sitagliptina 50 a 100 mg/dia, saxagliptina 5 mg/dia ou linagliptina 5 mg/dia).

    - Insulina de ação curta, rápida ou ultrarrápida de correção (suplementar), caso ocorram hiperglicemias antes das refeições, de acordo com a glicemia capilar (Tabela 1).
- Esquema *bolus*-correção:
  - Definição: uso de insulina de ação curta, rápida ou ultrarrápida em *bolus* antes das refeições + correção da hiperglicemia com insulina de ação curta, rápida ou ultrarrápida.
  - Prescrição inicial recomendada:
    - Insulina de ação curta (regular ou R), rápida (asparte rápida, lispro ou glulisina) ou ultrarrápida (asparte ultrarrápida) em *bolus* prandial 0,2 UI/kg/dia.
    - Insulina de ação curta, rápida ou ultrarrápida de correção (suplementar), caso ocorram hiperglicemias antes das refeições (Tabela 1).
  - Caso o paciente que esteja em esquema *bolus*-correção de insulina venha a ficar em jejum, deve-se suspender o componente prandial da insulina e aplicar somente a dose de correção até que alimentação por boca seja reiniciada.

TABELA 1 Suplementação de insulina, de acordo com a glicemia capilar e o grau de resistência insulínica

Glicemia capilar (mg/dL)	Dose de insulina em paciente mais sensível à insulina (unidades)	Dose de insulina em paciente com sensibilidade usual à insulina (unidades)	Dose de insulina em paciente mais resistente à insulina (unidades)
100-140	Sem necessidade de suplementação	Sem necessidade de suplementação	Sem necessidade de suplementação
141-180	2	4	6
181-220	4	6	8
221-260	6	8	10
261-300	8	10	12
301-350	10	12	14
351-400	12	14	16
> 400	14	16	18

Fonte: adaptada de Umpierrez GE et al., 2012.

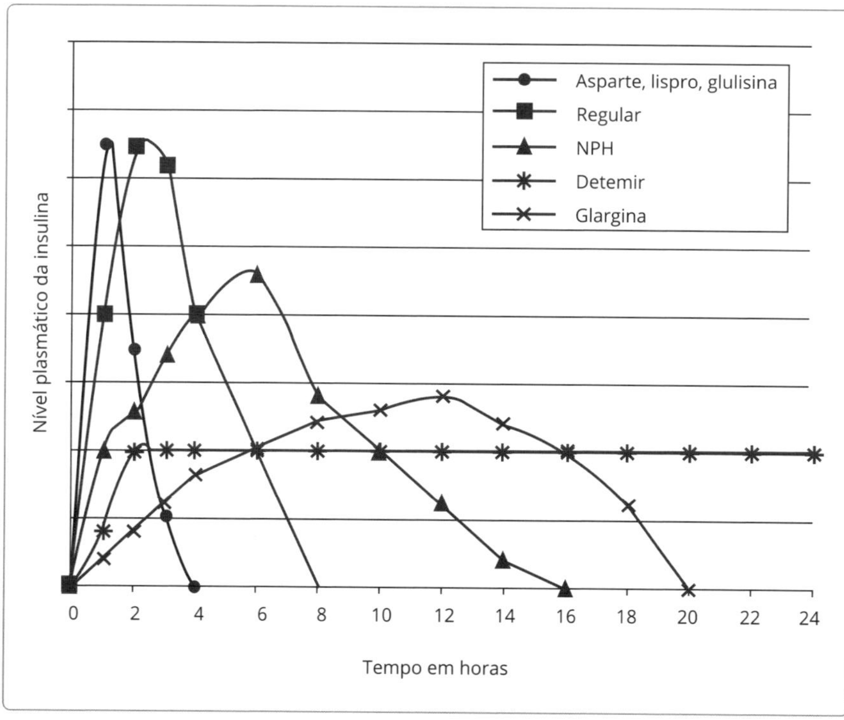

FIGURA 1
Perfil de ação das diferentes insulinas e análogos de insulina: início, pico e duração de ação.

Fonte: modificada de Horton HB; Subauste JS, 2016.

PRESCRIÇÃO NA PRÁTICA

Exemplo de prescrição (cada caso deve ser avaliado individualmente e a decisão deve ser tomada pelo médico responsável pelo caso).

- Glicemia capilar antes do café da manhã, antes do almoço e antes do jantar, se estiver se alimentando. Glicemia capilar a cada 4, 6 ou 8 horas, caso esteja em jejum.
- Insulina NPH 2 a 3 x/dia, glargina U100 ou U300 1 x/dia, degludeca 1 x/dia ou detemir 2 x/dia (dose inicial: 0,2 UI/kg/dia).

(continua)

(continuação)

- Insulina regular, lispro, asparte rápida, glulisina ou asparte ultrarrápida 3 x/dia (dose inicial: 0,2 UI/kg/dia), se estiver se alimentando.
- Suplementação de insulina regular, lispro, asparte rápida, glulisina ou asparte ultrarrápida 3 x/dia, conforme Tabela 1. Caso esteja em esquema basal-*bolus*: adicionar a dose de insulina ao item 3.
- Protocolo de hipoglicemia hospitalar (glicemia capilar < 70 mg/dL).

Acompanhamento dos pacientes

- Ajuste de doses de insulina: a cada 24-48h. Se a média de glicemia estiver acima do alvo, aumentar de 10-20% a dose total diária de insulina. Caso esteja abaixo do alvo, reduzir a dose total diária de insulina.
- Considerar acionamento de equipe especializada em controle glicêmico (p. ex., médicos endocrinologistas, diabetologistas ou hospitalistas) caso haja grande variabilidade glicêmica (episódios de hiper e hipoglicemias) ou dificuldade para atingir o controle glicêmico adequado.

IMPORTANTE: GLICEMIA E SEGURANÇA DO PACIENTE

- Dados da Sociedade Brasileira de Diabetes (SBD) mostram que a prevalência de diabete em pacientes internados varia de 15-35%, afetando 25% dos internados por cardiopatias, 30% dos portadores de infecções e até 50% dos idosos com demência e em nutrição enteral.
- A omissão ou excesso de doses de insulina chegam a afetar 1/3 dos hospitalizados, podendo desencadear situações de descompensações diabéticas (hiperglicemia) ou a hipoglicemia grave.
- Hiperglicemia em pessoas hospitalizadas com ou sem diagnóstico prévio de diabete se associa a desfechos adversos e prolongamento da internação.
- Insulinoterapia subcutânea deve ser o método de escolha, deixando o uso endovenoso apenas quando o paciente estiver em UTI ou instável hemodinamicamente.

- Antidiabéticos orais costumam ser ineficazes para o controle glicêmico intra-hospitalar, sendo muito úteis no preparo para alta.
- Indivíduos com diabete melito tipo 1 (ou insulinodependente) devem ser tratados desde a admissão com esquema de insulinoterapia basal-*bolus*, se estiverem se alimentando por via oral, gastrostomia ou sonda nasoenteral; ou basal-*plus*, se estiverem impossibilitados de se alimentar.
- Muitos pacientes internados requererão esquema basal-*bolus* para mimetizar a fisiologia pancreática. Para os que nunca fizeram uso, calcule a dose total diária de insulina. É bem mais seguro.
- Atenção ao uso de inibidor de dipeptidil peptidase-4 no hospital quanto aos efeitos adversos, contraindicações e aos custos dos medicamentos.
- O alvo glicêmico varia de acordo com os diferentes pacientes! Os muito críticos e os estáveis requerem abordagens diversificadas.
- Individualize o tratamento: não siga protocolos sem cuidadosa análise de cada caso.
- O controle glicêmico deve variar conforme o tipo de dieta. Veja o item "Prescrição na prática".
- Cuidado com hipoglicemia. Previna-a! Considerar o uso de dispositivos de medição contínua de glicose intersticial, se disponível, em indivíduos com risco aumentado de hipoglicemia.
- Analise e monte uma estratégia com base na evidência para usuários domiciliares de bomba de infusão de insulina, dieta enteral ou glicocorticoides.
- Atenção redobrada para persistência de hiperglicemia.
- Atenção na transição do cuidado.
- Prepare o paciente e a família.
- Lembre-se da equipe interprofissional. Interaja!
- As redes sociais estão ganhando espaço a fim de incentivar o cuidado e a atenção com os valores de glicemia.

REFERÊNCIAS

1. American Diabetes Association Professional Practice Committee. 16. Diabetes Care in the Hospital: Standards of Care in Diabetes-2025. Diabetes Care. 2025;48(Suppl 1):S321-S334.
2. Horton WB, Subauste JS. Top 10 facts to know about inpatient glycemic control. Am J Med. 2016;129(2):139-42.
3. Inzuchi SE. Management of hyperglycemia in the hospital setting. N Engl J Med 2006;355(18):1903-11.

4. Korytkowski MT, Muniyappa R, Antinori-Lent K, Donihi AC, Drincic AT, Hirsch IB, et al. Management of Hyperglycemia in Hospitalized Adult Patients in Non-Critical Care Settings: An Endocrine Society Clinical Practice Guideline. J Clin Endocrinol Metab. 2022;107(8):2101-28.
5. Marino EC, Momesso D, Toyoshima MTK, Ozorio MF, Schaan BD, Negretto L, et al. Rastreamento e Controle da Hiperglicemia Hospitalar em Pacientes Não-Críticos. Diretriz Oficial da Sociedade Brasileira de Diabetes (2024).
6. Toyoshima MT, Brandes PH, da Paz Lauterbach G, Moraes JR, de Paiva EF, Umpierrez GE, et al. InsulinAPP application protocol for the inpatient management of type 2 diabetes on a hospitalist-managed ward: a retrospective study. Arch Endocrinol Metab. 2022;66(4):498-505.
7. Toyoshima MT, de Souza AB, Admoni SN, Cukier P, Lottenberg SA, Latronico AC, et al. New digital tool to facilitate subcutaneous insulin therapy orders: an inpatient insulin dose calculator. Diabetol Metab Syndr. 2015;21(7):114.
8. Toyoshima MT, de Souza AB, Nery M. Aplicativo InsulinAPP [Internet]. Disponível em: http://www.insulinapp.com.br.
9. Umpierrez GE, Hellman R, Korytkowski MT, Kosiborod M, Maynard GA, Montori VM, et al.; Endocrine Society. Management of hyperglycemia in hospitalized patients in non-critical care setting: an endocrine society clinical practice guideline. J Clin Endocrinol Metab. 2012;97(1):16-38.
10. Umpierrez GE, Smiley D, Hermayer K, Khan A, Olson DE, Newton C, et al. Randomized study comparing a basal-bolus with a basal plus correction insulin regimen for the hospital management of medical and surgical patients with type 2 diabetes: basal plus trial. Diabetes Care. 2013;36(8):2169-74.

17

Diabete melito: diagnóstico e classificação

Marcos Tadashi Kakitani Toyoshima

DEFINIÇÃO

- Grupo de doenças metabólicas caracterizado por hiperglicemia resultante de defeitos na secreção e/ou ação de insulina.

CRITÉRIOS DIAGNÓSTICOS

- Sintomas de diabete associados à glicemia casual ≥ 200 mg/dL. Glicemia casual é a medida em qualquer hora do dia, independentemente da hora da última refeição.
- Os clássicos sintomas de diabete incluem: poliúria, polidipsia e perda de peso inexplicada OU
- Glicemia de jejum (definido como a não ingestão calórica por pelo menos 8 horas) ≥ 126 mg/dL* OU
- Glicemia após 1 hora do teste de tolerância à glicose oral (TTGO) 75 g ≥ 209 mg/dL*. Teste descrito pela OMS, com glicose equivalente a 75 g de glicose anidra dissolvida em água OU
- Glicemia após 2 horas do teste de tolerância à glicose oral (TTGO) 75 g ≥ 200 mg/dL*. Teste descrito pela OMS, com glicose equivalente a 75 g de glicose anidra dissolvida em água OU
- Hemoglobina glicada (HbA1c) ≥ 6,5%*.

---

* Na ausência de hiperglicemia inequívoca (por exemplo: crises hiperglicêmicas), deve-se confirmar o diagnóstico de testes anormais.

TTGO

- Ingestão de 75 g de glicose dissolvida em água e análise de glicemias basal e 120 minutos após a ingestão.
- Preparo do teste: dieta habitual e sem restrição de carboidratos nos três dias anteriores à realização do teste.

HbA1c (ou A1c)

- Reflete a média glicêmica dos últimos três meses.
- Cuidado ao interpretar dados em pacientes com hemoglobinopatias.

PRÉ-DIABETE OU RISCO AUMENTADO DE DESENVOLVIMENTO DE DIABETE

- Glicemia de jejum alterada: glicemia de jejum entre 100 e 125 mg/dL OU
- Tolerância à glicose reduzida: glicemia 1 hora durante TTGO 75 g entre 155 e 208 mg/dL OU
- Tolerância à glicose reduzida: glicemia 2 horas durante TTGO 75 g entre 140 e 199 mg/dL OU
- Hemoglobina glicada (HbA1c): entre 5,7 e 6,4%.

INDICAÇÃO PARA RASTREAMENTO DE DM TIPO 2 EM INDIVÍDUOS ASSINTOMÁTICOS

- Todos os indivíduos com idade > 35 anos.
- Indivíduos com idade < 35 anos; sugere-se rastreamento de DM2 em indivíduos com sobrepeso ou obesidade e que apresentem mais um fator de risco para DM dentre os seguintes:
  - Pré-diabete.
  - História familiar de DM (familiar de primeiro grau).
  - Raça/etnia de alto risco para DM (negros, hispânicos ou índios Pima).
  - Mulheres com diagnóstico prévio de DM gestacional.
  - História de doença cardiovascular.
  - Hipertensão arterial.

- HDL-c < 35 mg/dL e/ou triglicérides > 250 mg/dL.
- Síndrome de ovários policísticos.
- Sedentarismo.
- Acantose *nigricans*.

CONSEQUÊNCIAS DO DIABETE MELITO CRONICAMENTE DESCONTROLADO

- Lesão de órgãos-alvo:
  - Rins: nefropatia diabética.
  - Olhos: retinopatia diabética, catarata.
  - Sistema nervoso: neuropatia diabética.
  - Sistema cardiocirculatório: aterosclerose e suas complicações (coronariopatia, acidente vascular cerebral, doença arterial periférica), neuropatia autonômica cardíaca.
  - Pé diabético: complicações de macro e microangiopatia diabética e de neuropatia diabética.
  - Sistema musculoesquelético: sarcopenia, contratura de Dupuytren, dedo em gatilho, síndrome do túnel do carpo, quiroartropatia diabética, infarto muscular diabético, entre outras.

SINAIS E SINTOMAS DE HIPERGLICEMIA

- Perda de peso.
- Polidipsia (aumento da sede).
- Poliúria.
- Noctúria.
- Polifagia.
- Desidratação.
- Visão embaçada.
- Hálito cetônico.
- Taquipneia.
- Fraqueza.
- Dor abdominal.
- Perda de apetite.

- Fadiga.
- Sonolência.
- Convulsão.
- Coma.
- Obs.: a maioria dos pacientes é assintomática.

DIAGNÓSTICO ETIOLÓGICO

- A definição de diabete melito apresentada pela Classificação Internacional de Doenças em sua décima revisão (CID-10) não é mais adequada na prática clínica. A classificação CID-11 já está de acordo com a prática clínica atual. Muitos médicos utilizam erroneamente o diagnóstico de diabete melito insulinodependente da CID-10 como sinônimo de usuário de insulina. Novas classificações estão sendo sugeridas, como análise de grupos ("*cluster*") baseada em dados de variáveis úteis ao diagnóstico etiológico, mas ainda não são padronizadas em consensos e diretrizes.

CID-10

- E10 – Diabete melito insulinodependente.
- E11 – Diabete melito não insulinodependente.
- E12 – Diabete melito relacionado com a desnutrição.
- E13 – Outros tipos especificados de diabete melito.
- E14 – Diabete melito não especificado.
- O24.4 – Diabete gestacional.

CID-11

- 5A10 – Diabete melito tipo 1.
- 5A11 – Diabete melito tipo 2.
- 5A12 – Diabete melito relacionado com a desnutrição.
- 5A13 – Diabete melito, outros tipos específicos.
- 5A14 – Diabete melito, tipo não especificado.
- JA63.2 – Diabete gestacional.

QUADRO 1 Classificação etiológica do diabete melito.

Tipo 1 – Destruição da célula beta, geralmente levando à deficiência absoluta de insulina	1A – Imunomediada 2A – Idiopática
Tipo 2 – Relacionado à resistência insulínica adquirida	
Tipo 3 – Outros tipos específicos	3A – Defeitos genéticos da função da célula beta pancreática: ▪ Cromossomo 12, HNF-1-alfa (MODY 3) ▪ Cromossomo 7, glicoquinase (MODY 3) ▪ Cromossomo 20, HNF-4-alfa (MODY 1) ▪ Cromossomo 13, fator promotor de insulina 1 (IPF-1; MODY 4) ▪ Cromossomo 17, HNF-1-beta (MODY 5) ▪ Cromossomo 2, NeuroD1 (MODY 6) ▪ DNA mitocondrial ▪ Outros
	3B – Defeitos genéticos na ação insulínica: ▪ Resistência insulínica tipo A ▪ Leprechaunismo ▪ Síndrome de Rabson-Mendenhall ▪ Diabete lipoatrófico ▪ Outros
	3C – Doenças do pâncreas exócrino: ▪ Pancreatite ▪ Trauma/pancreatectomia ▪ Neoplasia ▪ Fibrose cística ▪ Hemocromatose ▪ Pancreatopatia fibrocalculosa ▪ Outros
	3D – DM associado a endocrinopatias: ▪ Acromegalia ▪ Síndrome de Cushing ▪ Glucagonoma ▪ Feocromocitoma ▪ Hipertireoidismo ▪ Somatostatinoma ▪ Aldosteronoma ▪ Outros

(continua)

QUADRO 1 Classificação etiológica do diabete melito. (*continuação*)

Tipo 3 – Outros tipos específicos	3E – DM induzido por drogas/medicamentos: ▪ Piriminil ▪ Pentamidina ▪ Ácido nicotínico ▪ Glicocorticosteroides ▪ Hormônio tireoidiano ▪ Diazóxido ▪ Agonistas beta-adrenérgicos ▪ Diuréticos tiazídicos ▪ Fenitoína ▪ Alfainterferona ▪ Outros
	3F – Infecções: ▪ Rubéola congênita ▪ Citomegalovírus ▪ Outras
	3G – Formas incomuns de DM imunomediado: ▪ Síndrome do homem rígido ("*stiff-man*") ▪ Anticorpos antirreceptores de insulina ▪ Outros
	3H – Outras síndromes genéticas com incidência aumentada de DM: ▪ Síndrome de Down ▪ Síndrome de Klinefelter ▪ Síndrome de Turner ▪ Síndrome de Wolfram ▪ Ataxia de Friedreich ▪ Coreia de Huntington ▪ Síndrome de Laurence-Moon-Bardet-Biedl ▪ Distrofia miotônica ▪ Porfiria ▪ Síndrome de Prader-Willi ▪ Outros
Tipo 4 – DM gestacional	

COMO INVESTIGAR O DIAGNÓSTICO ETIOLÓGICO

- História clínica: importante lembrar que 90 a 95% dos casos de DM correspondem ao DM tipo 2 e 5 a 10%, ao DM tipo 1. O uso de imunoterapia, especialmente os inibidores de ponto de controle imunológico (*anti-programmed cell death protein* 1/ anti-PD-1), tais como o pembrolizumabe e o nivolumabe, para o tratamento do câncer está associado ao início de DM tipo 1. Os demais tipos são mais incomuns.
- Quadro clínico (para diferenciação na maioria dos pacientes entre DM tipo 1 e DM tipo 2):

QUADRO 2 Tipos mais comuns de diabete melito.

	DM tipo 1	DM tipo 2
Início	Abrupto e sintomático	Instalação lenta, com poucos sintomas
Idade	Geralmente mais jovens	Acima dos 40 anos
Clínica	Perda de peso Poliúria/polidipsia/polifagia	Obesidade (gordura visceral) Síndrome metabólica
Cetoacidose diabética	Mais comum	Rara
Peptídeo C	Baixo ou negativo	Positivo
Anticorpos antipancreáticos	Podem ser positivos	Negativos
Doenças autoimunes associadas	Sim	Não

- Antecedente familiar de diabete melito.
- Exame físico:
  - Peso, altura e cálculo de índice de massa corpórea: avaliar sobrepeso e obesidade.
  - Circunferência abdominal: para avaliar critérios de síndrome metabólica.
- Exames complementares:
  - Autoanticorpos: auxiliam no diagnóstico de DM imunomediado. Pouco auxiliam no tratamento. Podem ajudar na indicação de rastreamento de outras doenças autoimunes, como tireoidite de Hashimoto e doença celíaca, no caso do diabete melito tipo 1, e em pesquisas clínicas.

  - Anticorpo antidescarboxilase do ácido glutâmico (anti-GAD65).
  - Anticorpo antitirosina-fosfatase IA-2 e IA-2B.
  - Anticorpo antitransportador de zinco (Znt8).
  - Anticorpo anti-ilhota (anti-ICA).
  - Peptídeo C e glicemia concomitante: auxiliam na avaliação da secreção endógena de insulina. Cuidado ao interpretar estes exames em pacientes muito hiperglicêmicos, pois a glicolipotoxicidade pancreática pode ocasionar redução temporária da secreção pancreática de insulina. A glicemia concomitante é importante para descartar hipoglicemia, pois é esperado baixo nível de peptídeo C, indicando redução compensatória da secreção insulínica pancreática.
- Exame de imagem:
  - Tomografia computadorizada ou ressonância magnética de abdome: podem auxiliar na detecção de carcinoma de pâncreas em pacientes com piora abrupta da glicemia, especialmente em pacientes mais velhos.
- Obs.: exames subsidiários pouco ajudam na decisão do tratamento da hiperglicemia. Podem auxiliar em dúvidas diagnósticas ou em pesquisas.

REFERÊNCIAS

1. Ahlqvist E, Storm P, Käräjämäki A, Martinell M, Dorkhan M, Carlsson A, et al. Novel subgroups of adult-onset diabete and their association with outcomes: a data-driven cluster analysis of six variables. Lancet Diabetes Endocrinol. 2018;6(5):361-9.
2. American Diabetes Association Professional Practice Committee. 16. Diabetes Care in the Hospital: Standards of Care in Diabetes-2024. Diabetes Care. 2024;47(Suppl 1):S295-S306.
3. American Diabetes Association. Diagnosis and Classification of Diabetes Mellitus. Diabetes Care. 2011;34(Suppl. 1):S62-S69.
4. Rodacki M, Cobas RA, Zajdenverg L, Silva WS Júnior, Giacaglia L, Calliari LE, et al. Diagnóstico de diabetes mellitus. Diretriz Oficial da Sociedade Brasileira de Diabetes (2024). Disponível em: https://diretriz.diabetes.org.br/diagnostico-de-diabetes-mellitus/.
5. Sociedade Brasileira de Diabetes. Diretrizes da Sociedade Brasileira de Diabetes 2019-2020.
6. World Health Organization (WHO). ICD-11 for Mortality and Morbidity Statistics.

18

Nódulos tireoidianos: rastreamento e abordagem inicial

Marcos Tadashi Kakitani Toyoshima

DEFINIÇÃO

- Nódulo tireoidiano: lesão dentro da glândula tireoide que é radiologicamente distinta do parênquima tireoidiano adjacente.
- CID 10: E04.1 (bócio não tóxico uninodular); E04.2 (bócio não tóxico multinodular).

SINAIS E SINTOMAS

- Assintomático (na maioria dos pacientes é um achado incidental de exame físico ou de exame de imagem).
- Nódulo visível e/ou palpável em região cervical anterior.
- Dificuldade de deglutição.
- Dor na região anterior do pescoço.
- Rouquidão.
- Tosse frequente.
- Dispneia.
- Se o nódulo for hiperfuncionante, podem ocorrer sintomas de hipertireoidismo.

RASTREAMENTO

- O US Preventive Services Task Force (USPSTF) não recomenda que o rastreamento de nódulos ou câncer de tireoide seja realizado rotineiramente em pacientes assintomáticos.
- O câncer de tireoide é raro diante da alta prevalência de nódulos tireoidianos.
- Políticas de rastreamento em massa não alteraram a taxa de mortalidade em câncer de tireoide.

QUANDO PESQUISAR NÓDULO TIREOIDIANO?

- Quando notado pelo paciente.
- Quando o paciente se queixa de sinais ou sintomas que possam estar relacionados a nódulos tireoidianos.
- Quando notado pelo médico durante exame físico geral.
- Quando é achado incidental de exame de imagem.

ABORDAGEM INICIAL

- História e exame físico detalhados.
- Dosagem de TSH sérico.
- Ultrassonografia de tireoide.

História e exame físico detalhados

- A história e o exame físico, em geral, têm baixa acurácia para predizer câncer de tireoide.
- Dados de história importantes:
  - História de exposição à radiação em região de cabeça e pescoço.
  - Nódulos de crescimento rápido, sintomas de compressão, endurecidos, pouco móveis, aderidos a planos profundos.
  - Paralisia de corda vocal associada.
  - Linfadenomegalia cervical.
  - Antecedente familiar importante de câncer de tireoide (um ou mais familiares de primeiro grau).

  - Antecedente familiar de síndromes genéticas que envolvam o câncer de tireoide (neoplasia endócrina múltipla do tipo 2, complexo de Carney, síndrome de Cowden, síndrome de Pendren, síndrome de Werner, polipose adenomatose familiar).
- Exame físico:
  - Pesquisa de linfadenopatia cervical.
  - Nódulos não palpáveis têm o mesmo risco de malignidade do que os nódulos palpáveis do mesmo tamanho e confirmados por ultrassonografia.

Dosagem de TSH sérico

- TSH abaixo do valor de referência: solicitar exame de cintilografia de tireoide marcado com iodo. Se o nódulo palpável coincidir com imagem de nódulo quente ao exame de cintilografia, o risco de malignidade desde nódulo é muito baixo.
- TSH normal ou elevado: não realizar cintilografia de tireoide.

Ultrassonografia de tireoide

- Realizar em todos os pacientes com nódulos tireoidianos conhecidos ou suspeitos.
- Não realizar o exame de rotina em pacientes sem suspeita de nódulo tireoidiano.

Características ultrassonográficas dos nódulos que oferecem maior risco de malignidade

- Presença de microcalcificações.
- Nódulo hipoecogênico.
- Margens irregulares.
- Na visão transversal do exame, se a altura do nódulo for maior que a sua largura.
- Linfonodomegalia suspeita.
- Vascularização central ao exame de Doppler.

Sistema de classificação ultrassonográfica dos nódulos que oferecem maior risco de malignidade

- Classificação do ACR-TI-RADS, disponível pelo aplicativo ThyroNod (http://bit.ly/thyronod).

Indicações de punção aspirativa por agulha fina (PAAF) guiada por ultrassonografia

- Em geral, nódulos maiores que 1 cm na maior dimensão. Nódulos em istmo tireoidiano podem ser puncionados, se menores que 1 cm e um maior grau de suspeição de malignidade.
- Uma decisão mais personalizada de realização de PAAF de nódulo tireoidiano pode ser feita pelo aplicativo ThyroNod (http://bit.ly/thyronod).
- Obs.: cistos ou nódulos puramente císticos não necessitam ser puncionados.

TABELA 1 Classificação citopatológica de Bethesda (2017), risco de malignidade e manejo recomendado.

Bethesda	Categoria diagnóstica	Risco de malignidade	Manejo usual recomendado
I	Não diagnóstico ou insatisfatório	5-10%	Repetir PAAF guiada por USG
II	Benigno	0-3%	Seguimento clínico e ultrassonográfico
III	Lesão folicular ou atipia de significado indeterminado	6-30%	Repetir PAAF, teste molecular ou lobectomia
IV	Neoplasia folicular ou suspeito para neoplasia folicular	10-40%	Teste molecular ou lobectomia
V	Suspeito de malignidade	45-75%	Tireoidectomia ou lobectomia
VI	Maligno	94-99%	Tireoidectomia ou lobectomia

PAAF: punção aspirativa por agulha fina; USG: ultrassonografia.
Fonte: adaptada de Cibas ES; Ali SZ, 2017.

REFERÊNCIAS

1. Bibbins-Domingo K, Grossman DC, Curry SJ, Barry MJ, Davidson KW, Doubeni CA, et al. Screening for thyroid cancer: US preventive services task force recommendation statement. JAMA. 2017;317(18):1882-7.
2. Cibas ES, Ali SZ. The 2017 Bethesda System for Reporting Thyroid Cytopathology. Thyroid. 2017;27(11):1341-6.
3. Haugen BR, Alexander EK, Bible KC, Doherty GM, Mandel SJ, Nikiforov YE, et al. 2015 American Thyroid Association Management Guidelines for Adult Patients with Thyroid Nodules and Differentiated Thyroid Cancer: The American Thyroid Association Guidelines Task Force on Thyroid Nodules and Differentiated Thyroid Cancer. Thyroid. 2016;26(1):1-133.
4. Middleton WD, Teefey SA, Reading CC, Langer JE, Beland MD, Szabunio MM, et al. Multiinstitutional analysis of thyroid nodule risk stratification using the American College of radiology thyroid imaging reporting and data system. Am J Roentgenol. 2017;208(6):1331-41.
5. Tessler FN, Middleton WD, Grant EG, Hoang JK, Berland LL, Teefey SA, et al. ACR Thyroid Imaging, Reporting and Data System (TI-RADS): White Paper of the ACR TI-RADS Committee. J Am Coll Radiol. 2017;14(5):587-95.

19

Hipotireoidismo subclínico: diagnóstico e tratamento

Marcos Tadashi Kakitani Toyoshima

DEFINIÇÕES

- CID 10: E02 – Hipotireoidismo subclínico por deficiência de iodo.
- CID 11: 5A00.22 – Hipotireoidismo subclínico por deficiência de iodo.
- Hipotireoidismo ou hipotireoidismo estabelecido: resultado da produção inadequada de hormônio tireoidiano ou da ação inadequada do hormônio tireoidiano nos tecidos-alvo.
- Hipotireoidismo subclínico (HS): definido pela elevação do nível sérico de hormônio tireoestimulante (TSH) com concomitante nível sérico de T4 livre normal. O termo "subclínico" não está relacionado com o quadro clínico.

CATEGORIAS

- Grau 1: TSH entre o limite superior da normalidade e 9,9 mUI/L (em torno de 75 a 90% dos pacientes, dependendo da casuística).
- Grau 2: TSH maior ou igual a 10 mUI/L.

RASTREAMENTO DE HIPOTIREOIDISMO OU DO HIPOTIREOIDISMO SUBCLÍNICO

- A US Preventive Services Task Force (USPSTF) concluiu que não há evidência suficiente para o rastreamento do hipotireoidismo em adultos assintomáticos, não gestantes.

MANIFESTAÇÕES CLÍNICAS

- Assintomático (a maioria dos pacientes com HS grau 1).
- Podem ocorrer sintomas relacionados ao hipotireoidismo estabelecido, mas em geral são mais leves no HS. Raramente estão associados ao HS grau 1, mas podem estar mais comumente associados ao HS grau 2:
  - Fadiga.
  - Fraqueza muscular.
  - Ganho de peso.
  - Intolerância ao frio.
  - Constipação intestinal.
  - Lentificação de pensamento.
  - Sintomas depressivos.
  - Ganho de peso e aumento da circunferência abdominal.
  - Função cognitiva prejudicada.
  - Elevação de colesterol total, LDL-colesterol e de triglicérides, especialmente em pacientes com resistência insulínica prévia.

RISCOS

- Risco de progressão para hipotireoidismo estabelecido.
- Risco de insuficiência cardíaca (HS grau 2).
- Risco de coronariopatia (HS grau 2).
- Risco de acidente vascular cerebral (controverso).
- Risco de déficit cognitivo ou demência (controverso).

DIAGNÓSTICO

- O diagnóstico é laboratorial. Como dito anteriormente, reforça-se que o termo "subclínico" não está relacionado com o quadro clínico.
- Exames:
  - TSH sérico: acima do limite superior da referência.
  - T4 livre sérico: dentro do limite de normalidade.
- O diagnóstico deve ser confirmado após 3-6 meses.

- Cuidados: pode ocorrer interferência laboratorial, levando a aumento de TSH, pela presença de anticorpos heterófilos ou macro-TSH (TSH ligado a anticorpos).
  - O uso de biotina (vitamina B7) pode elevar ou reduzir *in vitro* o TSH sérico, dependendo do ensaio laboratorial.

CAUSAS

- Tireoidite de Hashimoto.
- Reposição inadequada de levotiroxina para o tratamento do hipotireoidismo estabelecido.
- Após cirurgia de lobectomia tireoidiana.
- Após tratamento do hipertireoidismo com drogas antitireoidianas ou radioiodoterapia.
- Após radioterapia externa em região de cabeça e pescoço.
- Doenças infiltrativas como amiloidose e tireoidite de Riedel.
- Tireoidite subaguda granulomatosa ou de De Quervain.
- Medicamentos: lítio, amiodarona, alfainterferona, inibidores de tirosinoquinase e imunoterapia.
- Obs.: TSH pode estar mais elevado em pacientes com obesidade grave (IMC $\geq$ 40 kg/m^2) e em pacientes mais idosos.

DIAGNÓSTICO DIFERENCIAL DE ELEVAÇÃO TRANSITÓRIA DE TSH

- Fase de recuperação da síndrome do eutireoidiano doente.
- Recuperação de várias formas de tireoidites.

INDICAÇÕES DE TRATAMENTO

- Considerar tratamento apenas para hipotireoidismo subclínico persistente com confirmação de TSH após 3-6 meses.
- Se TSH $\geq$ 10 mUI/L (HS grau 2): há maior risco de progressão para hipotireoidismo estabelecido, insuficiência cardíaca, doença coronariana e mortalidade.

- Se TSH < 10 mUI/L (HS grau 1), o tratamento PODE ser considerado em:
  - Mulheres com anticorpo anti-TPO (anti-tireoperoxidase) positivo e/ou evidências ultrassonográficas de tireoidite de Hashimoto + aumento progressivo de TSH: maior risco de progressão para hipotireoidismo clínico.
  - Doença cardiovascular preexistente ou alto risco cardiovascular, especialmente em pacientes com menos de 65 anos de idade + TSH > 7 mU/L.
  - Gravidez (cuidado! Os valores de referência TSH na gestação variam a cada trimestre).
- Indicações controversas:
  - Sinais e sintomas de hipotireoidismo subclínico.
  - Hiperlipidemia grave.
  - Depressão e alteração cognitiva em não idosos.
- Sem indicação de tratamento:
  - Alteração de função cognitiva em idosos, mas individualizar tratamento.
- Obs. 1: postula-se que o HS grau 1 possa ser protetor contra risco cardiovascular e mortalidade em idosos. A hipofunção leve da tireoide em idosos parece estar relacionada à maior longevidade.
- Obs. 2: recomendação publicada no British Medical Journal (BMJ), em 2019, mostra que não há benefício de tratamento para quase todos os adultos com HS. Entretanto, tal revisão excluiu pacientes com TSH > 20 mUI/mL.
- Algumas respostas a esta recomendação foram publicadas, por exemplo, na Nature Reviews Endocrinology e no JAMA, dizendo que as conclusões do artigo do BMJ devem ser vistas com cautela e que ainda são necessários e urgentes estudos clínicos em hipotireoidismo subclínico.

TRATAMENTO

- Reposição hormonal, se for indicada: levotiroxina (LT4) por via oral.
- Não há evidência científica para o uso de liotironina (T3), com ou sem a levotiroxina (LT4). A liotironina não é aprovada pela ANVISA, para uso no Brasil.
- Menor benefício clínico de tratamento em indivíduos com mais de 65-70 anos de idade.
- Como usar: tomar em jejum, não usar concomitantemente com outros medicamentos, aguardar pelo menos 40 minutos para comer.

- Outras recomendações:
  - Evitar trocar de marca da levotiroxina, mesmo dos medicamentos genéricos.
  - Cuidado com pacientes gestantes, pois, tipicamente, necessitam de aumento da dosagem de levotiroxina.
  - O ganho de peso pode levar à necessidade de aumento da dose.
  - Pacientes com câncer de tireoide podem requerer doses suprafisiológicas de levotiroxina para supressão do TSH, como parte do tratamento do câncer.
- Como iniciar a reposição de levotiroxina? Recomenda-se cuidado maior da dose inicial em pacientes com risco de eventos cardiovasculares, iniciando-se com 25 mcg/dia de levotiroxina. Os demais pacientes podem iniciar com dose inicial maior desde o início. As doses iniciais podem variar de 25 a 75 mcg/dia, considerando-se o grau de gravidade do hipotireoidismo subclínico e os sintomas. Normalmente os pacientes não ultrapassam a dose de 75 mcg/dia para atingir o objetivo de tratamento.
- Objetivo e controle laboratorial da reposição de levotiroxina, quando indicada: deixar o TSH dentro da faixa de normalidade. Cuidado com pacientes gestantes e idosos, pois a faixa de normalidade de TSH se altera. Ao ajustar a dose de levotiroxina, a nova medida de TSH deve ser realizada em 4 a 6 semanas. Cuidado para não levar o paciente ao hipertireoidismo iatrogênico. Se o paciente tem anti-TPO presente, NÃO HÁ utilidade de acompanhamento laboratorial de tal anticorpo para manejo clínico.
- Outros tratamentos: reposições de liotiroxina (LT3) isolada ou de levotiroxina (LT4) + liotiroxina (LT3): não são recomendados pelos consensos.

PRESCRIÇÃO NA PRÁTICA

Exemplo de prescrição (cada caso deve ser avaliado individualmente e a decisão deve ser tomada pelo médico responsável pelo caso).

- Levotiroxina. Tomar, por boca, em jejum e sem uso concomitante de outras medicações. Aguardar pelo menos 40 minutos para comer.
- Dica: ensine seu paciente a levar água e o comprimido de levotiroxina para perto da cama, programar o despertador para 1 hora antes do início ou horário habitual em que desperta e tomar o medicamento e reprogramar o despertador para dali 1 hora.

REFERÊNCIAS

1. Bekkering GE, Agoritsas T, Lytvyn L, Heen AF, Feller M, Moutzouri E, et al. Thyroid hormones treatment for subclinical hypothyroidism: a clinical practice guideline. BMJ. 2019;365:l2006.
2. Biondi B, Cappola AR, Cooper DS. Subclinical hypothyroidism: a review. JAMA. 2019;322(2):153-60.
3. Chaker L, Razvi S, Bensenor IM, Azizi F, Pearce EN, Peeters RP. Hypothyroidism. Nat Rev Dis Primers. 2022;8(1):30. doi: 10.1038/s41572-022-00357-7.
4. LeFevre ML, U.S. Preventive Services Task Force. Screening for thyroid dysfunction: U.S. Preventive Services Task Force recommendation statement. Ann Intern Med. 2015;162(9):641-50.
5. Leng O, Razvi S. Hypothyroidism in the older population. Thyroid Res. 2019;12:2.
6. Peeters RP. Subclinical hypothyroidism. N Engl J Med. 2017;376:2556-65.
7. Razvi S, Peeters R, Pearce SHS. Thyroid hormone therapy for subclinical hypothyroidism. JAMA. 2019;321(8):804.
8. Sgarbi JA, Teixeira PFS, Maciel LMZ, Mazeto GMF, Vaisman M, Montenegro Junior RM, Ward LS. The Brazilian consensus for the clinical approach and treatment of subclinical hypothyroidism in adults: recommendations of the thyroid Department of the Brazilian Society of Endocrinology and Metabolism. Arq Bras Endocrinol Metab. 2013;57(3):166-83.
9. Taylor P, Bianco AC. Urgent need for further research in subclinical hypothyroidism. Nat Rev Endocrinol. 2019;15(9):503-4.

20

Hipertireoidismo subclínico: diagnóstico e tratamento

Marcos Tadashi Kakitani Toyoshima

DEFINIÇÕES

- CID 10: E05.9 – Tireotoxicose não especificada.
- CID 11: 5A02.Z - Tireotoxicose não especificada.
- Tireotoxicose: síndrome decorrente do excesso de hormônios tireoidianos circulantes, secundários ou não ao hipertireoidismo.
- Hipertireoidismo: aumento da síntese e da liberação dos hormônios tireoidianos pela tireoide.
- Hipertireoidismo subclínico: é definido LABORATORIALMENTE como uma condição em que ocorre redução do nível sérico de TSH abaixo do limite inferior de referência e concomitantes níveis séricos de T4 livre, T3 livre e T3 total normais. O termo "subclínico" não está relacionado com o quadro clínico.

RASTREAMENTO

- O US Preventive Services Task Force (USPSTF) concluiu que não há evidência suficiente para o rastreamento de disfunção tireoidiana em adultos assintomáticos, não gestantes.

MANIFESTAÇÕES CLÍNICAS

- Assintomáticos (a grande maioria dos pacientes).
- Sintomas leves de tireotoxicose:
  - Elevação da frequência cardíaca e taquicardia.
  - Tremores.
  - Dispneia aos grandes esforços.
  - Perda de peso.

CAUSAS

- Tratamento com levotiroxina (exemplos: supressão de TSH como parte de tratamento do câncer de tireoide ou dose excessiva no tratamento do hipotireoidismo) e/ou liotironina (T3).
- Doença de Graves.
- Adenomas autônomos tireoidianos.
- Bócio multinodular.
- Obs.: redução transitória de TSH sérica pode ocorrer na tireoidite silenciosa, na tireoidite pós-parto ou na tireoidite induzida por drogas.

MANEJO DIAGNÓSTICO

- História clínica e exame físico detalhados.
- TSH sérico: abaixo do limite inferior da normalidade.
- T4 livre sérico: dentro dos parâmetros de normalidade.
- T3 livre sérico: dentro dos parâmetros de normalidade.
- Obs.: recomenda-se reavaliar TSH, T4 livre e T3 livre após 2 a 4 meses.

DIAGNÓSTICO DIFERENCIAL DE TSH BAIXO

- Síndrome do eutireoidiano doente, ou seja, doenças agudas ou crônicas não tireoidianas podem apresentar resultados de testes anormais para função tireoidiana. Essas doenças incluem particularmente jejum, desnutrição, DPE (desnutrição proteico-energética), trauma significativo, infarto do miocárdio, insuficiência renal crônica, cetoacidose diabética, anorexia nervosa, cirrose, lesões térmicas e sepse.*

- Uso de medicamentos que suprimem o TSH. Exemplos: dopamina, glicocorticosteroides em doses altas, dobutamina, análogos de somatostatina, anfetaminas, bromocriptina e bexaroteno (quimioterápico).
- Uso de biotina (vitamina B7), por alteração laboratorial *in vitro*.
- Doenças hipofisárias ou hipotalâmicas.
- Doenças psiquiátricas.
- Gestação no final do primeiro trimestre.
- Hiperêmese gravídica.
- Pacientes mais idosos.
- Afrodescendentes (3-4% dos pacientes afrodescendentes têm TSH baixo).
- Tabagismo.

RISCOS

- Maior taxa de mortalidade por qualquer causa.
- Aumento de risco de fibrilação atrial. Sempre avaliar esta possibilidade na ocorrência da arritmia.
- Aumento do risco de insuficiência cardíaca e de hospitalização por insuficiência cardíaca.
- Redução da densidade mineral óssea, especialmente em mulheres em pós-menopausa.
- Risco de fraturas ósseas.
- Riscos de disfunção cognitiva e de demência (controversos).
- Progressão para hipertireoidismo clínico (minoria dos pacientes).

* Não se deve solicitar provas de função tireoidiana para pessoas gravemente doentes, a menos que exista forte suspeita clínica de disfunção desta glândula.

ALGORITMO DE INDICAÇÕES DE TRATAMENTO

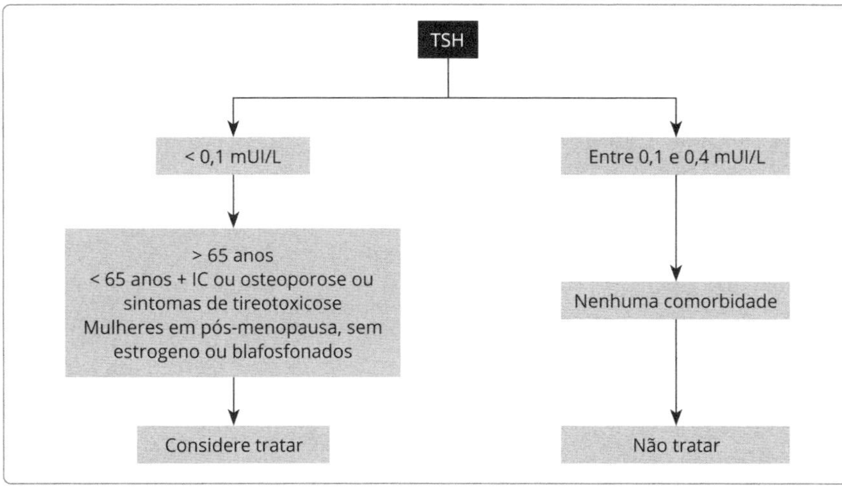

IC: insuficiência cardíaca.

TRATAMENTO

- Nos pacientes em tratamento com levotiroxina, se for possível, a dose pode ser reduzida.
- Nos pacientes que necessitam de supressão de TSH como parte do tratamento do câncer de tireoide, sugere-se que não se reduza a dose de levotiroxina sem a anuência dos médicos que acompanham esse tratamento. Betabloqueadores podem ser usados em pacientes sintomáticos.
- Betabloqueadores para os pacientes com sintomas de tireotoxicose.
- Metimazol, via oral, 5 a 10 mg/dia.
- Radioiodoterapia.

PRESCRIÇÃO NA PRÁTICA

Exemplo de prescrição (cada caso deve ser avaliado individualmente e a decisão deve ser tomada pelo médico responsável pelo caso).

- Se sintomas de tireotoxicose leve:
  - Propranolol: 10 mg, via oral, 3 a 4 vezes/dia OU
  - Atenolol: 25 mg, via oral, 1 a 2 vezes/dia OU
  - Metoprolol: 25 mg, via oral, 2 a 3 vezes/dia OU
  - Nadolol: 40 mg, via oral, 1 vez/dia.
- Para o hipertireoidismo subclínico, com escolha de uso de tionamidas, se indicado (ver tópico "Algoritmo de indicações de tratamento"):
  - Metimazol – Dose: 5 mg, via oral, 1 vez/dia.

REFERÊNCIAS

1. Biondi B, Bartalena L, Cooper DS, Hegedüs L, Laurberg P, Kahaly GJ. The 2015 European Thyroid Association Guidelines on Diagnosis and Treatment of Endogenous Subclinical Hyperthyroidism. Eur Thyroid J. 2015;4(3):149-63.
2. Biondi B, Cooper DS. Subclinical hyperthyroidism. N Engl J Med. 2018;378(25):2411-9.
3. Carlé A, Andersen SL, Boelaert K, Laurberg P. Management of endocrine disease: subclinical thyrotoxicosis: prevalence, causes and choice of therapy. Eur J Endocrinol. 2017;176(6):R325-R337.
4. Donangelo I, Suh SY. Subclinical hyperthyroidism: when to consider treatment. Am Fam Physician. 2017;95(11):710-6.
5. Kim HJ, McLeod DSA. Subclinical Hyperthyroidism and Cardiovascular Disease. Thyroid. 2024;34(11):1335-45.
6. Li D, Radulescu A, Shrestha RT, Root M, Karger AB, Killeen AA, et al. Association of biotin ingestion with performance of hormone and nonhormone assays in healthy adults. JAMA. 2017;318(12):1150-60.
7. Tsai K, Leung AM. Subclinical Hyperthyroidism: A Review of the Clinical Literature. Endocr Pract. 2021;27(3):254-60.
8. Ursem SR, Boelen A, Bruinstroop E, Elders PJM, Gussekloo J, Poortvliet RKE, et al. A systematic review of subclinical hyperthyroidism guidelines: a remarkable range of recommendations. Eur Thyroid J. 2024;13(3):e240036.

21
Hipotireoidismo: diagnóstico e tratamento

Marcos Tadashi Kakitani Toyoshima

DEFINIÇÕES

- CID 10: E03 – Outros hipotireoidismos.
- CID 11: 5A00 – Hipotireoidismo.
- Hipotireoidismo: resultado da produção inadequada de hormônio tireoidiano ou da ação inadequada do hormônio tireoidiano nos tecidos alvos.
- Hipotireoidismo primário: é definido bioquimicamente pela elevação do nível sérico de TSH e pelo baixo nível sérico de T4 livre.
- Hipotireoidismo central: é definido bioquimicamente pela redução dos níveis séricos de TSH e de T4 livre. Pode ser hipotireoidismo secundário ou terciário.
- Hipotireoidismo secundário: é definido bioquimicamente pela redução dos níveis séricos de TSH e de T4 livre por distúrbio hipofisário.
- Hipotireoidismo terciário: é definido bioquimicamente pela redução dos níveis séricos de TSH e de T4 livre por distúrbio hipotalâmico.
- Hipotireoidismo subclínico: é definido como uma condição assintomática e pela elevação do nível sérico de TSH com concomitante nível sérico de T4 livre normal.

RASTREAMENTO

- O US Preventive Services Task Force (USPSTF) concluiu que não há evidência suficiente para o rastreamento de hipotireoidismo em adultos assintomáticos, não gestantes.

SINAIS E SINTOMAS

- Fadiga.
- Fraqueza muscular.
- Pele seca.
- Cabelo e unha quebradiços.
- Espessamento da pele.
- Intolerância ao frio.
- Constipação intestinal.
- Lentificação de pensamento.
- Sintomas depressivos.
- Ganho de peso.
- Bócio (aumento do volume tireoidiano).
- Redução da libido.
- Irregularidade menstrual.
- Inchaço/edema periorbital ou podálico.
- Voz rouca.
- Frequência cardíaca reduzida/bradicardia.
- Redução dos reflexos, em especial do reflexo aquileu.
- Cãibras musculares.
- Síndrome de túnel do carpo.
- Derrame pleural.
- Derrame pericárdico (raro, em casos graves).
- Anemia normocítica normocrômica.
- Anemia macrocítica.
- Hipercolesterolemia.
- Hipertensão arterial diastólica.

CAUSAS

- No estudo NHANES III, a prevalência global de hipotireoidismo foi de 4,6%, sem diferenças entre indivíduos brancos e hispânicos, mas foi marcadamente menor em indivíduos de ascendência afro-caribenha (1,7%). A principal forma de apresentação (95% dos casos) é decorrente de alterações na glândula tireoide (hipotireoidismo primário).

Hipotireoidismo primário (tireoide)

- Autoimune/inflamatória:
  - Tireoidite autoimune crônica ou tireoidite de Hashimoto.
  - Tireoidite pós-parto.
  - Tireoidite de Riedel (pode estar relacionada com IgG4).
  - Tireoidite de De Quervain ou tireoidite subaguda granulomatosa.
  - Tireoidite infecciosa (exemplos: Pneumocystis jirovecii, tuberculose, brucelose).
- Iatrogênica:
  - Pós-tireoidectomia.
  - Pós-radioiodoterapia.
  - Medicações:
    - Aminoglutamida.
    - Amiodarona.
    - Citocinas (interferon-gama, interleucina-2).
    - Inibidores de *checkpoint* (por exemplo: inibidores de PD-1, como o pembrolizumabe, nivolumabe, atezolizumabe e cemiplimabe; inibidores de PD-L1, como o avelumabe, durvalumabe, dostarlimabe; e o inibidor de CTLA-4, inibidor ipilimumabe).
    - Inibidores de tirosinoquinase.
    - Iodo.
    - Lítio.
    - Perclorato.
    - Tiocianato.
    - Tionamidas (propiltiouracil e metimazol).
- Miscelânea:
  - Excesso (efeito de Wolff-Chaikoff) ou deficiência de iodo.
  - Medicações.
  - Exposição do pescoço à radiação externa (radioterapia ou radiação ambiental).
  - Hipotireoidismo consumptivo (exemplo: hemangiomas gigantes).
  - Doenças sistêmicas graves.
- Agenesia tireoidiana.
- Defeitos da síntese hormonal.
- Resistência ao hormônio tireoidiano.

Hipotireoidismo secundário (hipófise)

- Tumores, apoplexia ou trauma hipofisários.
- Pós-cirurgias hipofisárias.
- Hipofisite linfocítica.
- Hipofisite por inibidores de *checkpoint* imunológico.
- Doenças infiltrativas (exemplo: sarcoidose, histiocitose, linfoma, hemocromatose).
- Infecções hipofisárias (tuberculose, infecções fúngicas, sífilis).
- Hipopituitarismo congênito.
- Medicações que reduzem secreção de TSH e que possam contribuir com hipotireoidismo:
  - Glicocorticosteroides.
  - Opiáceos.
  - Dopamina.
  - Bromocriptina.
  - Fentolamina.
  - Octreotida.
  - Hormônio do crescimento.
  - Anticorpos monoclonais.

Hipotireoidismo terciário (hipotálamo)

- Doenças infiltrativas (por exemplo: sarcoidose, histiocitose, linfoma, hemocromatose).
- Hipotireoidismo consumptivo pela alta expressão da deiodinase tipo 3, que converte T4 em T3 reverso (por exemplo: hemangiomas gigantes).

DIAGNÓSTICO

- História clínica e exame físico detalhados (ver subtópico "sinais e sintomas").
- TSH sérico.
  - Atenção: os valores de referência de TSH sérico podem mudar em idosos e de acordo com cada trimestre da gestação.
- T4 livre sérico.

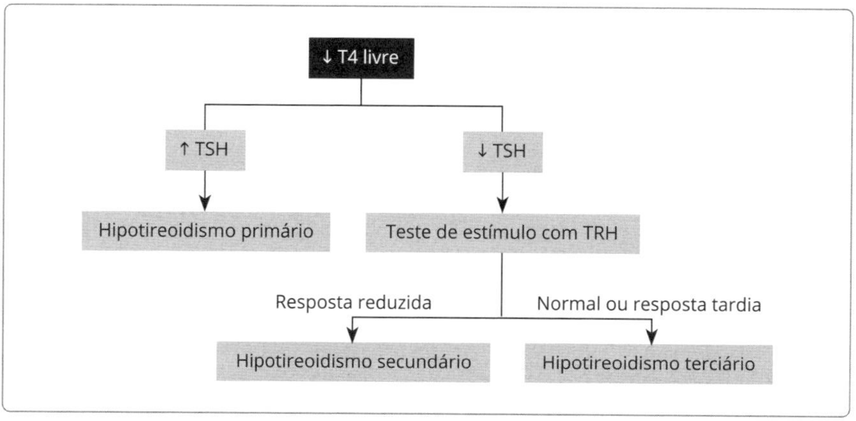

FIGURA 1
Algoritmo de diagnóstico de hipotireoidismos primário, secundário e terciário.

Investigação da causa

- Hipotireoidismo primário:
  - A principal causa é a tireoidite de Hashimoto. Para auxiliar na confirmação:
    - Anticorpos antitireoidianos: (1) antitireoperoxidase (anti-TPO) e (2) antitireoglobulina (anti-Tg).
- Hipotireoidismo central:
  - Teste de estímulo com TRH (hormônio liberador de tireotropina/hormônio liberador de TSH) e avaliação de TSH.
  - Ressonância magnética de crânio e de hipófise.
  - Hipotireoidismo central isolado é raro. Geralmente há hipopituitarismo (deficiência combinada de hormônios hipofisários). Assim, devemos avaliar outras deficiências de hormônios hipofisários: prolactina, eixo GHRH-GH-IGF-1, eixo FSH/LH/hormônios sexuais (testosterona em homens, estrógeno e progesterona em mulheres), eixo CRH-ACTH-cortisol.

TRATAMENTO

- Reposição hormonal indicada:
  - Levotiroxina (LT4) por via oral. Vias alternativas: via retal e via intravenosa.
- Como usar:

  - Tomar em jejum, não usar concomitante com outros medicamentos, aguardar pelo menos 40 minutos para comer.
- Outras recomendações:
  - Evitar trocar de marca da levotiroxina, mesmo dos medicamentos genéricos.
  - Cuidado com gestantes, pois tipicamente necessitam de aumento da dosagem de levotiroxina.
  - O ganho de peso pode levar a necessidade de aumento de dose.
  - O valor de TSH sérico aumenta fisiologicamente com a idade.
  - Pacientes com câncer de tireoide podem requerer doses suprafisiológicas de levotiroxina para supressão do TSH, como parte do tratamento do câncer.
- Como iniciar a reposição de levotiroxina:
  - Recomenda-se cuidado maior da dose inicial em idosos e/ou àqueles com risco de eventos cardiovasculares de 25-50 mcg/dia de levotiroxina. Os demais pacientes podem receber a dose total estimada de reposição desde o início.
- Dose usual em um paciente submetido a tireoidectomia total:
  - 1,6 mcg/kg/dia.
- Outros tratamentos:
  - Reposições de liotiroxina (LT3) isolada ou de levotiroxina (LT4) + liotiroxina (LT3): não são recomendados pelos consensos.

CAUSAS DE DIFICULDADE DE CONTROLE DO HIPOTIREOIDISMO COM A REPOSIÇÃO DE LEVOTIROXINA

- Baixa adesão ao tratamento (é a principal causa).
- Interferentes da absorção da levotiroxina (vide tópico Condições em que pode haver interferência da absorção da levotiroxina).
- Medicações que interfiram na secreção de TSH.
- Medicações que interfiram na síntese e secreção de hormônios tireoidianos.
- Pseudomalabsorção intestinal de levotiroxina (condição de não adesão à terapia de reposição de hormônio tireoidiano e que não é totalmente endossada pelo paciente).
- Doença de Addison (insuficiência adrenal primária).
- Presença de anticorpos heterofílicos que possam alterar níveis séricos de TSH.

Condições em que pode haver interferência da absorção da levotiroxina

- Doenças gastrointestinais:
  - Doença celíaca.
  - Intolerância à lactose.
  - Deficiência de vitamina B12/gastrite atrófica.
  - Infecções intestinais, especialmente giardíase.
  - Infecção por *Helicobacter pylori* (alteração de pH gástrico).
  - Doenças inflamatórias intestinais.
- Doenças hepáticas:
  - Cirrose.
  - Hepatopatia obstrutiva.
- Doenças pancreáticas:
  - Insuficiência pancreática.
- Cirurgias gastrointestinais:
  - Jejunostomia.
  - *Bypass* jejunoileal.
  - Síndrome do intestino curto.
- Interferência medicamentosa:
  - Amiodarona.
  - Antagonistas do receptor H2 (p. ex., cimetidina, ranitidina – evidência controversa).
  - Carbamazepina.
  - Cálcio (acetato de cálcio, carbonato de cálcio, citrato de cálcio).
  - Carbonato de lantânio.
  - Carvão ativado.
  - Ciprofloxacino.
  - Cromo.
  - Estrogênios/raloxifeno.
  - Fenitoína.
  - Fenobarbital.
  - Hidróxido de alumínio.
  - Inibidores de bomba de próton (p. ex., omeprazol).
  - Laxativos.
  - Lovastatina.
  - Orlistate (controverso).

- Sevelamer.
- Sulfato ferroso.
- Sucralfato.
- Propranolol.
- Resinas trocadoras de íons (p. ex., poliestirenossulfonato de cálcio).
- Rifampicina.
- Sequestrantes de ácidos biliares (colestiramina, colestipol, colessevelam).
- Simeticona (evidência baixa).
- Vitamina C.

- Interferência alimentar:
  - Ameixa seca.
  - Café.
  - Fitoterápicos.
  - Nozes.
  - Soja.
  - Toranja (*grapefruit*).
- Cardiopatia:
  - Insuficiência cardíaca congestiva.
- Nefropatia:
  - Síndrome nefrótica.
- Gestação.

CONTROLE LABORATORIAL DA REPOSIÇÃO DA LEVOTIROXINA

- Hipotireoidismo primário:
  - Dosagem de TSH.
  - Ao se ajustar a dose de levotiroxina, a nova medida de TSH deve ser realizada em 4-6 semanas. Recomenda-se medir a cada 4-6 meses após estabilização inicial. Depois, pode-se realizar TSH anualmente para garantir a estabilidade.
- Hipotireoidismo central (secundário ou terciário):
  - Dosagem de T4 livre.

PRESCRIÇÃO NA PRÁTICA

Exemplo de prescrição (cada caso deve ser avaliado individualmente e a decisão deve ser tomada pelo médico responsável pelo caso).

- Levotiroxina.
  - Tomar, via oral, em jejum e sem uso concomitante de outras medicações.
  - Aguardar pelo menos 40 minutos para comer.

REFERÊNCIAS

1. Almandoz JP, Gharib H. Hypothyroidism: etiology, diagnosis, and management. Med Clin North Am. 2012;96(2):203-21.
2. Centanni M, Benvenga S, Sachmechi I. Diagnosis and management of treatment-refractory hypothyroidism: an expert consensus report. J Endocrinol Invest. 2017;40(12):1289-301.
3. Chaker L, Razvi S, Bensenor IM, Azizi F, Pearce EN, Peeters RP. Hypothyroidism. Nat Rev Dis Primers. 2022;8(1):30.
4. Duntas LH, Yen PM. Diagnosis and treatment of hypothyroidism in the elderly. Endocrine. 2019;66(1):63-9.
5. Fleseriu M, Christ-Crain M, Langlois F, Gadelha M, Melmed S. Hypopituitarism. Lancet. 2024;403(10444):2632-48.
6. Jonklaas J, Bianco AC, Bauer AJ, Burman KD, Cappola AR, Celi FS, et al. American Thyroid Association Task Force on Thyroid Hormone Replacement. Guidelines for the treatment of hypothyroidism: prepared by the American Thyroid Association task force on thyroid hormone replacement. Thyroid. 2014;24(12):1670-51.
7. Jonklaas J. Update on the treatment of hypothyroidism. Curr Opin Oncol. 2016;28(1):18-25.
8. Kotwal A, Kennedy R, Kikani N, Thosani S, Goldner W, Shariff A. Endocrinopathies Associated With Immune Checkpoint Inhibitor Use. Endocr Pract. 2024;30(6):584-91.
9. LeFevre ML, U.S. Preventive Services Task Force. Screening for thyroid dysfunction: U.S. Preventive Services Task Force recommendation statement. Ann Intern Med. 2015;162(9):641-50.
10. Lips DJ, van Reisen MT, Voigt V, Venekamp W. Diagnosis and treatment of levothyroxine pseudomalabsorption. Neth J Med. 2004;62(4):114-8.
11. Persania L, Brabantc G, Dattanid M, Bonomia M, Feldt-Rasmussene U, Fliersf E, et al. 2018 European Thyroid Association (ETA): Guidelines on the Diagnosis and Management of Central Hypothyroidism. Eur Thyroid J. 2018;7:225-37.
12. Rdzak GM, Whitman LM, Inzucchi SE. Levothyroxine pseudo-malabsorption: testing and treatment in the outpatient setting. Ther Adv Endocrinol Metab. 2018;9(7):217-22.
13. Skelin M, Lucijanić T, Amidžić Klarić D, Bakula M, Liberati-Čizmek AM, Gharib H, et al. Factors affecting gastrointestinal absorption of levothyroxine: a review. Clin Ther. 2017;39(2):378-403.
14. Taylor PN, Medici MM, Hubalewska-Dydejczyk A, Boelaert K. Hypothyroidism. Lancet. 2024;404(10460):1347-64.
15. Van Wilder N, Bravenboer B, Herremans S, Vanderbruggen N, Velkeniers B. Pseudomalabsorption of levothyroxine: a challenge for the endocrinologist in the treatment of hypothyroidism. Eur Thyroid J. 2017;6(1):52-6.

22

Tireotoxicose e hipertireoidismo: diagnóstico e tratamento

Marcos Tadashi Kakitani Toyoshima

DEFINIÇÃO

- CID 10: E05 – tireotoxicose [hipertireoidismo].
- CID 11: 5A02 – Tireotoxicose.
  - 5A02.0 Tireotoxicose com bócio difuso.
  - 5A02.1 Tireotoxicose com bócio tóxico uninodular.
  - 5A02.2 Tireotoxicose com bócio tóxico multinodular.
  - 5A02.3 Tireotoxicose causada por tecido tireoidiano ectópico.
  - 5A02.4 Tireotoxicose factícia.
  - 5A02.5 Crise tireotóxica.
  - 5A02.6 Hipertireoidismo secundário.
  - 5A02.Y Outra tireotoxicose especificada.
  - 5A02.Z Tireotoxicose não especificada.
- Hipertireoidismo: aumento da síntese e da liberação dos hormônios tireoidianos pela tireoide.
- Tireotoxicose: síndrome decorrente do excesso de hormônios tireoidianos circulantes, secundários ou não ao hipertireoidismo.

DIAGNÓSTICO

Manifestações clínicas da tireotoxicose

- Nervosismo.
- Labilidade emocional.
- Insônia.
- Tremores.
- Evacuações intestinais frequentes.
- Sudorese excessiva (termogênese aumentada).
- Taquicardia (taquicardia sinusal, arritmias atriais, especialmente a fibrilação atrial, mais comum em idosos).
- Palpitações.
- Intolerância ao calor.
- Dispneia.
- Perda ponderal (com apetite preservado ou até mesmo aumentado).
- Queda de cabelo.
- Bócio.
- Cansaço.
- Fraqueza muscular proximal (exemplo: dificuldade em subir escadas).
- Poliúria e aumento da sede.
- Em mulheres, tendência à oligomenorreia a amenorreia.
- Redução da libido.
- Edema de membros.
- Em pacientes de idade avançada, aumento da angina do peito ou insuficiência cardíaca.
- Hiperpigmentação em casos graves por aumento do metabolismo do cortisol, que leva a aumento da secreção de CRH.
- Prurido.
- Osteoporose.
- Insuficiência cardíaca de alto débito.
- Paralisia periódica hipocalêmica.
- Tempestade tireotóxica.

Exame físico

- Aumento do volume tireoidiano (bócio).
- Pele quente e úmida, com textura aveludada.
- Presença de eritema palmar.
- Separação da unha do leito ungueal (onicólise; unha de Plummer) é comum, sobretudo no dedo anular.
- Cabelos finos e sedosos.
- Tremor fino dos dedos e da língua.
- Hiper-reflexia.
- Ansiedade.
- Sinais oculares: olhar fixo típico, com alargamento das fissuras palpebrais, pestanejar infrequente, atraso no fechamento palpebral e incapacidade de franzir a fronte ao dirigir o olhar para cima (*lid lag*). Tais sinais resultam da hiperestimulação simpática e desaparecem, geralmente, com a correção da tireotoxicose. Diferente da oftalmopatia infiltrativa típica da doença de Graves.
- Manifestações cardiovasculares: hipertensão arterial sistólica, pressão de pulso ampla, taquicardia, palpitações, sopros sistólicos, aumento de intensidade da primeira bulha apical, cardiomegalia e, às vezes, insuficiência cardíaca franca. Um som de alta frequência pode ser audível na área pulmonar, simulando atrito pericárdico (ruído de Means-Lerman).

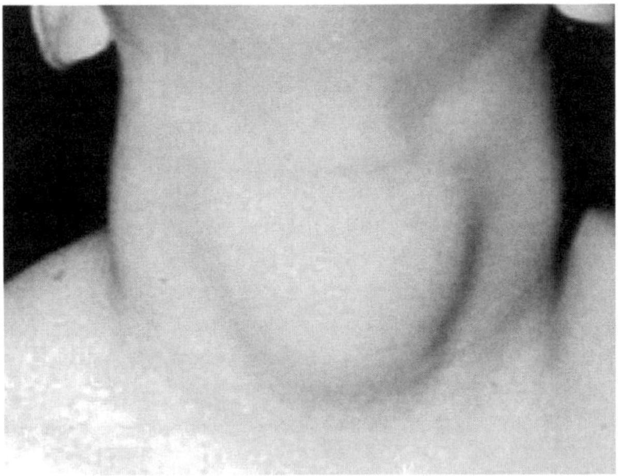

FIGURA 1
Bócio difuso tóxico.

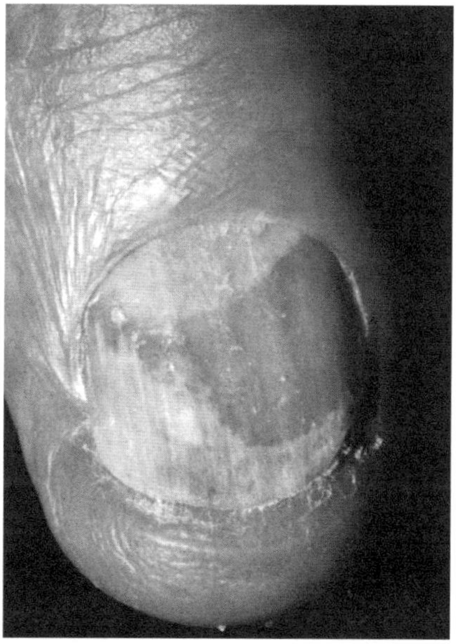

FIGURA 2
Onicólise.

Investigação laboratorial inicial

- Observação: cuidado com o uso de biotina prévio às dosagens laboratoriais dos hormônios, pois pode interferir nos resultados dos exames.
- TSH sérico reduzido no hipertireoidismo primário e aumentado no hipertireoidismo secundário (hipofisário) e na síndrome de resistência hipofisária ao hormônio tireoidiano.
- T4 livre sérico aumentado.
- T3 livre sérico: pode ajudar nos casos raros de T3-toxicose, em que há tireotoxicose com TSH suprimido e T4 livre normal.

Outros exames laboratoriais que podem estar alterados na tireotoxicose

- Redução de HDL.
- Anemia normocítica normocrômica.
- Ferritina alta.
- Hiperglicemia pode ocorrer.

Causas de tireotoxicose

- Hipertireoidismo primário:
  - Doença de Graves:
    - Bócio tóxico difuso: manifestação mais frequente.
    - Oftalmopatia de Graves.
    - Dermopatia de Graves.
  - Bócio multinodular tóxico.
  - Adenoma tóxico.
- Tireoidite subaguda silenciosa.
- Tireotoxicose induzida por drogas:
  - Amiodarona.
  - Lítio.
  - Inibidores de *checkpoint* imunológico (pembrolizumabe, nivolumabe, cemiplimabe, dostarlimabe, atezolizumabe, avelumabe, durvalumabe, ipilimumabe, tremelimumabe).
  - Inibidores de tirosinoquinase (sunitinibe, sorafenibe).
  - Citocinas (interferon-alfa e interleucina-2).
- Tireoidite granulomatosa ou de DeQuervain.
- Tireotoxicose iatrogênica.
- Tireotoxicose factícia.
- Struma ovarii.
- Tireoidite infecciosa aguda.
- Metástases extensas de carcinoma diferenciado de tireoide.
- Tireotoxicose transitória da gestação, devido ao aumento sérico da gonadotrofina coriônica humana (hCG).
- Doença trofoblástica/coriocarcinoma.
- Hipertireoidismo secundário por adenoma hipofisário secretor de TSH.
- Resistência central (hipofisária) ao hormônio tireoidiano.

Investigação de causas de tireotoxicose

- Exames laboratoriais:
  - Anticorpo antirreceptor de TSH (TRAb): ajuda no diagnóstico de doença de Graves.

- Exames de imagem:
  - Ultrassonografia com Doppler colorido: pode auxiliar a diferenciar tireoidite destrutiva (pouca vascularização ao Doppler) de doença de Graves ("inferno tireoidiano").
  - Exame de captação de radioiodo:
    - Captação de radioiodo normal ou elevada: doença de Graves, adenoma tóxico, bócio multinodular tóxico, doença trofoblástica/coriocarcinoma, adenomas hipofisários produtores de TSH, resistência central ao hormônio tireoidiano.
    - Captação de radioiodo quase ausente: tireoidite silenciosa, tireoidite destrutiva induzida por amiodarona, tireoidite granulomatosa ou de DeQuervain, tireotoxicose iatrogênica ou factícia, Struma ovarii, tireoidite aguda infecciosa, metástases extensas de carcinoma de tireoide.
  - Ressonância magnética de hipófise: nos casos raros de tireotrofinomas (adenomas hipofisários produtores de TSH).
- O diagnóstico de hipertireoidismo de Graves pode ser estabelecido com relativa segurança em pacientes com quadro moderado ou grave de tireotoxicose, oftalmopatia de início recente e bócio difuso, não sendo necessários exames adicionais para investigação etiológica.
  - A ultrassonografia da tireoide não é indicada rotineiramente na avaliação do paciente com hipertireoidismo (D). A dopplerfluxometria pode ser útil no diagnóstico diferencial dos subtipos de tireotoxicose induzida por amiodarona (B).
  - B. Estudos experimentais e observacionais de menor consistência.
  - D. Opinião desprovida de avaliação crítica, baseada em consensos, estudos fisiológicos ou modelos animais.

ALGORITMO PARA A AVALIAÇÃO DE HIPERTIREOIDISMO

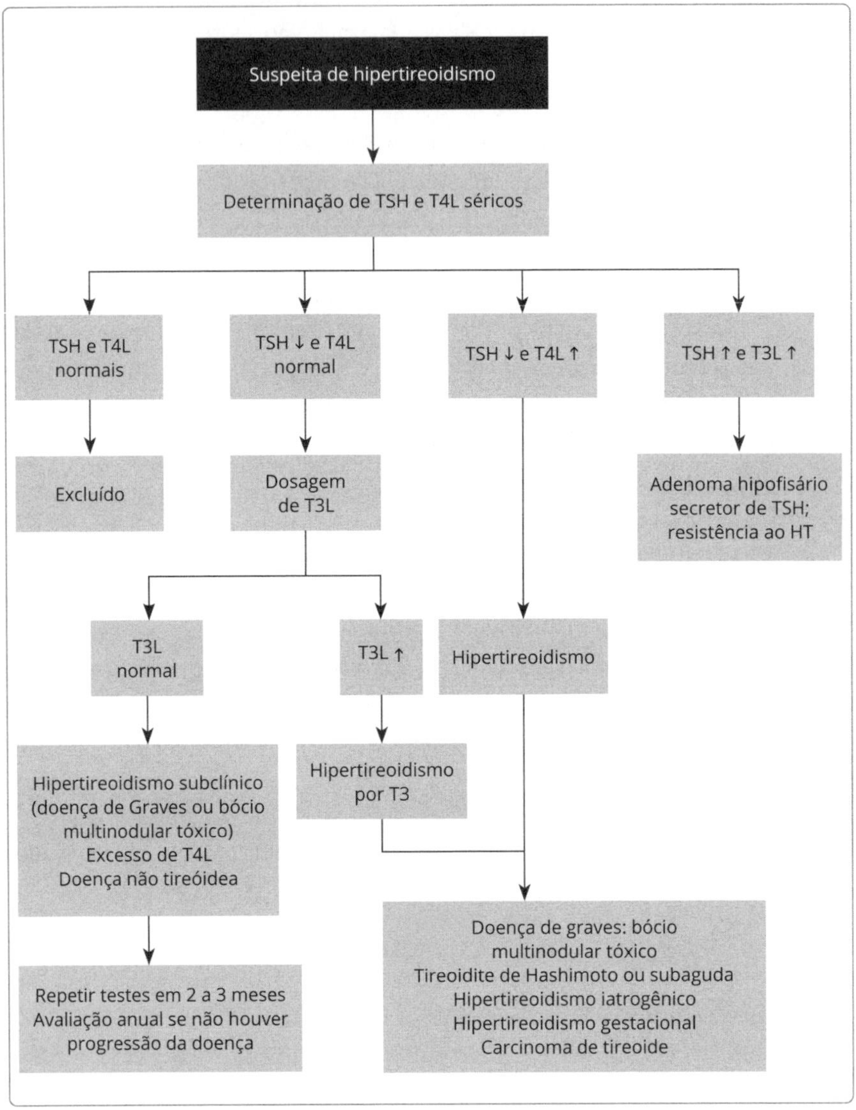

TSH: hormônio tireoestimulante; T4L: T4 livre; HT: hormônios tireoidianos; T3L: T3 livre; T3: L-triiodotironina.

TRATAMENTO

Tireotoxicose sintomática

- Betabloqueadores:
  - Propranolol 10 a 40 mg, via oral, 3 a 4 x/dia.
  - Atenolol 25 a 100 mg, via oral, 1 a 2 x/dia.
  - Metoprolol 25 a 50 mg, via oral, 2 a 3 x/dia.
  - Nadolol 40 a 160 mg, via oral, 1 x/dia.
  - Esmolol, via endovenosa, em bomba de infusão contínua, 50 a 100 mcg/kg/min.

Hipertireoidismo primário

- Observação: o tratamento da crise tireotóxica é diferenciado e não será abordado neste texto.
- Tionamidas:
  - Drogas:
    - Metimazol/Tiamazol – 5 a 60 mg, via oral, 1 x/dia.
    - Propiltiouracila – 50 a 150 mg, via oral, 3 x/dia.
    - Indicações: especialmente para doença de Graves. O uso em bócio multinodular tóxico e adenoma tóxico tem eficácia de remissão menor do que na doença de Graves. Em gestantes, usar propiltiouracila até a 16ª semana de gestação.
  - Efeitos colaterais:
    - *Rash* cutâneo.
    - Urticária.
    - Artralgia.
    - Desconforto gastrointestinal.
    - Náusea.
    - Hipotireoidismo.
    - Agranulocitose.
    - Hepatotoxicidade: metimazol, principalmente por lesão colestática; propiltiouracila, por lesão hepatocelular.

    - Vasculite (p-ANCA positivo).
    - Lúpus induzido por droga.
    - Síndrome autoimune à insulina (doença de Hirata).
  - Tempo de tratamento: pelo menos 12 a 18 meses, especialmente na doença de Graves.
- Radioiodoterapia:
  - Indicações: pacientes com contraindicações ao uso das tionamidas; cirurgia: preferência do paciente.
  - Desvantagem: maior risco de hipotireoidismo permanente do que as tionamidas.
  - Contraindicações: gestantes e lactentes.
- Cirurgia de tireoidectomia total:
  - Indicações: bócio grande, sintomas compressivos, nódulos malignos associados, gestantes com difícil controle do hipertireoidismo, preferência do paciente.
  - Desvantagem: hipotireoidismo permanente e risco cirúrgico.

PRESCRIÇÃO NA PRÁTICA

Exemplo de prescrição (cada caso deve ser avaliado individualmente e a decisão deve ser tomada pelo médico responsável pelo caso).

- Para a tireotoxicose:
  - Propranolol 10 a 40 mg, via oral, 3 a 4 x/dia ou
  - Atenolol 25 a 100 mg, via oral, 1 a 2 x/dia ou
  - Metoprolol 25 a 50 mg, via oral, 2 a 3 x/dia ou
  - Nadolol 40 a 160 mg, via oral, 1 x/dia ou
  - Esmolol, via endovenosa, em bomba de infusão contínua, 50 a 100 mcg/kg/min.
- Para o hipertireoidismo, com escolha de uso de tionamidas:
  - Metimazol - dose: 5 a 60 mg, via oral, 1 x/dia ou
  - Propiltiouracila - dose: 50 a 150 mg, via oral, 3 x/dia.

REFERÊNCIAS

1. Chaker L, Cooper DS, Walsh JP, Peeters RP. Hyperthyroidism. Lancet. 2024;403(10428):768-80.
2. Hoang TD, Stocker DJ, Chou EL, Burch HB. 2022 Update on Clinical Management of Graves Disease and Thyroid Eye Disease. Endocrinol Metab Clin North Am. 2022;51(2):287-304.
3. Kahaly GJ, Bartalena L, Hegedüs L, Leenhardt L, Poppe K, Pearce SH. 2018 European Thyroid Association Guideline for the Management of Graves' Hyperthyroidism. Eur Thyroid J. 2018;7(4):167-86.
4. Li D, Radulescu A, Shrestha RT, Root M, Karger AB, Killeen AA, et al. Association of Biotin Ingestion With Performance of Hormone and Nonhormone Assays in Healthy Adults. JAMA. 2017;318(12):1150-60.
5. Maia AL, Scheffel RS, Meyer EL, Mazeto GM, Carvalho GA, Graf H, et al. The Brazilian consensus for the diagnosis and treatment of hyperthyroidism: recommendations by the Thyroid Department of the Brazilian Society of Endocrinology and Metabolism. Arq Bras Endocrinol Metabol. 2013;57(3):205-32.
6. Ross DS, Burch HB, Cooper DS, Greenlee MC, Laurberg P, Maia AL, et al. 2016 American Thyroid Association Guidelines for Diagnosis and Management of Hyperthyroidism and Other Causes of Thyrotoxicosis. Thyroid. 2016;26(10):1343-421.
7. Smith TJ, Hegedüs L. Graves' Disease. N Engl J Med. 2016;375:1552-65.
8. Weetman AP. Medical Progress: Graves' Disease. N Engl J Med. 2000;343(17):1236-48.

23 Osteoporose: diagnóstico e tratamento

D&T

Ariel Fernando V. Agreda

Daniel Costa Guimarães

DEFINIÇÃO

- A osteoporose é um distúrbio do metabolismo ósseo, caracterizado por alterações na microarquitetura e na densidade mineral óssea cortical e trabecular de todo o corpo, culminando com o aumento da fragilidade esquelética.
- Após os 50 anos de idade, 1:3 mulheres e 1:5 homens podem ser acometidos por uma fratura resultante da osteoporose. Tais fraturas por fragilidade associam-se a uma frequência elevada de morbidade e mortalidade, promovendo sérias consequências pessoais e socioeconômicas.

QUADRO CLÍNICO

- A Organização Mundial da Saúde (OMS) define osteoporose com base na densitometria mineral óssea (DMO).
- O risco relativo de fratura aumenta à medida que diminui a DMO.
- A osteoporose é assintomática, a menos que ocorra uma fratura. Dois terços das fraturas vertebrais são assintomáticas.
- Ocorre redução da altura em pelo menos 4 cm.
- As fraturas por fragilidade costumam ocorrer por queda da própria altura ou traumas menores. Acontecem com maior frequência em idades avançadas e são mais comuns em mulheres do que em homens.

- Afetam comumente: vértebras, porção distal do rádio, costelas, úmero e colo do fêmur.

FATORES DE RISCO

- Idade avançada.
- Sexo feminino.
- Etnia branca ou oriental.
- História prévia pessoal e familiar de fratura.
- Baixa densitometria óssea de colo de fêmur.
- Baixo índice de massa corporal (IMC).
- Uso de glicocorticoides sistêmicos, > 7,5 mg/dia de prednisona, por mais de 3 meses.
- Fatores ambientais (tabagismo, ingestão de bebidas alcoólicas > 3 unidades/dia).
- Sedentarismo.
- Baixa ingesta de cálcio na dieta.

CAUSAS SECUNDÁRIAS

- Medicamentos:
  - Glicocorticoides.
  - Anticonvulsivantes.
  - Varfarina.
  - Antirretrovirais.
  - Metotrexato.
  - Inibidores da aromatase.
  - Análogos de GnRH.
- Endocrinológicas:
  - Hipogonadismo.
  - Hiperparatireoidismo.
  - Hipertireoidismo.
  - Síndrome de Cushing.
- Autoimune:
  - Artrite reumatoide.

- Por baixa atividade de remodelamento ósseo (*turnover*):
  - Mieloma múltiplo.
  - Linfomas/leucemias.
  - Hipercalciúria idiopática.
- Deficiência de vitamina D.
- Anorexia nervosa.
- Gastrointestinais:
  - Doença celíaca.
  - Doença inflamatória intestinal.
  - Gastrectomias/ileostomias.
- Doença renal crônica (DRC).

DIAGNÓSTICO

- O diagnóstico de osteoporose é feito pela avaliação da DMO por DXA:
  - O escore T avalia o desvio-padrão em relação ao pico médio de massa óssea em mulher jovem:
    - DMO normal: escore T entre +2,5 e –1,0.
    - Osteopenia: escore T entre –1,0 e –2,5.
    - Osteoporose: escore T ≤ –2,5.
  - Se homem < 50 anos de idade ou mulher pré- menopausa, não usar escore T.
  - O escore Z avalia em relação à massa óssea média de uma mulher da mesma idade, sexo e etnia da paciente:
    - Se > –2,0: DMO esperada para idade.
    - Se ≤ -2,0: DMO abaixo do esperado para idade.
  - O diagnóstico também pode ser feito pela presença de fratura por fragilidade (após trauma leve), principalmente na coluna, quadril, rádio distal e sacro.
  - Indicações para solicitação de DMO:
    - Mulheres > 65 anos de idade.
    - Homens > 70 anos de idade.
    - Mulheres pós-menopausa.
    - IMC < 19 kg/m^2.
    - Uso de glicocorticoide por mais que 3 meses.
    - Fraturas prévias por fragilidade.
    - Tabagismo.

- Antecedente familiar.
- Etilismo de > 3 unidades/dia.
- Artrite reumatoide.
- Doenças que reduzem a massa óssea.
- Monitoramento da osteoporose.

Exames complementares

- Perfil ósseo: cálcio, fósforo, fosfatase alcalina, vitamina D, paratormônio.
- Endocrinológico: função tireoidiana.
- Função renal: creatinina, cálcio e calciúria de 24 horas.
- Busca ativa de fraturas: radiografia lateral de coluna torácica e lombar.

Avaliação de risco de fraturas

- A ferramenta de avaliação de risco de fratura (FRAX) é um algoritmo com base em computador desenvolvido pelo Centro de Doenças Ósseas Metabólicas de Sheffield e publicado pela primeira vez em 2008. Esse algoritmo calcula a probabilidade de fratura a partir de fatores clínicos de risco obtidos facilmente para mulheres e homens. Os resultados do FRAX mostram a probabilidade, em 10 anos, de uma fratura maior (fratura clínica vertebral, antebraço, úmero e quadril) ou uma fratura de quadril isolada.
- Risco absoluto de fratura ≥ 20% para as fraturas maiores (quadril, vértebra, antebraço e úmero).
- Risco absoluto de fratura ≥ 3% para fratura de quadril isolada.

TRATAMENTO

Tratamento não farmacológico

- Ingestão diária de 1.200 a 1.500 de cálcio (exemplos: uma fatia grossa de queijo, um copo de leite, um pote de iogurte, suco de laranja = 300 mg de cálcio).
- Ingestão diária de 800 a 1000 unidades de vitamina D.
- Atividade física, exercícios aeróbios, treino de força resistido e atividades voltadas para prevenção de quedas (30 minutos, 3 vezes por semana); é mais importante a regularidade do que a intensidade.

- Prevenção de quedas (iluminação, tapetes, brinquedos espalhados, obstrução de circulação, calçados adequados).
- Cessar tabagismo.
- Diminuir ou cessar etilismo.

Candidatos a tratamento farmacológico

- Fratura de fragilidade.
- DMO com escore T ≤ –2,5, após exclusão de causas secundárias.
- Escore T entre –1 e –2,5 com probabilidade de fratura de quadril em 10 anos > 3% ou probabilidade de fratura osteoporótica ≥ 20% (FRAX).

Tratamento farmacológico

- Suplementação de cálcio:
  - Carbonato de cálcio (40% elementar) - com as refeições, 500 mg por tomada (pouco absorvido com inibidor de bomba de prótons – INB).
  - Citrato de cálcio (pode tomar em jejum ou com refeições) - mantém a absorção com uso concomitante de IBP.
- Suplemento de vitamina D:
  - Meta: nível sérico: > 30 ng/dL.
  - Deficiência: < 20 ng/dL.
    - Dose de ataque de 50.000 UI/semana por 8 semanas.
    - Dose de manutenção de 1.000/dia.
- Bisfosfonatos:
  - Verificar função renal, evitar em pacientes com ClCr < 30.
  - Ao usar formulações orais, ter cuidado em pacientes com problemas de motilidade esofagiana, disfagia, e/ou anastomoses ou dificuldade para ficar em ortostase durante 60 minutos após usar a via oral. Na presença de alguns destes, avaliar medicamentos com apresentações parenterais.
  - Alendronato de sódio 70 mg semanal, por via oral (tempo de tratamento de 5 anos; após esse período, avaliar férias da medicação).
  - Risedronato de sódio 35 mg mensal, por via oral (tempo de tratamento de 5 anos; após esse período, avaliar férias da medicação).
  - Ibandronato de sódio 150 mg mensal, por via oral (não reduz fratura de quadril e não é primeira escolha).

  - Ácido zoledrônico 5 mg anual, por via endovenosa (tempo de tratamento de 3 anos; após esse período, avaliar possibilidade de pausa ["férias"] da medicação). Avaliar reações infusionais.
- Denosumabe 60 mg semestral, por via subcutânea:
  - Anticorpo monoclonal.
  - Reduz fraturas vertebrais e de fêmur.
  - Não fazer pausa; o efeito reverte após 6 meses da sua interrupção.
  - Reavaliar risco após 5 anos de uso. Se mantiver alto risco, trocar de terapia ou prolongar uso.
  - Não interromper uso sem transicionar para outra medicação, pelo alto risco de fratura.
  - Pode ser usado na DRC.
- Teriparatida 20 mcg diário, por via subcutânea:
  - Análogo de hormônio da paratireoide.
  - Evitar em pacientes com hipercalcemia, e corrigir deficiência de vitamina D antes de iniciar.
  - Reduz fraturas vertebrais e não vertebrais.
  - Indicações: osteoporose grave (escore T ≤ -3,5 ou ≤ -2,5 e fraturas); contraindicações: bisfosfonatos, falha com outros medicamentos.
  - Usar por 24 meses e, após, transicionar tratamento.
  - Evitar na DRC.

Complicações de uso prolongado

- Osteonecrose de mandíbula:
  - Tratamento dentário antes de usar bisfosfonato e denosumabe.
  - Se baixo risco e uso < 4 anos, não suspender para tratamento dentário.
  - Se alto risco e/ou uso > 4 anos, suspender 2 meses antes de tratamento dentário.
- Fratura atípica de fêmur:
  - Suspender bisfosfonato para tratar.

Acompanhamento do tratamento

- Densitometria óssea:
  - Repetir após um ano do início do tratamento.
  - Monitorar a cada 1-2 anos: espaçar se houver boa resposta.

- Resposta: DMO com aumento maior do que mínima variação significativa (MVS), calculada pelo serviço de densitometria.
- Se DMO reduzir mais do que MVS ou houver nova fratura durante o tratamento, avaliar adesão ou absorção, cálcio e vitamina D.

- Monitorização do tratamento (adesão e doenças disabsortivas):
  - Formação: osteocalcina, fosfatase alcalina total e óssea e PNP 1 – pro-colágeno tipo 1.
  - Reabsorção: CTx – fragmentos de colágeno I – sérico e NTx – fragmentos do telopeptídio-N – urina.

PRESCRIÇÃO NA PRÁTICA

Exemplo de prescrição (cada caso deve ser avaliado individualmente e a decisão deve ser tomada pelo médico responsável pelo caso).

- Suplementação de cálcio:
  - Carbonato de cálcio 500 mg, por via oral, a cada 12 horas; tomar com as refeições.
- Suplementação de vitamina D:
  - Dose de ataque:
    - Colecalciferol 50.000 UI cápsula, 1 x/semana, por via oral, por 8 semanas ou
    - Colecalciferol 7.000 UI cápsula, 1 x/dia, por via oral, por 8 semanas.
  - Dose de manutenção:
    - Colecalciferol 7.000 UI cápsula, 1 x/semana, até atingir a meta.
- Bisfosfonatos:
  - Alendronato 70 mg, comprimido, 1 x/semana, em jejum.
  - Ácido zoledrônico 5 mg, 1 x/ano, por via endovenosa; administrar em 30 minutos.

ALGORITMOS

Uso estendido de bisfosfonatos

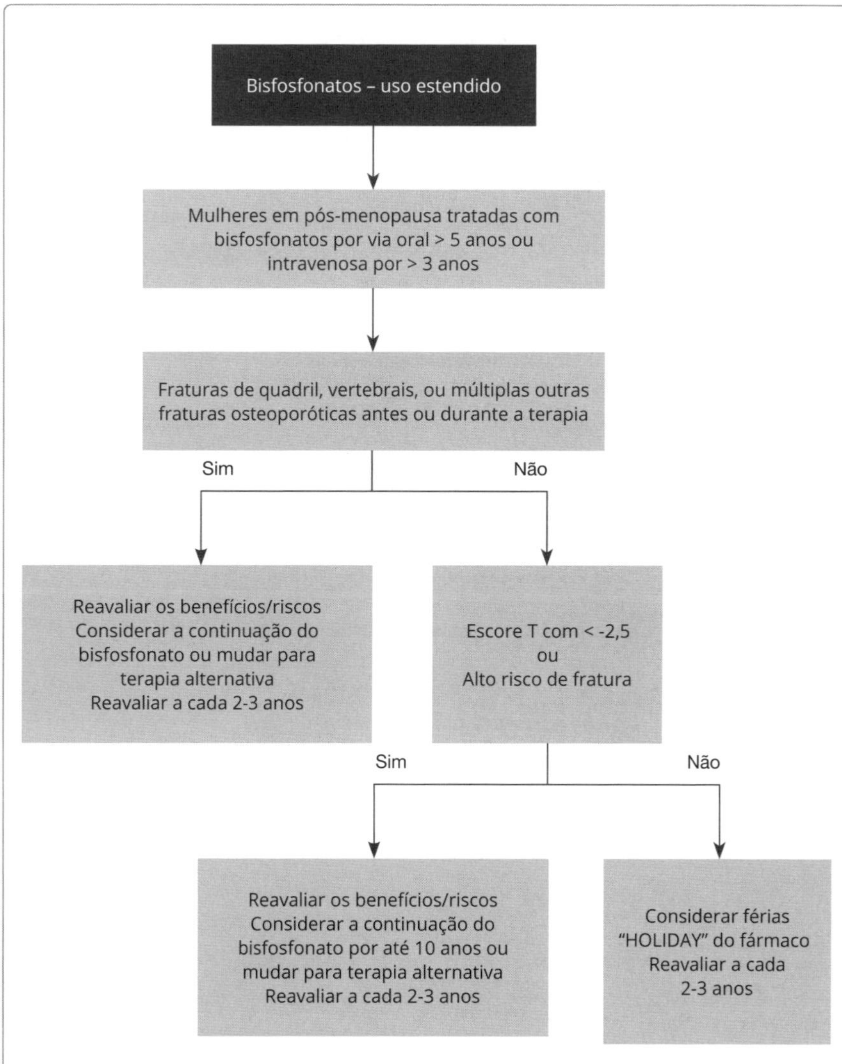

Fonte: Radominski SC et al., 2017.

Abordagem sugerida para o manejo de indivíduos em tratamento com bisfosfonatos

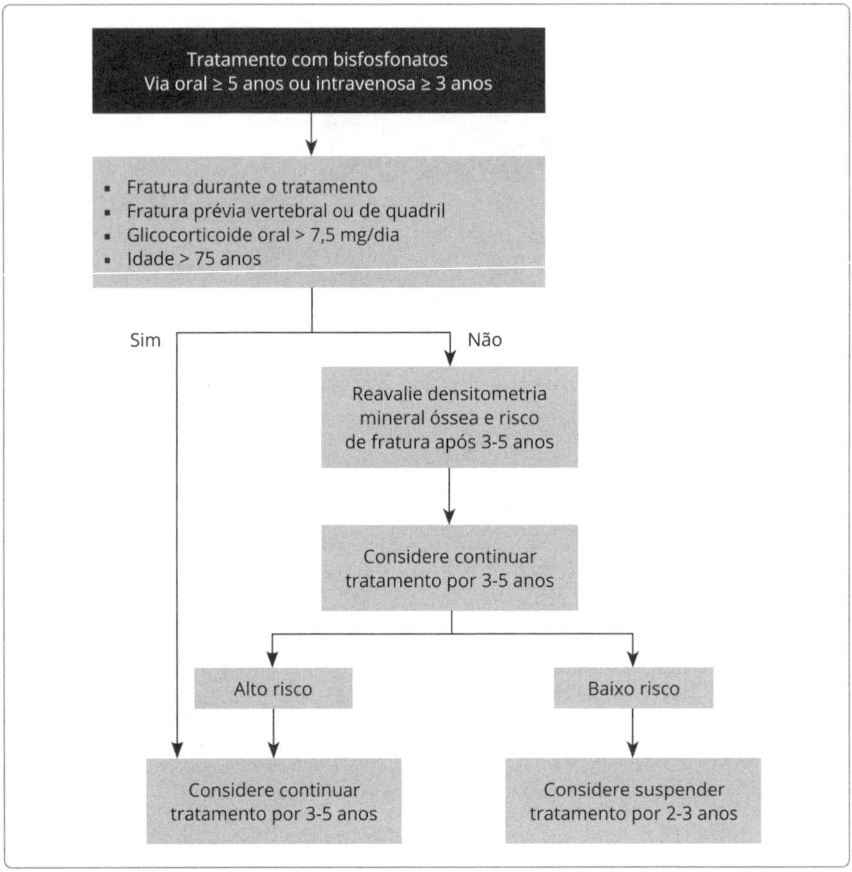

Fonte: adaptado de Compston JE et al., 2019.

REFERÊNCIAS

1. Adler RA, Fuleihan GE-H, Bauer DC, Camacho PM, Clarke BL, Clines GA, et al. Managing Osteoporosis in Patients on Long-Term Bisphosphonate Treatment: Report of a Task Force of the American Society for Bone and Mineral Research. J Bone Miner Res. 2016;31(1):16-35.
2. Brooke-Wavell K, Skelton DA, Barker KL, Clark EM, De Biase S, Arnold S, et al. Strong, steady and straight: UK consensus statement on physical activity and exercise for osteoporosis. Br J Sports Med. 2022;56(15):837-46.
3. Buckley L, Guyatt G, Fink HA, Cannon M, Grossman J, Hansen KE, et al. 2017 American College of Rheumatology Guideline for the prevention and treatment of glucocorticoid-induced osteoporosis. Arthritis Rheumatol. 2017;69(8):1521-37.
4. Compston JE, McClung MR, Leslie WD. Osteoporosis. Lancet. 2019;393(10169):364-76.
5. Eastell R, Rosen CJ, Black DM, Cheung AM, Murad MH, Shoback D. Pharmacological Management of Osteoporosis in Postmenopausal Women: An Endocrine Society* Clinical Practice Guideline. J Clin Endocrinol Metab. 2019;104(5):1595-622.
6. Liu J, Curtis EM, Cooper C, Harvey NC. State of the art in osteoporosis risk assessment and treatment. J Endocrinol Invest. 2019;42(10):1149-64.
7. Radominski SC, Bernardo W, de Paula AP, Albergaria B-H, Moreira C, Fernandes CE, et al. Diretrizes brasileiras para o diagnóstico e tratamento da osteoporose em mulheres na pós-menopausa. Rev Bras Reumatol. 2017;57(S2):S452-S466.
8. US Preventive Services Task Force: Final recommendation statement – Osteoporosis to prevent fractures: Screening. 2018.
9. World Health Organization. Assessment of fracture risk and its application to screening for postmenopausal osteoporosis. Genebra: World Health Organization; 1994.

D&T InforMed Clínica Médica

SEÇÃO 7

EMAGRECIMENTO E ANEMIA

24

Anemia ferropriva: diagnóstico e tratamento

Isabela Carvalhinho Carlos de Souza

Rodrigo Antonio Brandão Neto

Daniel Costa Guimarães

DEFINIÇÃO

- Definição da Organização Mundial da Saúde (OMS) de anemia:
  - Hemoglobina < 13 g/dL em homens.
  - Hemoglobina < 12 g/dL em mulheres não gestantes.
  - Hemoglobina < 11 g/dL em mulheres gestantes.
- A anemia ferropriva é um estado em que há redução da quantidade de ferro corporal. O fornecimento de ferro torna-se insuficiente para a formação da hemoglobina.
- A carência do ferro é a principal causa de anemia no mundo.
- Anemias microcíticas significativas (volume corpuscular médio [VCM] menor que 70 fL) ocorrem por deficiência de ferro ou talassemia.

METABOLISMO DO FERRO

- A maior parte do ferro – até 25 mg/dia – provém da reciclagem de hemácias no próprio organismo.
- Uma pequena parte – cerca de 1 a 2 mg/dia – provém da absorção intestinal do ferro da dieta. A absorção de ferro da dieta é eficaz com 10-20% sendo absorvido.
- Distribuição do ferro corporal:
  - Armazenado no fígado: 500 a 1.000 mg.

  - Macrófagos: 600 mg: > 25 mg reciclados/dia.
  - Hemácias: 1.800 mg.
  - Medula óssea: 300 mg.
  - Ligado à transferrina: 3 mg.
  - Absorção intestinal: 1 a 2 mg.
- Principais causas de anemia ferropriva:
  - Perda ginecológica – principal causa em mulheres em idade fértil:
    - Menometrorragia.
    - Câncer uterino.
  - Perda gastrointestinal – principal causa em homens e mulheres pós-menopausa:
    - Malignidade.
    - Esofagite.
    - Úlcera gastroduodenal.
    - Angiodisplasia.
    - Varizes esofágicas.
    - Doença diverticular dos cólons.
    - Doença inflamatória intestinal.
    - Doenças perianais.
  - Aumento da demanda:
    - Gravidez.
    - Infância e adolescência.
  - Má absorção:
    - Doença celíaca.
    - Doença inflamatória intestinal.
    - Gastrite autoimune.
    - Infecção por *Helicobacter pylori*.
    - Gastrectomia, ressecção duodenal e cirurgia de *bypass*.
  - Dieta:
    - Vegetarianismo/veganismo.
    - Pobreza/má nutrição.
  - Outras causas:
    - Parasitose intestinal.
    - Cirurgias.
    - Doação de sangue.
    - Uso crônico de anti-inflamatórios não esteroidais (AINE) e ácido acetilsalicílico.

QUADRO CLÍNICO

- Sintomas muito frequentes:
  - Palidez.
  - Fadiga.
  - Dispneia.
  - Cefaleia.
- Sintomas frequentes:
  - Alopecia.
  - Glossite atrófica.
  - Desejo por alimentos específicos ou pica (lascas de gelo, terra).
  - Queilite angular.
  - Síndrome das pernas inquietas.
  - Pele e cabelo ressecados.
  - Taquicardia.
  - Sopro cardíaco.
  - Angina.
  - Vertigem.
- Sintomas raros:
  - Síncope.
  - Coiloníquia.

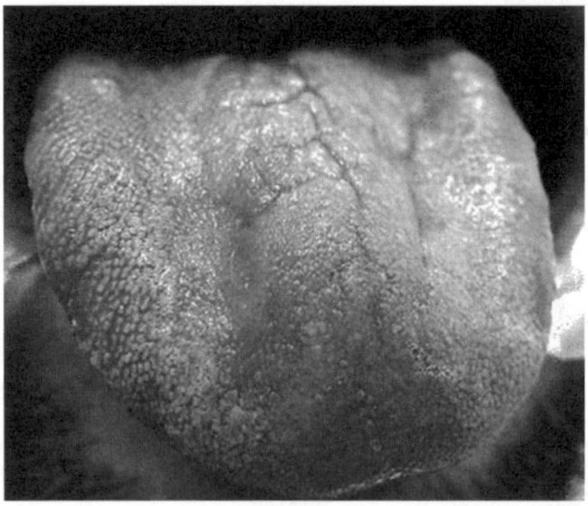

FIGURA 1
Glossite atrófica: perda das papilas filiformes secundária à anemia.
Fonte: Pastores L et al., 2007.

- Disfagia alta (atribuída a carência de ferro, fato ainda não comprovado) na vigência de anemia (síndrome de Plummer-Vinson, consequência de uma "teia", espasmo ou estenose no formato de anel, atrás do músculo cricofaríngeo).
- Unhas quebradiças ou em colher – coiloníquia.
- Instabilidade hemodinâmica.

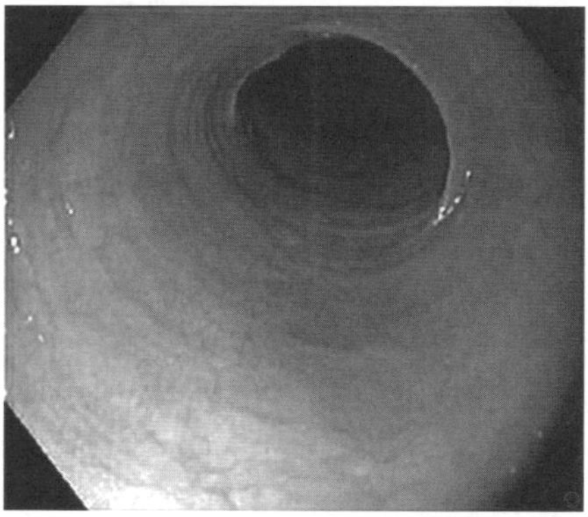

FIGURA 2

Síndrome de Plummer-Vinson: tríade composta por anemia, disfagia e anéis esofágicos (vistos na figura).

Fonte: Lo KB et al., 2019.

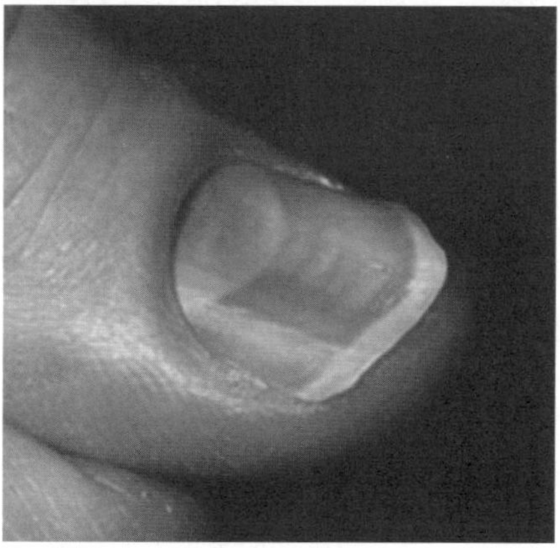

FIGURA 3

Coiloníquia: unhas em forma de colher.

Fonte: McGarry N, 2015.

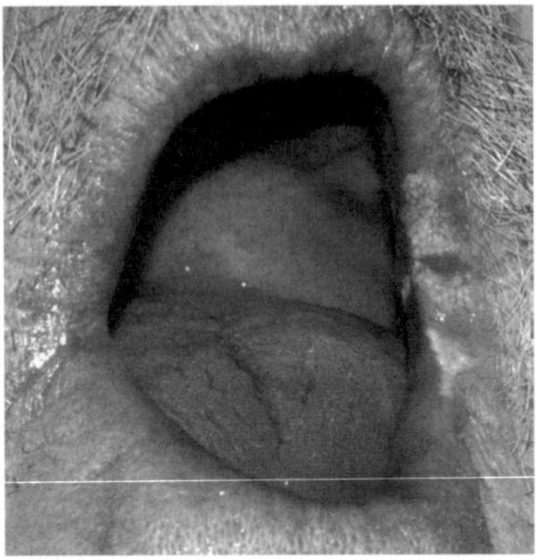

FIGURA 4
Queilite angular.
Fonte: Sharon V; Fazel N, 2010.

DIAGNÓSTICO

Hemograma

TABELA 1 Dado laboratorial, valores e interpretação do hemograma.

Dado laboratorial	Valores	Interpretação
Hemoglobina	< 13 g/dL em homens e < 12 g/dL em mulheres não gestantes	Valores < 11 g/dL em homens e < 10 g/dL em mulheres demandam investigação imediata
VCM	< 80 fL	Microcitose: hemácias menores
HCM	< 27 pg	Hipocromia: hemácias menos coradas, possuem menos hemoglobina
RDW	> 14,5%	Índice de anisocitose: grande variabilidade no tamanho das hemácias. Ajuda no diagnóstico diferencial com talassemia
Plaquetas	> 450 mil/mm^3	A anemia ferropriva pode ser causa de trombocitose
Reticulócitos	< 0,5%	Auxilia no diagnóstico diferencial com outras anemias. Nesse caso, falta substrato para a produção das células vermelhas

HCM: hemoglobina corpuscular média; RDW: *red cell distribution width*; VCM: volume corpuscular médio.

Perfil de ferro

TABELA 2 Dado laboratorial, valores e interpretação do perfil de ferro.

Dado laboratorial	Valores	Interpretação
Saturação de transferrina	< 16%	Varia nos estados inflamatórios; < 20% indica deficiência de ferro nesses casos
Ferro sérico	< 65 a 75 mcg/dL	Valores de referência variam conforme o método; isoladamente limitado para o diagnóstico
CTLF	Aumentado	Calculada a partir do ferro sérico e da saturação de transferrina. Há aumento da síntese de transferrina, cuja capacidade de ligação aumenta
Receptor solúvel da transferrina	Aumentado	Auxilia na diferenciação entre anemia e processo inflamatório. Na redução do ferro funcional, há estímulo para a produção do receptor

CTLF: capacidade total de ligação do ferro.

- O padrão-ouro para o diagnóstico é a dosagem de ferro medular baixa.
- Valores de ferritina < 12 ng/mL têm valor preditivo similar ao da dosagem baixa de ferro medular.

Investigação da causa

- Anamnese:
  - Buscar ativamente uso de medicações, história familiar de anemia e outras desordens hematológicas.
  - Avaliar a dieta e a presença de deficiência no consumo de ferro. Faça perguntas abertas, pedindo ao paciente que escreva um diário de suas principais refeições.
  - História familiar de neoplasia, especialmente câncer colorretal.
- Trato gastrointestinal:
  - Investigação de sangramento oculto* no trato gastrointestinal para todos os homens e mulheres pós-menopausa. É a principal causa de anemia nesses casos.

- Os métodos de escolha são a endoscopia digestiva alta (EDA) e a colonoscopia. A ordem de realização varia com a disponibilidade e suspeita clínica.
- Achados menores no exame endoscópico, como gastrite, esofagite e úlceras em cicatrização, não significam o fim da investigação.
- Investigação de doença celíaca: há indicação de pesquisa com testes sorológicos (antitransglutaminase tecidual) e/ou EDA com biópsia duodenal.
- Pesquisa de *Helicobacter pylori* e gastrite atrófica.
- * Uma revisão sistemática de ensaios clínicos randomizados (grau A) demonstrou que a realização de pesquisa de sangue oculto nas fezes anualmente ou a cada 2 anos, seguida de investigação complementar nos casos de resultado positivo, diminuiu as taxas de mortalidade por câncer colorretal quando comparadas à não realização de rastreamento após 18 anos de acompanhamento. As pessoas em bom estado geral e expectativa de vida ≥ 10 anos devem iniciar rastreamento aos 45 anos de idade e manter até os 75 anos. Entre 76 e 85 anos de idade, avaliar o estado geral e o desejo dos pacientes. Acima de 85 anos de idade, por ora, não é preciso fazer o rastreamento.

- Trato genitourinário:
  - Em mulheres em idade fértil, avaliar de forma detalhada a história menstrual e, se necessário, prosseguir com exames complementares.
  - Exame de urina: cerca de 1% dos pacientes com anemia ferropriva apresentam malignidade do trato genitourinário, sendo a hematúria um importante sinal.

TRATAMENTO

- Via oral:
  - Dose recomendada: de 100 a 200 mg de ferro elementar/dia para reposição.
  - A formulação mais comercializada no Brasil é o sulfato ferroso 200 a 300 mg, com 20% de ferro elementar (40 a 60 mg).
  - A medicação tem como principal efeito colateral intolerância gastrointestinal. Pode-se dividir a dose em 2 a 3 tomadas diárias e introduzir gradativamente.
  - Manter o tratamento por 3 meses após a normalização do hemograma, para que haja reposição dos estoques de ferro.
- Via intravenosa:

  - Indicações:
    - Falência da terapia oral.
    - Intolerância gastrointestinal importante.
    - Necessidade de normalização rápida.
    - Condições disabsortivas (doença celíaca, *bypass* gástrico, gastrite atrófica).
    - Substituto à hemotransfusão em pacientes que não aceitam receber sangue.
    - Insuficiência cardíaca crônica.
    - Doença renal crônica dialítica.
- Para cálculo da dose pode ser utilizada a fórmula: (peso corporal [kg] × 2,4 × déficit de hemoglobina) + 500 mg.
- A formulação mais encontrada no Brasil é o composto de 100 mg de ferro3+ por ampola.
- Transfusão sanguínea:
  - Indicações:
    - Sangramento ativo e instabilidade hemodinâmica.
    - Anemia crítica (hemoglobina < 7 g/dL).
    - Anemia importante e infarto agudo do miocárdio.
    - Falência de outros tratamentos em corrigir a anemia.
    - Anemia com hemoglobina < 8 g/dL e insuficiência cardíaca.
    - A indicações devem ser individualizadas caso a caso, e a transfusão, reservada apenas para pacientes com real necessidade.

PRESCRIÇÃO NA PRÁTICA

Exemplo de prescrição (cada caso deve ser avaliado individualmente e a decisão deve ser tomada pelo médico responsável pelo caso).

- Uso oral:
  - Sulfato ferroso 300 mg, 180 comprimidos: tomar 1 comprimido 1 hora antes do almoço, preferencialmente com um copo de suco de laranja.
- Uso injetável – endovenoso:

(continua)

(continuação)

- Cada ampola de 5 mL contém sacarato de hidróxido férrico 500 mg (equivalente a 100 mg de ferro III).
- Passo 1: homogeneização da ampola.
- Passo 2: o sacarato de hidróxido férrico deve ser diluído somente com solução de cloreto de sódio estéril a 0,9% (soro fisiológico). Não devem ser usadas outras soluções de diluição intravenosa ou medicamentos, uma vez que há potencial para precipitação e/ou interação.
- Passo 3: o sacarato de hidróxido férrico deve ser administrado por via intravenosa e nunca por via intramuscular. Devido a seu elevado pH, pode ocorrer necrose do tecido muscular.
- Passo 4: soro fisiológico estéril a 0,9% 100 mL e sacarato de hidróxido férrico 5 mL, por via endovenosa, em 15 minutos.
  - 1 mL de sacarato de hidróxido férrico para no máximo 20 mL de soro fisiológico.

Concentração de ferro	100 mg	200 mg	300 mg	400 mg	500 mg
Velocidade mínima de infusão	15 minutos	30 minutos	1,5 hora	2,5 horas	3,5 horas

- Antes da administração da primeira dose de sacarato de hidróxido férrico em pacientes recebendo a medicação pela primeira vez, administrar uma dose-teste durante 1 a 2 minutos, de 1 mL (20 mg de ferro).
- Reações adversas que devem ser notificadas: nível de consciência reduzido, tontura, confusão, angioedema, inchaço de articulações, hiperidrose, dor nas costas, bradicardia e cromatúria. Notifique ao Sistema de Notificações em Vigilância Sanitária – Notivisa, disponível em www.anvisa.gov.br/hotsite/notivisa/index.htm.

REFERÊNCIAS

1. Camaschella C. Iron deficiency anemia. N Engl J Med. 2015;372(19):1832-43.
2. Goddard AF, James MW, McIntyre AS, Scott BB, British Society of Gastroenterology. Guidelines for the management of iron deficiency anaemia. Gut. 2011;60(10):1309-16.
3. Grotto HZW. Diagnóstico laboratorial da deficiência de ferro. Rev Bras Hematol Hemoter. 2010;32(Supl. 2):22-8.
4. Iolascon A, Andolfo I, Russo R, Sanchez M, Busti F, Swinkels D, et al. Recommendations for diagnosis, treatment, and prevention of iron deficiency and iron deficiency anemia. Hemasphere. 2024;8(7):e108.
5. Jimenez K, Kulnigg-Dabsch S, Gasche C. Management of iron deficiency anemia. Gastroenterol Hepatol (N Y).2015;11(4):241-50.
6. Kalra PR, Cleland JGF, Petrie MC, Thomson EA, Kalra PA, Squire IB, et al. Intravenous ferric derisomaltose in patients with heart failure and iron deficiency in the UK (IRONMAN): an investigator-initiated, prospective, randomised, open-label, blinded-endpoint trial. Lancet. 2022;400(10369):2199-209.
7. Lo KB, Albano J, Sandhu N, Candelario N. Plummer-Vinson syndrome: improving outcomes with a multidisciplinary approach. J Multidiscip Healthc. 2019;12:471-7.
8. Lopez A, Cacoub P, Macdougall IC, Peyrin-Biroulet L. Iron deficiency anaemia. Lancet. 2016;387(10021):907-16.
9. Macdougall IC, White C, Anker SD, Bhandari S, Farrington K, Kalra PA, et al. Intravenous Iron in Patients Undergoing Maintenance Hemodialysis. N Engl J Med. 2019;380(5):447-58.
10. Matos JF, Dusse LMS, Stubbert RVB, Lages GFG, Carvalho MG. Índice de anisocitose eritrocitária (RDW): diferenciação das anemias microcíticas e hipocrômicas. Rev Bras Hematol Hemoter. 2008;30(2):120-3.
11. McGarry N. Iron deficiency anaemia: basic management. Pharm J. 2015.
12. Ning S, Zeller MP. Management of iron deficiency. Hematology Am Soc Hematol Educ Program. 2019;2019(1):315-22.
13. Pastores L, Muzio LL, Serpico R. Atrophic glossitis leading to the diagnosis of celiac disease. N Engl J Med. 2007;356(24):2547.
14. Sharon V, Fazel N. Oral candidiasis and angular cheilitis. Dermatol Ther. 2010;23(3):230-42.
15. von Haehling S, Doehner W, Evertz R, Garfias-Veitl T, Derad C, Diek M, et al. Ferric carboxymaltose and exercise capacity in heart failure with preserved ejection fraction and iron deficiency: the FAIR-HFpEF trial. Eur Heart J. 2024;45(37):3789-800.

25
Síndrome consumptiva ou perda involuntária de peso: diagnóstico e tratamento

Raif Restivo Simão
Anna Louise Stellfeld Monteiro
Felipe Carvalho Barros Sousa
Glauco Cabral Marinho Plens
Rodrigo Antonio Brandão Neto
Daniel Costa Guimarães

DEFINIÇÃO

- Perda de ≥ 5% em 6 meses ou ≥ 10% do peso em 12 meses.
- Em pacientes com mais de 100 kg, uma perda ponderal de 5 kg já é considerada significativa e, se não intencional, deve ser investigada.
- A perda de peso voluntária em pacientes obesos e com sobrepeso é considerada um evento benigno.
- A perda de peso superior a 10% é considerada de risco para o desenvolvimento de desnutrição proteico-calórica, que é associada a funções fisiológicas prejudicadas e prejuízo na imunidade.
- A perda de peso superior a 20%, implica em grave desnutrição proteico-calórica e é associada com disfunções orgânicas significativas e diminuição da massa corporal magra em relação à gordura corporal.
- Outros termos frequentemente associados, porém distintos, são:
  - Caquexia: perda ponderal advinda da perda de massa muscular.
  - Sarcopenia: conceito geriátrico que engloba perda de massa e força musculares. Quando presente na perda de peso involuntária, representa piora de qualidade de vida e aumento de mortalidade.

DIAGNÓSTICO

- Deve ser individualizado. É extremamente importante realizar anamnese e exame clínico detalhados, considerando as possíveis causas, e, assim, individualizar a investigação complementar para cada paciente.

Anamnese

- Deve-se quantificar a perda ponderal, questionar a duração de tal queixa, alterações de apetite, realização de atividades físicas e indagar sobre queixas ativas e sintomas que possam direcionar a investigação: saúde oral, alterações de humor, sudorese, disgeusia, disfonia, disfagia, odinofagia, febre, tosse, dispneia, ortopneia, dispneia paroxítica noturna, dores, alterações de trato genitourinário, alterações de trato gastrointestinal, náuseas e vômitos, por exemplo.
- A perda involuntária de peso pode ser dividida em etiologias orgânicas, psicossociais e idiopáticas. Entre as causas orgânicas, as neoplasias malignas são a principal etiologia.
- Excluindo-se desordens de gasto energético e disabsortivas, como hipertireoidismo, diabetes, DII, a maioria dos casos envolve decréscimo do consumo calórico inconscientemente.
- Em se tratando de pacientes idosos, é fundamental recordar os 9 "D's" (vide a seguir), uma forma de memorizar as causas de perda ponderal mais comuns em pacientes desse grupo específico. São eles:
  - Dentição: atentar para eventual necessidade de prótese dentária ou prótese mal ajustada.
  - Disgeusia: alteração de paladar, que pode ser causada por diversas medicações, por exemplo. É importante recordar que muitos desses pacientes são submetidos a polifarmácia.
  - Disfagia: alterações de deglutição, por causas orais, esofágicas ou outras.
  - Diarreia: leva à perda de nutrientes que, muitas vezes, não são suficientemente repostos na alimentação.
  - Doenças crônicas: muitas dessas doenças cursam com perda ponderal. Por isso, deve-se sempre checar se as comorbidades do paciente estão sendo tratadas de modo adequado.

- Demência: pode cursar com alterações neurológicas que inviabilizam ou dificultam horários de alimentação, o acesso à comida e a alimentação adequada.
- Depressão: condição clínica frequentemente subdiagnosticada em idosos, apesar de não ser rara nessa população.
- Disfunção: dependência para atividades básicas e instrumentais de vida diária. Muitos pacientes apresentam perda ponderal por serem incapazes de preparar suas refeições ou mesmo por dificuldade de acesso aos alimentos.
- Drogas: efeitos colaterais de medicações de uso contínuo ou esporádico (incluindo fitoterápicos) ou de drogas (lícitas ou ilícitas). Entre as principais, estão anticonvulsivantes, antidiabéticos, antitireoidianos e inibidores de acetilcolinesterase.

▪ Em resumo, essas são as causas de perda ponderal não intencional. Os nove "D's" a serem investigados em quadro de síndrome consumptiva: Dentição, Disgeusia, Disfagia, Diarreia, Doenças, Depressão, Demência, Disfunção, Drogas crônicas.

Exame físico

▪ As alterações de exame físico são variáveis e dependem da etiologia do quadro.
▪ Achados comuns em casos mais avançados incluem: redução do índice de massa corpórea – IMC (< 18,5 kg/m^2), diminuição de musculatura da região temporal com afundamento das têmporas, acentuação de proeminências ósseas e redução da circunferência das panturrilhas (< 31 cm).
▪ O exame físico deve conter:
  - Geral qualitativo: qualificação do grau de coloração de mucosas, de hidratação, de icterícia, de cianose.
  - Geral quantitativo: aferição de peso, altura, IMC, temperatura axilar, pressão arterial, frequência cardíaca, frequência respiratória, saturação periférica de O_2, tempo de enchimento capilar, circunferência de panturrilhas.
  - Oroscopia: análise de dentição, presença de lesões em cavidade oral, presença de monilíase oral, glossite, queilite angular, halitose.
  - Cutâneo: pesquisa de aranhas vasculares, lesões ou infecções cutâneas, análise dos fâneros.
  - Neurológico: nível de consciência, orientação temporoespacial, testes cognitivos e exames para avaliação de demência, avaliação de pares cranianos.

- Cabeça e pescoço: palpação de tireoide.
- Palpação de cadeias linfonodais.
- Cardiovascular: ausculta cardíaca, pesquisa de estase jugular, refluxo hepatojugular, palpação de pulsos periféricos.
- Pulmonar: ausculta e percussão pulmonares.
- Abdominal: pesquisa de circulação colateral, flapping, palpação com pesquisa de massas e visceromegalias, pesquisa de sinais de ascite, hepatimetria, palpação hepática, percussão e palpação do baço, pesquisa de dor à palpação, toque retal.
- Ginecológico: inspeção genital à procura de lesões e infecções; em mulheres: toque vaginal, exame especular.
- Membros: pesquisa de edema periférico.

Exames complementares

- Exames de avaliação inicial:
  - Exames laboratoriais: hemograma completo, VHS, PCR, glicemia de jejum, ureia, creatinina, TGO (AST), TGP (ALT), fosfatase alcalina, gamaglutamiltransferase, eletrólitos, eletroforese de proteínas séricas, TSH, T4 livre, sorologias (HIV, sífilis, VHB, VHC), ácido fólico, vitamina B12, perfil de ferro (ferro, ferritina, transferrina, saturação de transferrina, capacidade total de ligação ao ferro), proteínas totais e frações, DHL, urina tipo 1 (EAS).
  - Exames de imagem: radiografia de tórax, ultrassonografia de abdome.
  - Outros: rastreamento de neoplasias baseado em evidências, de acordo com sexo e faixa etária (Quadro 1).
  - Em pacientes com suspeita de neoplasia maligna, a tomografia de tórax, sem contraste, deve ser considerada.
  - Em pacientes cuja hipótese diagnóstica principal é de doença infecciosa, pode ser realizada sorologia para HIV, sorologias para hepatites B e C, PPD para pesquisa de tuberculose.
  - Avaliação de déficits nutricionais com dosagem de vitamina B12, ácido fólico, zinco, cobre, vitamina D e ferritina são recomendadas.
- Conforme a presença de queixas gastrointestinais, indicar, de acordo com as evidências: radiografia de esôfago contrastada, endoscopia digestiva alta, colonoscopia, anticorpo antiendomísio, análise de fezes (pesquisa de gordura e linfócitos nas fezes).

QUADRO 1 US Preventive Service Task Force – Recomendações de rastreamento de neoplasias com nível de evidência A e B.

	Grau de evidência	Data de liberação da recomendação
Rastreamento para câncer de mama A USPSTF recomenda realizar mamografia de rastreamento, com ou sem exame das mamas, a cada 1-2 anos, para mulheres com 40 anos ou mais	B	Setembro de 2002
Rastreamento para câncer de colo de útero A USPSTF recomenda rastreamento para câncer de colo de útero a cada 3 anos, com colpocitologia oncótica, em mulheres entre 21-29 anos. Para mulheres entre 30-65 anos, a USPSTF recomenda rastreamento a cada 3 anos com colpocitologia oncótica; a cada 5 anos com pesquisa de HPV de alto risco; ou a cada 5 anos com colpocitologia oncótica somada à pesquisa de HPV de alto risco	A	Agosto de 2018
Rastreamento para câncer colorretal A USPSTF recomenda rastreamento para câncer colorretal para pacientes entre 50-75 anos	A	Junho de 2016
Rastreamento para câncer de pulmão A USPSTF recomenda rastreamento anual para câncer de pulmão com tomografia computadorizada de baixa dose em adultos entre 55-80 anos, que tenham carga tabágica maior ou igual a 30 maços/ano e que sejam tabagistas ativos ou com cessação há menos de 15 anos O rastreamento deve ser descontinuado caso o paciente não tenha fumado tabaco nos últimos 15 anos ou caso desenvolva um problema de saúde que limite substancialmente a expectativa de vida ou o *status-performance* para ser submetido a cirurgia curativa	B	Dezembro de 2013
Aconselhamento sobre câncer de pele A USPSTF recomenda aconselhamento de adultos jovens, adolescentes, crianças e pais de crianças sobre a minimização da exposição à radiação UV para pacientes entre 6 meses e 24 anos com tipos de pele clara, a fim de reduzir o risco de desenvolvimento de câncer de pele	B	Março de 2018

USPSTF: United States preventive services task force; HPV: papilomavírus humano; UV: ultravioleta.
Fonte: traduzido e adaptado de U.S. Preventive Services Task Force, 2019.

Algoritmo para causas de perda ponderal involuntária

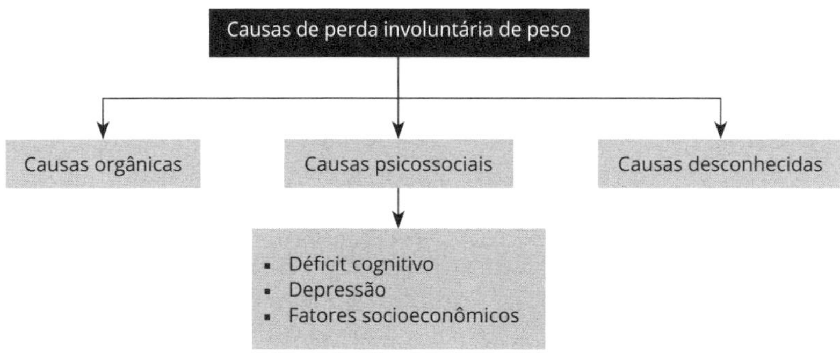

Algoritmo de investigação de perda ponderal

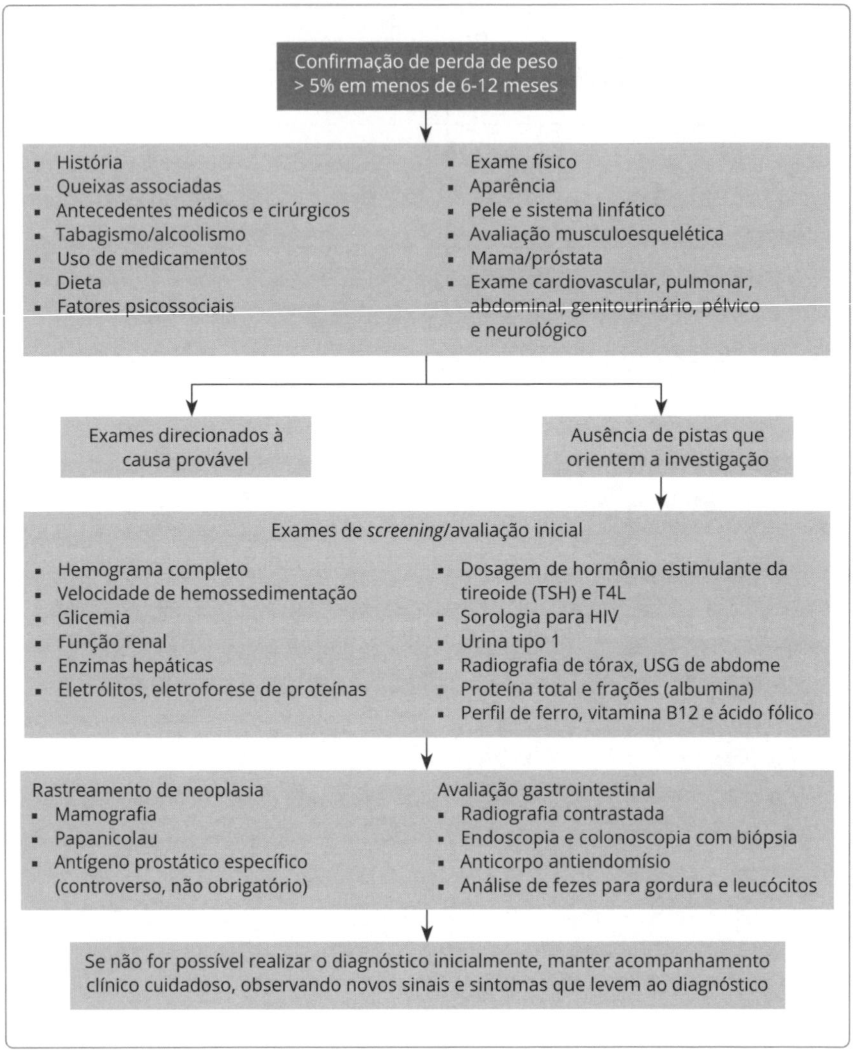

USG: ultrassonografia.

TRATAMENTO

- O tratamento deve ser individualizado, de acordo com o diagnóstico de cada paciente.
- Deve ser avaliada a situação psicossocial, e avaliações qualitativas antropométricas devem ser realizadas.
- A abordagem multidisciplinar é fundamental: o paciente deve, idealmente, ser avaliado por fonoaudiólogo, nutricionista, dentista, psicólogo, fisioterapeuta e educador físico, além do médico.
- Deve-se elaborar dieta adequada que supra as necessidades fisiológicas do paciente e lhe permita recuperar o peso perdido.
- O IMC que define eutrofia na população geral encontra-se entre 18,5 e 25 kg/m^2.
- Em idosos, porém, o IMC alvo está entre 22 e 27 kg/m^2.
- A meta da ingestão de nutrientes em doentes com baixo peso corporal e perda de peso acentuada deve ser de 30 a 35 kcal/kg por dia, com 20% ou mais de proteína.
- Ademais, existem algumas medicações utilizadas para estimular o apetite e promover ganho ponderal, principalmente em pacientes com síndrome consumptiva de causa oncológica. No entanto, tais medicações não devem ser utilizadas rotineiramente: em vez disso, deve-se diagnosticar e tratar a causa da perda de peso.
- Drogas utilizadas após rigorosa análise:
  - Corticosteroides: dexametasona 4 mg VO 1x/dia.
  - Progestágenos: acetato de medroxiprogesterona 1 g IM 1x/dia.
  - Antidepressivos: mirtazapina 15-45 mg VO 1x/dia.

REFERÊNCIAS

1. Bosch X, Monclús E, Escoda O, Guerra-García M, Moreno P, Guasch N, López-Soto A. Unintentional weight loss: Clinical characteristics and outcomes in a prospective cohort of 2677 patients. PLoS One. 2017;12(4):e0175125.
2. Kim M, Kim J, Won CW. Association between involuntary weight loss with low muscle mass and health-related quality of life in community-dwelling older adults: Nationwide surveys (KNHANES 2008-2011). Exp Gerontol. 2018;106:39-45.
3. Macedo AV de, Rocha MOC. Avaliação e tratamento da perda de peso involuntária e significativa. Rev Med Minas Gerais. 2010;20(1):115-23.
4. Martins M, editor. Manual do residente de clínica médica. 2nd ed. Barueri: Manole; 2017.

5. Schulber GHC, Mulsant B, Schulz R, Rollman BL, Houck PR, Reynolds CF. Characteristics and course of major depression in older primary care patients. Int J Psychiatry Med. 1998;28(4):421-36.
6. USPSTF A and B Recommendations. U.S. Preventive Services Task Force; 2019. Disponível em: https://www.uspreventiveservicestaskforce.org/uspstf/recommendation-topics/uspstf-a-and-b-recommendations.

D&T InforMed
Clínica Médica

SEÇÃO 8
SAÚDE MENTAL

26

Transtornos do uso de álcool: diagnóstico e tratamento

Daniela Engelender Abreu

Daniel Costa Guimarães

INTRODUÇÃO

- O abuso de álcool constitui grave problema de saúde pública por ser responsável por grande número de comorbidades e estar associado a episódios de acidentes e violência. Independentemente da licitude ou associação a diferentes contextos socioculturais, o álcool é uma substância psicoativa e pode levar à dependência em cerca de 30% dos casos.
- De acordo com o II Levantamento Nacional de Álcool e Drogas (LENAD) – 2012 UNIFESP:
  - 54% dos adultos entrevistados consumiam álcool ao menos 1 vez na semana.
  - 6,8% dos entrevistados eram dependentes de álcool (10,5% homens e 3,6% mulheres).
- Para avaliar o risco de desenvolver dependência ao uso de álcool, é importante investigar o padrão de uso.
- CID-10 (mais usada no Brasil):
  - F10 - Transtornos mentais e comportamentais decorrentes do uso de álcool.
  - Divide entre uso experimental, recreativo, frequente, abusivo ou nocivo (padrão de uso que causa prejuízo físico ou mental à saúde, que tenha causado um dano real à saúde física ou mental do usuário) e dependência (ver adiante).
- DSM 5: une abuso e dependência em uma única categoria: transtornos do uso de álcool.

QUADRO 1 Padrões de consumo de álcool e diagnóstico de transtorno por uso de álcool, de acordo com o DSM-5.

Um padrão problemático de uso de álcool, levando a comprometimento ou sofrimento clinicamente significativos, manifestado por pelo menos 2 dos seguintes critérios, ocorrendo durante um período de 12 meses
1. Álcool é frequentemente consumido em maiores quantidades ou por um período mais longo do que o pretendido 2. Existe um desejo persistente ou esforços malsucedidos no sentido de reduzir ou controlar o uso de álcool 3. Muito tempo é gasto em atividades necessárias para a obtenção de álcool, na utilização de álcool ou na recuperação de seus efeitos 4. Fissura ou um forte desejo ou necessidade de usar álcool 5. Uso recorrente de álcool, resultando no fracasso em desempenhar papéis importantes no trabalho, na escola ou em casa 6. Uso continuado de álcool, apesar de problemas sociais ou interpessoais persistentes ou recorrentes causados ou exacerbados por seus efeitos 7. Importantes atividades sociais, profissionais ou recreacionais são abandonadas ou reduzidas em virtude do uso de álcool 8. Uso recorrente de álcool em situações nas quais isso representa perigo para a integridade física 9. O uso de álcool é mantido, apesar da consciência de ter um problema físico ou psicológico persistente ou recorrente que tende a ser causado ou exacerbado pelo álcool 10. Tolerância, definida por qualquer um dos seguintes aspectos: a. Necessidade de quantidades progressivamente maiores de álcool para alcançar a intoxicação ou o efeito desejado b. Efeito acentuadamente menor com o uso continuado da mesma quantidade de álcool 11. Abstinência, manifestada por qualquer um dos seguintes aspectos: a. Síndrome de abstinência característica de álcool b. Álcool (ou uma substância estreitamente relacionada, como benzodiazepínicos) é consumido para aliviar ou evitar os sintomas de abstinência

Leve: 2 ou 3 sintomas. Moderado: 4 ou 5 sintomas. Grave: 6 ou mais sintomas.
Fonte: adaptado de American Psychiatric Association, 2014.

- História:
  - Questionar sobre o hábito de consumo (frequência, quantidade, teor alcoólico da bebida consumida) CAGE e AUDIT (ver adiante).

DIAGNÓSTICO

Exame físico e diagnóstico

- Avaliar a presença de sinais de intoxicação aguda e síndrome da abstinência alcoólica (ver tópico: "CIWA-Ar (ferramenta diagnóstica)" adiante).
- Sinais de uso crônico: rubor, edema facial e palpebral, eritrose palmar, incoordenação motora e desequilíbrio, tremor fino de extremidades.
- Antes de iniciar qualquer tratamento específico, avaliar a presença de condições associadas agudas e crônicas, como desidratação, hematoma subdural, encefalopatia de Wernicke e psicose de Korsakoff, Mallory-Weiss, gastrite, desnutrição (deficiência de tiamina), cirrose, hepatite alcoólica, doença renal crônica, outras comorbidades psiquiátricas, incluindo ideação suicida etc.

Exames laboratoriais

- Úteis para auxiliar na avaliação das condições associadas citadas anteriormente:
  - Hemograma
  - Glicemia.
  - Eletrólitos (Na, K, Mg).
  - Enzimas hepáticas.
  - Função renal.
- Rastreamento toxicológico urinário, apesar de indisponível na maioria dos locais, poderia ajudar na avaliação da presença de outras substâncias psicoativas que podem estar interferindo na apresentação clínica.
- Sorologia para hepatites virais também deve ser pesquisada de acordo com a história clínica.

TRATAMENTO

- Tratar a síndrome de abstinência alcoólica aguda quando presente.
- Manejo da dependência ao álcool.

Tratamento não farmacológico

- Entrevista motivacional, terapia cognitivo-comportamental, terapia breve, grupos de ajuda mútua (AA 12 passos).
- Casos graves podem necessitar de tratamento em centros especializados como os CAPS-AD.

Tratamento farmacológico

- Naltrexona: 50 mg/dia, podendo ser aumentado para 100 mg/dia após 1 semana de acordo com tolerância – 1ª linha. Pode ser iniciado em pacientes que ainda estão bebendo. Evitar em pacientes com disfunção hepática ou hepatite. Preferir outra alternativa em pacientes que fazem uso de opioides por maior risco de *overdose*. O número necessário para tratar (NNT) para prevenir o retorno ao uso de álcool é 18.
- Acamprosato: 666 mg, 3 x/dia (apresentação, comprimidos de 333 mg) – 1ª linha, alternativa aos pacientes com contraindicação ao uso de naltrexona. Há necessidade de ajuste de dose com disfunção renal, sendo a dose de 333 mg 3x/dia em pacientes com clearance entre 30 e 50. Contraindicado em pacientes com clearance menor que 30. Paciente tem de estar abstêmio para começar o tratamento. O número necessário para tratar (NNT) para prevenir o retorno ao uso de álcool é 11.
- Dissulfiram: 125 a 500 mg, 1 x/dia sob supervisão (apresentações de 250 mg e 500 mg).
- Topiramato: pode ser usado como 2ª opção – iniciar com 25 mg/dia e titular a dose até 300 mg/dia referência.
- Gabapentina: iniciar com 300 mg 1 x/dia e titular dose a cada 48 horas com dose-alvo de 600 mg 3 x/dia de referência.
- A combinação de tratamento farmacológico associada ao não farmacológico é superior a cada uma isoladamente.

Complicações

- *Delirium tremens.*
- Encefalopatia de Wernicke.
- Psicose de Korsakoff (demência).
- Polineuropatia alcoólica.

- Miopatia alcoólica.
- Cirrose.
- Hepatite alcoólica.

CAGE (ferramenta para triagem)

- Questionar sobre o hábito de consumo (p. ex., frequência, quantidade, teor alcoólico da bebida consumida).
- CAGE (Acrônimo para triar uso nocivo de álcool: "*Cut down*", "*Annoyed*", "*Guilty*", "*Eye opener*"):
  - Você já pensou em largar a bebida?
  - Ficou aborrecido quando outras pessoas criticaram o seu hábito de beber?
  - Sentiu-se mal ou culpado pelo fato de beber?
  - Bebeu pela manhã para ficar mais calmo ou se livrar de uma ressaca (abrir os olhos).

AUDIT (ferramenta diagnóstica)

- Ferramenta que auxilia no diagnóstico da dependência e abuso do álcool, conhecida pelas iniciais de seu nome original em inglês: AUDIT (*Alcohol Use Disorders Identification Test*).
- Há a possibilidade de realizar o questionário adaptado AUDIT-C para situações com menor tempo disponível, com boa sensibilidade e especificidade.

CIWA-Ar (ferramenta diagnóstica)

- Clinical Institute Withdrawal Assessment for Alcohol–Revised avalia a intensidade e a gravidade dos sintomas de abstinência e pode ser útil como referência para emprego da terapia farmacológica.
- http://www.scielo.br/scielo.php?script=sci_arttext&pid=S1516-44462000000200006

Dependência

- Três ou mais dos seguintes critérios presentes em algum momento dos últimos 12 meses:
  - 1. Forte desejo ou senso de compulsão para consumir a substância.

1. Com que frequência você toma bebidas alcoólicas?
   a) Nunca
   b) Mensalmente ou menos
   c) De 2 a 4 vezes por mês
   d) De 2 a 4 vezes por semana
   e) 4 ou mais vezes por semana

☐

2. Nas ocasiões em que bebe, quantas doses você consome tipicamente ao beber?
   a) 1 ou 2
   b) 3 ou 4
   c) 5 ou 6
   d) 7, 8 ou 9
   e) 10 ou mais

☐

3. Com que frequência você toma seis ou mais doses de uma vez?
   a) Nunca
   b) Menos do que uma vez ao mês
   c) Mensalmente
   d) Semanalmente
   e) Todos os quase todos os dias

☐

Pontuação ________

A pontuação do AUDIT-C é feita em uma escala de 0 a 12 pontos. Cada pergunta do instrumento tem cinco opções de resposta, possibilitando uma pontuação de 0 a 4 em cada:

a = 0 ponto, b = 1 ponto, c = 2 pontos, d = 3 pontos, e = 4 pontos

Para **homens**, a pontuação de 0 a 3 é considerada de **baixo risco**; entre 4 e 5 pontos, **risco moderado**; entre 6 e 7 pontos, **alto risco**; de 8 a 12 pontos, **risco severo**.

Para **mulheres**, a pontuação de 0 a 2 é considerada de **baixo risco**; entre 3 e 5 pontos, **risco moderado**; entre 6 e 7 pontos, **alto risco**; entre 8 e 12 pontos, **risco severo**.

FIGURA 1
Formulário AUDIT-C.

QUADRO 2 Teste de identificação de problemas relacionados ao uso de álcool (AUDITb).

1. Com que frequência você toma bebidas alcoólicas?	(0) Nunca (1) Mensalmente ou menos (2) De 2 a 4 vezes por mês (3) De 2 a 4 vezes por semana (4) 4 ou mais vezes por semana
2. Nas ocasiões em que bebe, quantas doses você consome tipicamente ao beber?	(0) 1 ou 2 (1) 3 ou 4 (2) 5 ou 6 (3) 7, 8 ou 9 (4) 10 ou mais
3. Com que frequência você toma seis ou mais doses de uma vez?	(0) Nunca (1) Menos do que uma vez ao mês (2) Mensalmente (3) Semanalmente (4) Todos ou quase todos os dias
4. Quantas vezes, ao longo dos últimos 12 meses, você achou que não conseguiria parar de beber uma vez tendo começado?	(0) Nunca (1) Menos do que uma vez ao mês (2) Mensalmente (3) Semanalmente (4) Todos ou quase todos os dias
5. Quantas vezes, ao longo dos últimos 12 meses, você não conseguiu fazer o que esperava por conta do uso de álcool?	(0) Nunca (1) Menos do que uma vez ao mês (2) Mensalmente (3) Semanalmente (4) Todos ou quase todos os dias
6. Quantas vezes, ao longo dos últimos 12 meses, você precisou beber pela manhã para se sentir bem ao longo do dia, após ter bebido no dia anterior?	(0) Nunca (1) Menos do que uma vez ao mês (2) Mensalmente (3) Semanalmente (4) Todos ou quase todos os dias
7. Quantas vezes, ao longo dos últimos 12 meses, você se sentiu culpado ou com remorso depois de ter bebido?	(0) Nunca (1) Menos do que uma vez ao mês (2) Mensalmente (3) Semanalmente (4) Todos ou quase todos os dias
8. Quantas vezes, ao longo dos últimos 12 meses, você foi incapaz de lembrar o que aconteceu devido à bebida?	(0) Nunca (1) Menos do que uma vez ao mês (2) Mensalmente (3) Semanalmente (4) Todos ou quase todos os dias
9. Alguma vez na vida você já causou ferimentos ou prejuízos a si mesmo ou a outra pessoa após ter bebido?	(0) Não (2) Sim, em uma ocasião (4) Sim, em mais do que uma ocasião
10. Alguma vez na vida algum parente, amigo, médico ou outro profissional de saúde já se preocupou com o fato de você beber ou já sugeriu que você parasse com o uso de álcool?	(0) Não (2) Sim, mas não nos últimos 12 meses (4) Sim, nos últimos 12 meses

a A pontuação do teste AUDIT se baseia na soma simples dos valores de cada resposta escolhida. Um escore ≥ 8 pode indicar uso prejudicial do álcool.
b O AUDIT foi desenvolvido pela Organização Mundial da Saúde e adaptado para o português por NUTE-UFSC (2016).

- 2. Dificuldades em controlar o comportamento de consumir a substância.
- 3. Estado de abstinência fisiológica, quando o uso da substância cessou ou foi reduzido ou o uso da mesma substância com a intenção de aliviar ou evitar sintomas de abstinência.
- 4. Evidência de tolerância.
- 5. Abandono progressivo de prazeres e interesses alternativos, em favor do uso da substância psicoativa, aumento da quantidade de tempo necessário para obter ou ingerir a substância ou para se recuperar de seus efeitos.
- 6. Persistência no uso da substância a despeito de evidência clara de consequências manifestamente nocivas.

- Dados interessantes do Vigitel – Ministério da Saúde, 2020, na Tabela 1.

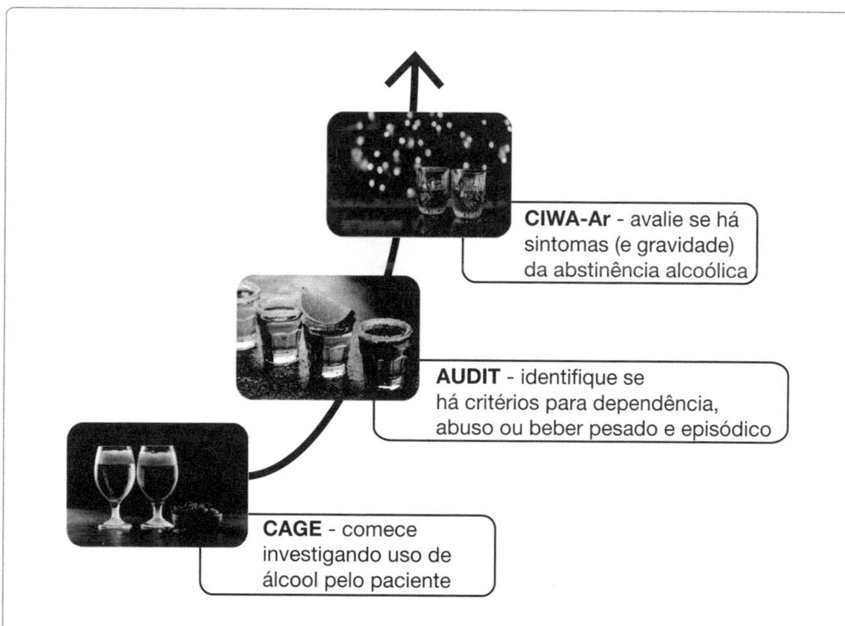

FIGURA 2
Instrumentos que auxiliam na triagem e no diagnóstico de transtornos do uso de álcool.

TABELA 1 Variação anual média (e IC 95%) de adultos que, nos últimos 30 dias, consumiram quatro ou mais doses (mulher) ou cinco ou mais doses (homem) de bebida alcoólica em uma mesma ocasião, segundo características sociodemográficas. População adulta (≥ 18 anos) das capitais dos 26 estados brasileiros e do Distrito Federal.

Variáveis	Variação anual média durante todo o período de estudo (em PP)[£]	IC 95%	
Sexo			
Masculino	0,01 n/s	–0,15	0,17
Feminino	0,44	0,21	0,68
Idade (anos)			
18 a 24	0,31 n/s	–0,07	0,68
25 a 34	0,44	0,25	0,63
35 a 44	0,28	0,08	0,48
45 a 54	0,16	0,00	0,32
55 a 64	0,25	0,10	0,39
65 e mais	0,13 n/s	0,00	0,26
Anos de escolaridade			
0 a 8	–0,05 n/s	–0,15	0,05
9 a 11	0,19	0,01	0,37
12 e mais	0,28	0,02	0,54
Total	**0,22**	**0,06**	**0,38**

Nota: as estimativas para a evolução de alguns indicadores poderão apresentar pequenas variações com relação a estimativas divulgadas em relatórios anteriores do Vigitel, em função de aperfeiçoamentos metodológicos quanto a fatores de ponderação e imputação de dados faltantes.
£ Correspondente ao coeficiente da regressão linear do valor do indicador sobre o ano do levantamento.
PP: pontos percentuais; IC 95%: intervalo de confiança de 95%; n/s: coeficiente não significativo.
Fonte: Vigitel, 2020.

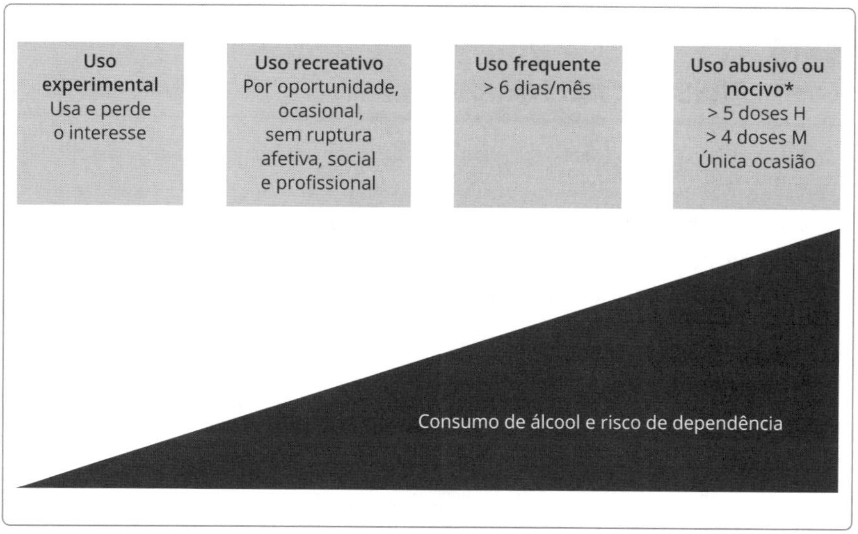

FIGURA 3

Padrão de uso que causa prejuízo físico ou mental à saúde, que tenha causado dano real à saúde física ou mental do usuário e dependência. 4 ou mais doses para mulheres e 5 ou mais doses para homens, em uma única ocasião.

H: homens; M: mulheres.

TABELA 2 Comparação de doses de álcool segundo a OMS, SENAD e o NIAAA dos EUA.

	Cerveja/chopp (mL)	Vinho (mL)	Destilados (mL)	Dose-padrão (álcool puro em gramas)
OMS	330	100	30	10-12
SENAD	340	140	44	13,6
NIAAA	355	150	45	14

OMS: Organização Mundial da Saúde; SENAD: Secretaria Nacional de Políticas sobre Drogas do Brasil; NIAAA: National Institute on Alchohol Abuse and Alcoholism.

TABELA 3 Dose-limite semanal para homens e mulheres.

	Dose diária-limite* (máximo)	Dose semanal-limite*
Homem	4 doses	14 doses
Mulher	3 doses	7 doses

* Recomendação do NIAAA (ARCR, 2018).

PRESCRIÇÃO NA PRÁTICA

Exemplo de prescrição (cada caso deve ser avaliado individualmente e a decisão deve ser tomada pelo médico responsável pelo caso).

- Naltrexona 50 mg: tomar 1 comprimido 1 vez/dia (conforme tolerabilidade, aumentar para 2 comprimidos 1 vez/dia).
- Topiramato 25 mg: tomar 1 comprimido 1 vez/dia (aumentar semanalmente em incrementos de 25 mg até dose máxima de 300 mg/dia).
- Gabapentina 300 mg: tomar 1 comprimido à noite (aumentar a cada 48~72 horas conforme tolerabilidade com dose-alvo de 600 mg 3 vezes/dia).

REFERÊNCIAS

1. American Psychiatric Association. Manual Diagnóstico e Estatístico de Transtornos Mentais. 5. ed. Porto Alegre: Artmed; 2014.
2. Bradley KA, DeBenedetti AF, Volk RJ, Williams EC, Frank D, Kivlahan DR. AUDIT-C as a brief screen for alcohol misuse in primary care. Alcohol Clin Exp Res. 2007;31(7):1208-17.
3. Brasil. Ministério da Saúde. Vigitel Brasil 2006-2020. Brasília, DF: Ministério da Saúde; 2022. https://www.gov.br/saude/pt-br/centrais-de-conteudo/publicacoes/publicacoes-svs/vigitel/vigitel-brasil-2006-2020-e-tabagismo-e-consumo-abusivo-de-alcool.pdf.
4. Digiusto E, Shakeshaft A, Ritter A, O'Brien S, Mattick RP; NEPOD Research Group. Serious adverse events in the Australian National Evaluation of Pharmacotherapies for Opioid Dependence (NEPOD). Addiction. 2004;99(4):450-60.
5. Ewing JA. Detecting alcoholism: the CAGE questionnaire. JAMA. 1984;252(14):1905-7.
6. Galduróz JCF, Caetano R. Epidemiology of alcohol use in Brazil. Rev Bras Psiquiatr. 2004;26(1):3-6.
7. Johnson BA, Ait-Daoud N, Akhtar FZ, Ma JZ. Oral topiramate reduces the consequences of drinking and improves the quality of life of alcohol-dependent individuals: a randomized controlled trial. Arch Gen Psychiatry. 2004;61(9):905-12.
8. Laranjeira R, Madruga CS (coords.). II Levantamento Nacional de Álcool e Drogas – LENAD; 2012. https://inpad.org.br/wp-content/uploads/2014/03/Lenad-II-Relatório.pdf.
9. Laranjeira R, Nicastri S, Jerônimo C, Marques AC, Gigliotti A, Campana A, et al. Consenso sobre a Síndrome de Abstinência do Álcool (SAA) e o seu tratamento. Rev Bras Psiquiatr 2000;22(2):62-71.
10. Mason BJ, Quello S, Goodell V, Shadan F, Kyle M, Begovic A. Gabapentin treatment for alcohol dependence: a randomized clinical trial. JAMA Intern Med. 2014;174(1):70-7.
11. McPheeters M, O'Connor EA, Riley S, Kennedy SM, Voisin C, Kuznacic K, et al. Pharmacotherapy for Alcohol Use Disorder: A Systematic Review and Meta-Analysis. JAMA. 2023;330(17):1653-65.

12. Reus VI, Fochtmann LJ, Bukstein O, Eyler AE, Hilty DM, Horvitz-Lennon M, et al. The American Psychiatric Association Practice Guideline for the Pharmacological Treatment of Patients With Alcohol Use Disorder. Am J Psychiatry. 2018;175(1):86-90.
13. Saunders JB, Aasland OG, Babor TF, de la Fuente JR, Grant M. Development of the alcohol use disorders identification test (AUDIT): WHO collaborative project on early detection of persons with harmful alcohol consumption-II. Addiction. 1993;88(6):791-804.
14. Sullivan JT, Sykora K, Schneiderman J, Naranjo CA, Sellers EM. Assessment of alcohol withdrawal: the revised clinical institute withdrawal assessment for alcohol scale (CIWA-Ar). Br J Addict. 1989;84(11):1353-7.

27

Transtorno depressivo maior: diagnóstico e tratamento

D&T

Daniela Engelender Abreu

Renato Antunes dos Santos

Daniel Costa Guimarães

DEFINIÇÃO

- O termo "depressão" adquiriu significado popular. No entanto, no campo da saúde mental se refere à variação do humor caracterizada por tristeza (hipotimia), vazio (anedonia), ansiedade, falta de motivação vontade (hipobulia ou abulia) e desesperança.
- Existem diversas classificações em saúde mental, sendo as mais utilizadas em nosso meio na clínica o CID (atualmente em sua 11ª edição) e, nas publicações científicas de origem norte-americana, o *Diagnostic and Statistical Manual of Mental Disorder* – DSM (atualmente na 5ª edição).
- Didaticamente, vamos nos concentrar na depressão maior, na depressão menor e na distimia.
- Os sintomas depressivos podem estar presentes no transtorno depressivo, bem como em outras condições clínicas: transtorno bipolar, esquizofrenia, transtornos de ansiedade, transtorno depressivo relacionado ao uso de substâncias psicoativas (p. ex., abstinência de cocaína e intoxicação por depressores), sequela de lesão em sistema nervoso central ou secundária a outras condições clínicas ou ao uso de medicamentos como para hipotireoidismo, anemias importantes, síndromes paraneoplásicas, uso de corticoesteroides e imunomoduladores.
- O transtorno depressivo maior tem etiologia multifatorial, sendo uma combinação de fatores psicossociais, ambientais e genéticos.

- Estima-se que em torno de 15% da população mundial será diagnosticada com transtorno depressivo ao longo da vida, sendo considerada uma das principais causas de incapacidade laboral no mundo. É duas vezes mais frequente em mulheres, com início entre 20-25 anos e pico entre 15-45 anos de idade.

DIAGNÓSTICO

- Explique para os seus pacientes a diferença entre tristeza e depressão.
- A tristeza é um sentimento passageiro.
  - Tem motivo.
  - É uma reação psicológica normal e natural que não indica nenhum transtorno mental. A pessoa sabe que está triste.
  - A pessoa triste pode ter sintomas no corpo, como sentir aperto no peito, taquicardia, chorar.
- Fale para seus pacientes que, nos casos de depressão, não tenham vergonha de procurar ajuda! Familiares, amigos, colegas, guias espirituais, profissionais de saúde.

Sinais e sintomas

Quando suspeitar?

- O quadro clínico é complexo e pode comprometer diferentes esferas do funcionamento do indivíduo.
- O diagnóstico é baseado na anamnese, história clínica e no exame do estado mental. Na maioria das vezes, mais de um encontro, com tempo disponível para escuta, será fundamental para excluir diagnósticos diferenciais.
- Existem testes e escalas disponíveis para avaliação, sendo úteis como guias referenciais sobre "o que perguntar?", porém estes não substituem uma boa anamnese.
- Recomendações com bom nível de evidência recomendam o *screening* na população adulta geral, sem um intervalo de tempo definido, podendo ser feito na atenção básica a cada consulta com os formulários PHQ 2 ou PHQ 9.
- Pela CID-10, o diagnóstico é estabelecido quando pelo menos 5 dos sintomas a seguir estão presentes, em um período de ao menos 2 semanas (a presença dos 2 primeiros dos sintomas a seguir é imperativa):
  - Humor deprimido na maior parte do dia.

- Perda do interesse ou do prazer em todas ou quase todas as atividades diárias.
- Alterações do sono (insônia ou hipersonia).
- Alterações do peso sem motivo aparente (5% ao longo do mês).
- Lentificação ou agitação psicomotora observada por terceiros.
- Fadiga e/ou perda de energia.
- Falta de concentração e/ou incapacidade de tomar decisões.
- Pensamentos de culpa excessiva ou menos-valia.
- Pensamentos recorrentes de morte e/ou ideação suicida.

- Caracteristicamente, a depressão apresenta distúrbios nas seguintes esferas do exame mental:
  - Humor:
    - Deprimido (hipotimia), caracterizando-se tristeza e sofrimento ativamente produtivos.
    - Disforia: apresentando quadro de ansiedade e/ou irritabilidade.
    - Anedonia: sensação de "falta de sensações".
    - "Achatado": com redução da capacidade de modular sua intensidade, quando o paciente se queixa de "não conseguir ficar mais nem muito feliz, nem muito triste".
  - Vontade:
    - A esfera da vontade pode estar alterada com hipobulia (redução da vontade) ou abulia (perda total da vontade).
  - Pensamento:
    - Pensamentos de menor valor, culpa, desesperança, morte e ideias suicidas.
    - Pode haver ainda pensamentos repetitivos e ruminantes com conteúdo por vezes niilista (pessimismo, ceticismo).
  - Concentração e memória:
    - Pode haver também alterações na concentração e memória.
- Os sintomas somáticos da depressão incluem alterações do sono, apetite ou peso, energia, libido e atividade psicomotora. Sintomas como alterações no sono, apetite, peso e funcionamento psicomotor são potencialmente bidirecionais; já a perda de energia ou libido ocorre em apenas uma "direção" (diminuída).

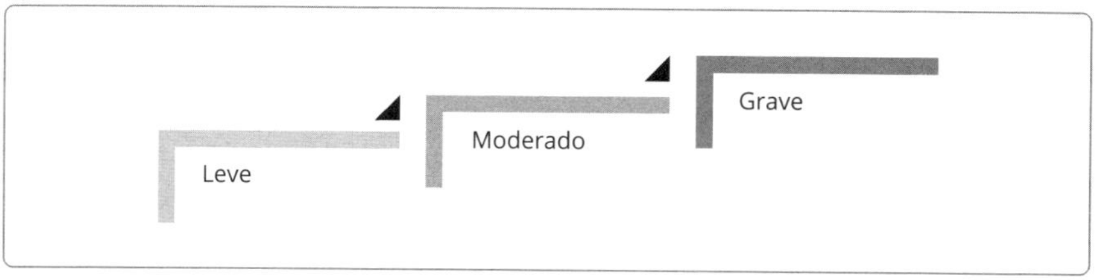

FIGURA 1
Sintomas de depressão.

Classificação (subtipos)

- O DSM-5 classifica a depressão maior nos seguintes subtipos:
  - Ansiosa: transtorno depressivo com altos níveis de sintomas ansiosos (podem ser difíceis de serem distinguidos de transtornos de ansiedade).
  - Atípica: pode ser responsável por 15- 50% dos episódios depressivos e estar associada à hipocortisolemia e a uma história de trauma.
  - Melancólica (também chamada de depressão endógena): humor depressivo não reativo, anedonia, prejuízo cognitivo, retardo ou agitação psicomotora, insônia terminal, perda de peso e piora pela manhã.
  - Catatônica: flexibilidade cérea (cera), excitação psicomotora, negativismo, mutismo, maneirismos e estereotipias, ecolalia e ecopraxia (rara e geralmente ligada à psicose).
  - Psicótica: sintomas psicóticos como alucinações e delírios.
  - Puerperal: início na gravidez ou em até 4 semanas após o parto.
  - Sazonal: ocorrência em estações específicas do ano, geralmente inverno, tendendo a melhorar após a mudança de estação (verão).

Diagnóstico diferencial

- *Burnout.*
- Transtorno do déficit de atenção com hiperatividade.
- Transtorno do humor bipolar.
- Transtorno de personalidade *borderline.*
- Luto complicado.
- *Delirium.*
- Esquizofrenia (depressão grave com sintomas psicóticos).

Exames complementares

- Os exames complementares são geralmente desnecessários na ausência de comorbidades clínicas, embora sejam recomendados em depressão de início recente na qual o contexto psicossocial e os fatores desencadeantes não estão claros, nas depressões mais graves com sintomas psicóticos ou melancólicas e nas depressões resistentes ao tratamento.
- O painel de exames solicitados pode incluir:
  - Hemograma, glicemia, eletrólitos, função renal e tireoidiana, beta gonadotrofina coriônica humana (BHCG), gestação, vitamina B12 e ácido fólico, exame toxicológico (substâncias psicoativas), eletrocardiograma (ECG) e até mesmo exame de neuroimagem nos casos de forte suspeita de comorbidade estrutural.
- Tais exames devem ser solicitados nos casos de instalação incomum, início súbito, sintomas psicóticos ou início após os 60 anos.

TRATAMENTO

- É importante avaliar inicialmente sinais de sintomas que possam indicar maior gravidade como: ideação suicida, comportamentos suicidas, tentativas prévias, acesso a arma de fogo, risco de danos a terceiros, sintomas psicóticos ou de mania.
- A combinação de psicoterapia e tratamento farmacológico é a melhor opção, atingindo maiores taxas de remissão, embora cada uma das terapêuticas isoladas também seja eficaz.
- Diferentes classes de antidepressivos são eficazes no tratamento da depressão maior, devendo-se levar em conta a presença de fatores como comorbidades, possíveis interações medicamentosas e efeitos colaterais.
- Os inibidores seletivos da recaptação de serotonina (IRSR), como sertralina, fluoxetina, citalopram e escitalopram, costumam ser a primeira escolha por apresentarem melhor tolerabilidade e menor toxicidade.
- Os inibidores da recaptação de serotonina-noradrenalina (IRSN), como venlafaxina, duloxetina e mirtazapina, são alternativas razoáveis, porém nem sempre disponíveis no Sistema Único de Saúde (SUS).
- Os antidepressivos tricíclicos são menos utilizados atualmente e raramente são primeira escolha.

- Os inibidores da monoaminoxidase geralmente são usados pelo especialista apenas nos casos refratários, devido aos potenciais efeitos adversos e segurança, principalmente, quanto à toxicidade e interações medicamentosas.
- Em um estudo de 2024, os antidepressivos mais associados a ganho de peso foram o escitalopram e a paroxetina. E o mais associado a perda de peso foi a bupropiona.
- O início da melhora dos sintomas é controverso. Pode haver melhora nos primeiros dias do tratamento, no entanto só é efetivamente percebida pelo paciente entre 2-4 semanas. No primeiro episódio depressivo a terapêutica deve ser mantida por 6-12 meses, após a remissão dos sintomas.
- Diversas técnicas psicoterapêuticas podem ser utilizadas no tratamento da depressão, não havendo comprovação de superioridade entre elas.

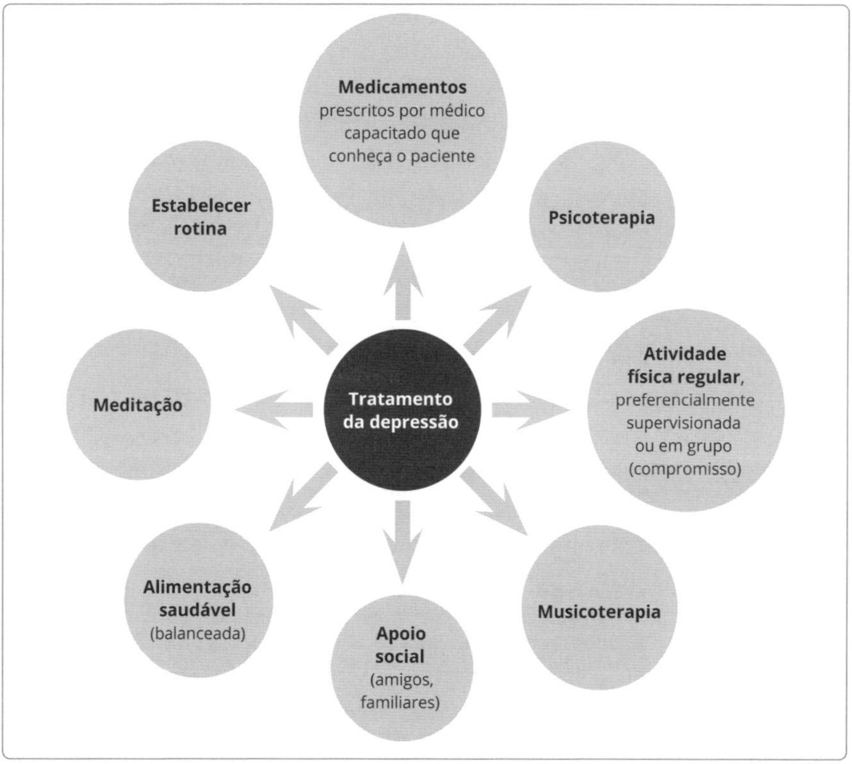

FIGURA 2
Tratamentos da depressão.

Nota: oriente seu paciente que o tratamento da depressão deve incluir múltiplas estratégias.

- A psicoterapia cognitivo-comportamental e a psicoterapia interpessoal são as mais facilmente, portanto mais largamente, estudadas.
- Importante salientar, especialmente para os pacientes, que, como tudo, mas especialmente nestes casos, ocorre variabilidade individual de resposta aos diferentes grupos de fármacos citados anteriormente e suas dosagens, bem como às técnicas psicoterapêuticas. Pede-se ainda maior paciência até que se chegue ao ótimo terapêutico.

TABELA 1 Sugestão de tratamento inicial.

Medicamento	Dose inicial	Dose teto	Observações
Escitalopram	10 mg, VO, 1 comprimido 1 x/dia	Avaliar progressão para 20 mg/dia	Vantagem por menor risco de interação
Sertralina	50 mg, VO, 1 comprimido 1 x/dia	Avaliar progressão até 200 mg/dia	
Paroxetina	20 mg, VO, 1 comprimido 1 x/dia	Avaliar progressão até 40 mg/dia	Evitar em pacientes que querem evitar risco de disfunção sexual; pode ser útil em casos de ejaculação precoce
Fluoxetina	20 mg, VO, 1 comprimido 1 x/dia	Avaliar progressão até 60 mg/dia	
Venlafaxina	75 mg, VO, 1 comprimido 1 x/dia	Progredir até 375 mg/dia	Útil em casos de dor neuropática
Duloxetina	30 mg, VO, 1 comprimido 1 x/dia	Progredir até 60 mg/dia	Útil em casos de dor neuropática
Bupropiona	150 mg XR, VO, 1 comprimido 1 x/dia	Progredir até 300 mg/dia	Diminuição de limiar convulsivo Útil para cessão de tabagismo
Mirtazapina	15 mg, VO, 1 comprimido à noite	Progredir até 45 mg/dia	Atenção para sonolência e ganho de peso

VO: via oral.

PRESCRIÇÃO NA PRÁTICA

Exemplo de prescrição (cada caso deve ser avaliado individualmente e a decisão deve ser tomada pelo médico responsável pelo caso).

- Sertralina 50 mg: tomar 1 comprimido 1 vez/dia (progredir dose conforme resposta ou tolerabilidade semanalmente até 200 mg/dia).

ou

- Escitalopram 10 mg: tomar 1 comprimido 1 vez/dia (progredir dose conforme resposta ou tolerabilidade semanalmente até 20 mg/dia).

ou

- Escitalopram 20 mg/mL: tomar 5 gotas 1 vez/dia (alternativa de dose inicial para pacientes mais sensíveis).

Podendo associar

- Bupropiona XR 150 mg: tomar 1 comprimido 1 vez/dia (progredir dose para 300 mg conforme tolerância).

ou

- Mirtazapina 15 mg: tomar 1 comprimido à noite (progredir dose até 45 mg/noite conforme tolerância ou necessidade).

REFERÊNCIAS

1. Casella CB, Humes EDC. Depressão. In: Manual do residente de clínica médica. 2nd ed. Barueri: Manole; 2017.
2. Fleck MP, Berlim MT, Lafer B, Sougey EB, Porto JAD, Brasil MA, et al. Revisão das diretrizes da Associação Médica Brasileira para o tratamento da depressão (versão integral). Braz J Psychiatry. 2009;31:S7-S17.
3. Gartlehner G, Thaler K, Hill S, Hansen RA. How should primary care doctors select which antidepressants to administer? Curr Psychiatry Rep. 2012;14:360-9.
4. Kennedy SH, Lam RW, McIntyre RS, Tourjman SV, Bhat V, Blier P, et al. Canadian Network for Mood and Anxiety Treatments (CANMAT) 2016: clinical guidelines for the management of adults with major depressive disorder: section 3. Pharmacological treatments. Can J Psychiatry. 2016;61(9):540-60.
5. Labbate LA, Fava M, Rosenbaum JF, Arana GW. Drugs for the treatment of depression. In: Handbook of psychiatric drug therapy. 6th ed. Filadélfia: Lippincott Williams and Wilkins; 2010. p.54.

6. Petimar J, Young JG, Yu H, Rifas-Shiman SL, Daley MF, Heerman WJ, et al. Medication--Induced Weight Change Across Common Antidepressant Treatments: A Target Trial Emulation Study. Ann Intern Med. 2024;177(8):993-1003.
7. Qaseem A, Andrews RA, Campos K, Goldzweig CL, MacDonald S, McLean RM, et al. Quality Indicators for Major Depressive Disorder in Adults: A Review of Performance Measures by the American College of Physicians. Ann Intern Med. 2024;177(4):507-13.
8. Siu AL; US Preventive Services Task Force (USPSTF), Bibbins-Domingo K, Grossman DC, Baumann LC, Davidson KW, et al. Screening for Depression in Adults: US Preventive Services Task Force Recommendation Statement. JAMA. 2016;315(4):380-7.

28

Transtorno de ansiedade: diagnóstico e tratamento

D&T

Daniela Engelender Abreu

Renato Antunes dos Santos

Daniel Costa Guimarães

DEFINIÇÃO

- A ansiedade é uma reação positiva – para agir e fazer a diferença diante de uma ameaça.
- Trata-se de um sintoma humano universal, um mecanismo adaptativo que nos avisa de uma ameaça, um perigo. Caracteriza-se por tensão, apreensão, hipervigilância e envolve respostas fisiológicas como aumento da atividade autonômica.
- Pode se tornar patológica quando o medo é desproporcional ao risco/gravidade do perigo ou quando a resposta é mantida mesmo sem fator estressor evidente, podendo levar a prejuízos à vida social e ao trabalho, frequentemente associada a outras comorbidades, como transtorno depressivo e uso de substâncias.
- Os transtornos de ansiedade estão entre os mais prevalentes transtornos psiquiátricos em algumas culturas, sendo relatados, na região Sudeste do Brasil, como a categoria mais prevalente de transtornos dessa natureza. Os transtornos de ansiedade podem ser subdivididos em:
  - Transtorno de ansiedade generalizada.
  - Transtorno do pânico.
  - Fobias específicas.
  - Transtorno de ansiedade social.

- Como no estresse pós-traumático, diversos transtornos mentais podem cursar com sintomas ansiosos, por vezes graves, afetando a vida do indivíduo acometido.
- O diagnóstico é feito por intermédio de uma anamnese cuidadosa e exame físico zeloso.

DIAGNÓSTICO

Sinais e sintomas

- Os transtornos de ansiedade envolvem respostas fisiológicas ao medo e situações de perigo, sendo comumente encontrados:
  - Ansiedade e preocupação excessivas.
  - Dificuldade em controlar a preocupação.
  - Dificuldade em relaxar, tensão muscular, sudorese, sensação de falta de ar, taquipneia induzida e fadiga.
  - Taquicardia e aumento da pressão arterial.
  - Desconforto torácico ou abdominal.
  - Perturbações do sono.
  - Aceleração na velocidade de fala (pressão para falar) e, por vezes, no curso do pensamento.
  - Conteúdo antecipatório negativo, por vezes catastrófico, do pensamento.

Transtorno de ansiedade generalizada

- Um dos transtornos mentais mais comuns na atenção primária.
- Acomete aproximadamente 28% dos adultos ao longo da vida, com predomínio em mulheres (2:1).

Quadro clínico

- Ansiedade e preocupação excessivas com relação a situações da vida que persistem por mais de 6 meses com sintomas psíquicos e somáticos como irritabilidade, fadiga, tensão muscular (não explicada por outras causas), diminuição do sono, dificuldade de concentração.
- Pode se tornar crônica com flutuações ao longo da vida e piora em períodos de maior estresse, conforme Critérios Diagnósticos DSM-V a seguir:

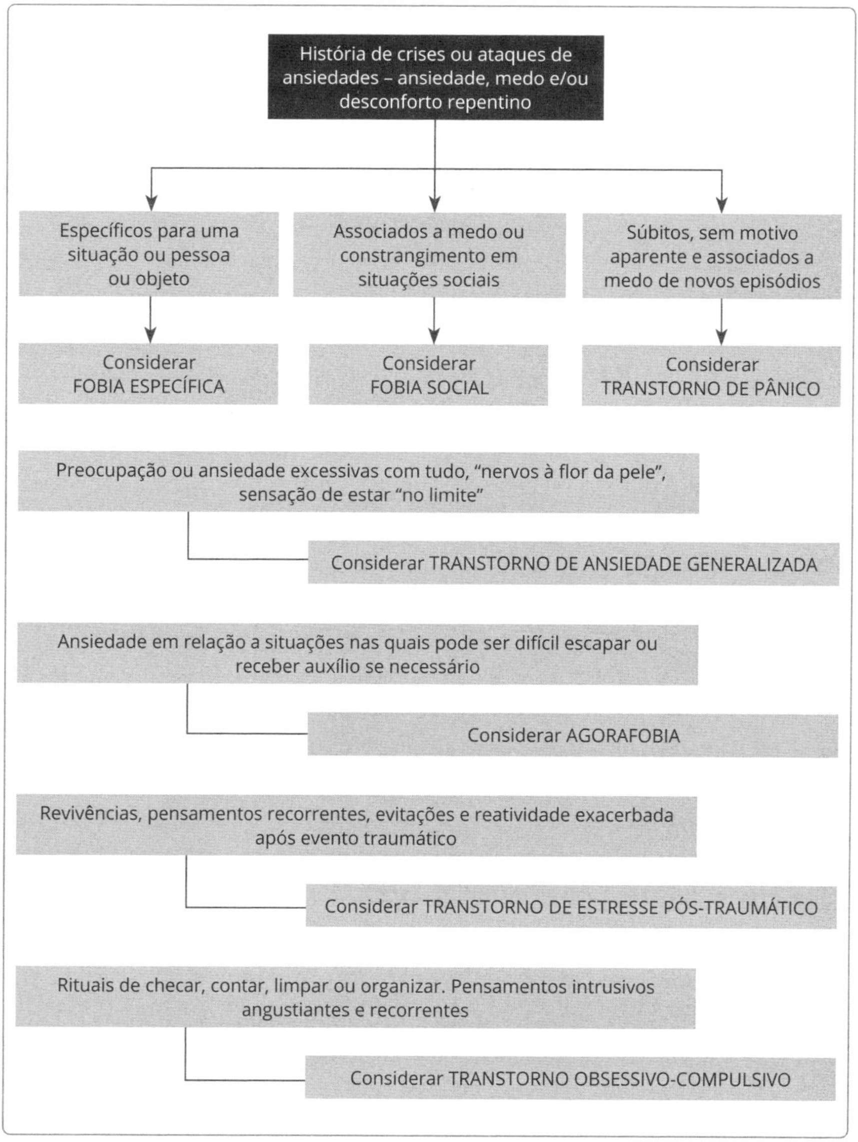

Fonte: TelessaúdeRS-UFRGS, 2017.

Transtorno do pânico

- Ocorre em torno de 2% da população geral e até 5% ao longo da vida (predomínio em mulheres).

- Relação homem:mulher = 1:2-3.
- Idade média de início na segunda década de vida e raro após 60 anos.
- Muitas pessoas experimentam ataques de pânico ao longo da vida, caracterizados por surgimento abrupto de medo ou desconforto intenso que atinge o pico em minutos, com sintomas como taquicardia, sudorese, dor torácica, hiperventilação, sensação de falta de ar, tontura.
- Os ataques de pânico são recorrentes, inesperados e sem motivo aparente, gerando medo e mudanças de comportamento na tentativa de evitar novos ataques, com prejuízos à vida.
- O diagnóstico é de exclusão, especialmente nos pacientes com sintomas torácicos/cardiológicos. Com frequência causa idas a unidades de emergência, busca por tratamento médico e solicitações de exames, cujos resultados são normais. Essa busca é recorrente até que o diagnóstico correto seja feito.

Fobias

- Transtorno de ansiedade caracterizado pelo medo clinicamente significativo de um objeto ou situação em particular que normalmente leva ao comportamento de esquiva. Os medos fóbicos incluem animais, insetos, altura, água, locais fechados, dirigir, voar, ver sangue etc.
- A ansiedade fóbica pode ser desencadeada pela antecipação do estímulo, exposição real ao estímulo e até mesmo ouvindo o nome do estímulo falado em voz alta (p. ex., ouvindo a palavra aranha para um indivíduo com fobia de aranha). O foco do medo pode incluir repulsa, perigo de dano e/ou a experiência de sintomas físicos na situação fóbica.
- Pode estar presente em até 6% da população ao longo da vida, sendo mais frequente no sexo feminino (2-3:1), comumente com início na infância e adolescência.

Transtorno de ansiedade social

- Também conhecido como fobia social, é um distúrbio muito comum, caracterizado por medo excessivo, constrangimento e sentimento de humilhação em situações sociais ou de desempenho, levando a um sofrimento psíquico, prejuízo funcional e redução na qualidade de vida, tendendo à cronicidade.
- A prevalência pode chegar à 12% ao longo da vida, sendo mais comum em mulheres, com início frequente na adolescência.

QUADRO 1 Condições de saúde associados a sintomas de ansiedade.

Cardiovasculares
Síndrome coronariana, arritmia, insuficiência cardíaca
Neurológicas
Epilepsia, tremor essencial, encefalopatia, demência, enxaqueca
Pulmonares
DPOC, asma, apneia do sono, embolia pulmonar
Endocrinológicas
Hipertireoidismo, hipotireoidismo, hiperparatireoidismo, hipoglicemia, feocromocitoma, menopausa, doença de Addison, doença de Cushing, cetoacidose diabética, hipercalcemia, hiperprolactinemia, hiperandrogenismo
Diversas
Anemia, *delirium*, espasmo esofágico, deficiência de ácido fólico, gastrite, intoxicação alimentar, doença do refluxo gastroesofágico, síndrome do intestino irritável, insônia, SIADH

DPOC: doença pulmonar obstrutiva crônica; SIADH: síndrome da secreção inapropriada do hormônio antidiurético.
Fonte: TelessaúdeRS-UFRGS, 2017.

Exames laboratoriais

- Não existem para ansiedade.
- De modo geral, os exames estão indicados para afastar situações que podem se confundir ou agravar os sintomas ansiosos, como anemia, asma/doença pulmonar obstrutiva crônica, hipertireoidismo, taquiarritmias.
  - Hemograma.
  - Função tireoidiana.
  - Eletrocardiograma.
  - Espirometria (quando indicada).
  - Outros.

TRATAMENTO

Objetivos do tratamento

- Após o diagnóstico, é necessário avaliar a gravidade do transtorno e o quanto este afeta a qualidade de vida do indivíduo, para determinar se há necessidade de tratamento, de acordo com as preferências e expectativas do paciente.
- Alguns pacientes com sintomas mais leves podem optar por não iniciar o tratamento medicamentoso, sendo indicado o acompanhamento longitudinal com avaliação de piora da funcionalidade.
- Há estudos comparando a terapia não farmacológica com a terapia farmacológica, sendo difícil a homogeneização dos dados, devido à dificuldade de cegamento com psicoterapia.
- A terapia não farmacológica parece ter uma magnitude de efeito mais elevada em pacientes jovens.
- Alguns pacientes podem hesitar em relação ao tratamento medicamentoso por preconceito ou por medo em relação aos efeitos adversos.
- A psicoeducação é fundamental em caso de necessidade do uso de fármacos.

Não farmacológico

- Diversas linhas de psicoterapias podem ser eficazes no tratamento da ansiedade, com destaque para s terapias cognitivo-comportamentais.
- Estudos mostram efeito melhor com "doses" maiores de psicoterapia e "doses" de manutenção.
- Avaliar e tratar o uso de substâncias como comorbidades, pois ambos os transtornos podem se alimentar.
- A terapia de exposição ao estímulo e à dessensibilização é frequentemente utilizada nos casos de fobias.
- Práticas meditativas, com destaque para o "*mindfulness*", são cada vez mais recomendadas, bem como ioga, por diminuírem os níveis de catecolaminas e cortisol, além de trabalharem conjuntamente a respiração, melhorando os sintomas.
- Desenvolver atividades prazerosas.
- Exercícios físicos aeróbicos, como corrida e natação, melhoram a sintomatologia.

- Espiritualidade e religião podem ajudar a fornecer uma estrutura de resiliência para a compreensão do mundo e do eu, promovendo maior tolerância à incerteza, melhor enfrentamento, desenvoltura e otimismo.
- Retomar atividades que foram anteriormente úteis.
- Identificar e enfrentar preocupações exageradas ou pensamentos pessimistas.
- Identificar eventos que desencadeiem preocupação excessiva.
- Planejar atividades/organizar-se.
- Psicoeducação:
  - Explicar ao paciente o que ele tem e como funciona o tratamento.
  - Deixar claro que a ansiedade depende de uma soma de fatores como vulnerabilidade genética, estressores ambientais, situações e hábitos de vida.
  - Questionar as expectativas do paciente sobre o tratamento.
  - O que se espera dele no processo de melhora.
  - Investigar barreiras ao tratamento e como ultrapassá-las.
  - Fazer balanço das vantagens e desvantagens de iniciar o tratamento.

Farmacológico

- Os inibidores da recaptação de serotonina (IRSS) e os inibidores da recaptação de serotonina e noradrenalina (IRSN) costumam ser a primeira linha no tratamento dos transtornos de ansiedade, com pequenas particularidades em relação à dosagem e ao tempo de uso.
- Normalmente é necessário o uso de doses mais altas e por tempo mais prolongado quando comparados à depressão. Estudos mostram duração de tratamento de 12 meses superior à de 6 meses.
  - Paroxetina: iniciar com 10 mg e manter entre 20 e 40 mg/dia pela manhã.
  - Sertralina: iniciar com 25 mg e manter entre 100 e 200 mg/dia pela manhã.
  - Fluoxetina: iniciar com 5 mg, manter entre 20 e 40 mg/dia pela manhã.
  - Escitalopram: iniciar com 5 mg, manter entre 10 e 20 mg pela manhã.
  - Venlafaxina: iniciar com 37,5 mg e manter entre 75 e 150 mg/dia.
- Benzodiazepínicos podem ser adjuvantes no tratamento inicial dos transtornos de ansiedade, geralmente apenas no início do tratamento, quando as doses do ISRS estão adequadas. Reduzem rapidamente os sintomas ansiosos, melhorando a resposta dos antidepressivos, porém, pelo seu efeito de tolerância e dependência, devem ser usados com cautela e por curto período ou em momentos de crise.

- São eficazes, notadamente, nas crises de pânico, pelo rápido efeito em abortar as crises, e ajudam na manutenção da terapêutica com IRSR ou IRSN a longo prazo.
- Os mais utilizados são:
  - Clonazepam: 0,25 a 0,5 mg, 1 a 2 vezes/dia, podendo ser aumentados até 1 mg, 2 a 3 vezes/dia se necessário.
  - Alprazolam: 0,25 mg, 3 a 4 vezes/dia, podendo ser aumentado até 2 mg/dia, dividido em várias doses.
  - Lorazepam: 0,5 a 1 mg, 3 vezes/dia, inicialmente até 1,5 mg até 4 vezes/dia.
  - Diazepam: 2,5 a 5 mg, 2 vezes/dia até 10 mg, 2 a 4 vezes/dia.

- Em paciente com transtorno de uso de substâncias, com risco de abuso ou mal uso, hidroxizina ou gabapentina (esta, principalmente, em desordem do uso de álcool, abstinência, desordem de uso de opioides ou cannabis) podem ser utilizadas no lugar de benzodiazepínicos.

QUADRO 2 Fármacos associados a sintomas de ansiedade.

Corticoides	Bloqueados do canal de cálcio
Carbamazepina	Antidepressivos
Cefalosporinas	Anti-histamínicos
Broncodilatadores	Anticolinérgicos: oxibutinina, meperidina
Tiroxinas	Digitálicos
Dopaminérgicos: amantadina, levodopa, bromocriptina, metoclopramida	Simpaticomiméticos: pseudoefedrina, adrenalina, efedrina
Estimulantes: cafeína, anfetamina, aminofilina, teofilina, metilfenidato	Retirada de antidepressivos, *cannabis*, álcool, benzodiazepínicos, sedativos, narcóticos e barbitúricos

Fonte: TelessaúdeRS-UFRGS, 2017.

QUANDO SOLICITAR AJUDA ESPECIALIZADA

- Na ausência de resposta ou resposta parcial (paciente persiste em sofrimento apesar da adesão).
- Associação ao uso abusivo, grave, de substâncias.
- Ideação suicida.

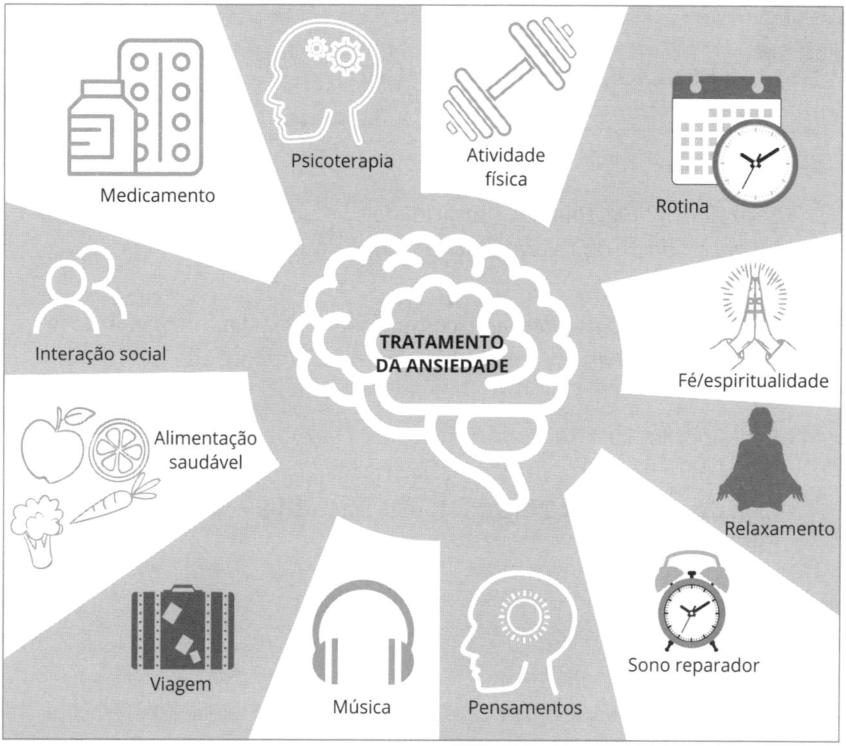

FIGURA 1

Abordagem para o tratamento da pessoa com ansiedade.

* Medicamentos para situações específicas. Atividade física, psicoterapia. Estabelecimento de rotinas, pensamentos positivos, relaxamento, sono reparador, viagens de lazer, músicas que auxiliem no relaxamento e sublimação dos pensamentos, meditação, fé/espiritualidade, alimentação saudável.

PRESCRIÇÃO NA PRÁTICA

Exemplo de prescrição (cada caso deve ser avaliado individualmente e a decisão deve ser tomada pelo médico responsável pelo caso).

- Sertralina 50 mg: tomar 1 comprimido 1 vez/dia (progredir dose conforme resposta ou tolerabilidade semanalmente até 200 mg/dia).

  ou
- Escitalopram 10 mg: tomar 1 comprimido 1 vez/dia (progredir dose conforme resposta ou tolerabilidade semanalmente até 20 mg/dia).

  ou
- Escitalopram 20 mg/mL: tomar 5 gotas 1 vez/dia (alternativa de dose inicial para pacientes mais sensíveis).
- Clonazepam gotas 2,5 mg/mL: tomar 5 gotas 1 a 2 vezes/dia conforme sintomas.

REFERÊNCIAS

1. Ahmed S, Bachu R, Kotapati P, Adnan M, Ahmed R, Farooq U, et al. Use of Gabapentin in the Treatment of Substance Use and Psychiatric Disorders: A Systematic Review. Front Psychiatry. 2019;10:228.
2. American Psychiatric Association. Diagnostic and statistical manual of mental disorders (DSM-5®). Washington, DC: American Psychiatric Press; 2013.
3. Anxiety disorders. In: Sadock BJ, Sadock VA, Ruiz P. Kaplan and Sadock's Comprehensive Textbook of Psychiatry. Philadelphia: Wolters Kluwer; 2017.
4. Brito AFM, Bernik M. Transtornos de ansiedade. In: Humes EC, Cardoso F, Fernandes FG, Hortêncio LOS, Miguel Filho EC. Clínica Psiquiátrica: Guia Prático. Barueri: Manole; 2019.
5. Carl E, Witcraft SM, Kauffman BY, Gillespie EM, Becker ES, Cuijpers P, et al. Psychological and pharmacological treatments for generalized anxiety disorder (GAD): a meta-analysis of randomized controlled trials. Cogn Behav Ther. 2020;49(1):1-21.
6. Castillo ARGL, Recondo R, Asbahr FR, Manfro GG. Transtornos de ansiedade. Rev Bras Psiquiatr. 2000;22(Suppl 2):20-3.
7. Craske MG, Roy-Byrne P, Stein MB, Sullivan G, Hazlett-Stevens H, Bystritsky A, et al. CBT intensity and outcome for panic disorder in a primary care setting. Behav Ther. 2006;37(2):112-9.
8. Guaiana G, Barbui C, Cipriani A. Hydroxyzine for generalised anxiety disorder. Cochrane Database Syst Rev. 2010;(12):CD006815.
9. Rickels K, Etemad B, Khalid-Khan S, Lohoff FW, Rynn MA, Gallop RJ. Time to relapse after 6 and 12 months' treatment of generalized anxiety disorder with venlafaxine extended release. Arch Gen Psychiatry. 2010;67(12):1274-81.

10. Slee A, Nazareth I, Bondaronek P, Liu Y, Cheng Z, Freemantle N. Pharmacological treatments for generalised anxiety disorder: a systematic review and network meta-analysis. Lancet. 2019;393(10173):768-777.
11. TelessaúdeRS-UFRGS. TelessaúdeRS-UFRGS: Núcleo de Telessaúde da Universidade Federal do Rio Grande do Sul [homepage]. Porto Alegre: TelessaúdeRS-UFRGS, 2017. Disponível em: https://www.ufrgs.br/telessauders.
12. Viana MC, Andrade LH. Lifetime prevalence, age and gender distribution and age-of-onset of psychiatric disorders in the São Paulo Metropolitan Area, Brazil: results from the São Paulo Megacity Mental Health Survey. Braz J Psychiatr. 2012;34(3):249-60.

D&T InforMed
Clínica Médica

SEÇÃO 9

SISTEMA RESPIRATÓRIO

29

Espirometria: o que o clínico precisa saber?

D&T

Thaís Lopes Bastos

Daniel Costa Guimarães

INDICAÇÕES DE SOLICITAÇÃO

Diagnóstico

- Investigação de sinais e sintomas respiratórios.
- Rastreamento de pacientes com risco elevado de doença pulmonar (p. ex., exposição significativa ocupacional ou ambiental, doença sistêmica associada a lesão pulmonar).
- Investigação de paciente com suspeita de doença pulmonar obstrutiva crônica (DPOC) ou asma.
- Avaliação pré-operatória em casos específicos (a depender da cirurgia e do caso, quando o resultado modificará a conduta).
- Avaliação prognóstica de doenças pulmonares.

Seguimento

- Avaliar resposta terapêutica.
- Monitorar progressão de doença pulmonar.
- Monitorar pacientes expostos a agentes tóxicos ambientais.
- Monitorar pacientes expostos a drogas com toxicidade pulmonar.

Outros

- Pesquisa clínica.
- Rastreio em exame admissional para profissões de risco.
- Avaliação pré-exercício físico em casos selecionados.
- Razões legais.

Observações ao solicitar

- Evitar a realização do exame até 3 semanas após infecções respiratórias, pois podem subestimar a função pulmonar.
- Se a indicação for diagnóstica, suspender broncodilatadores antes do exame (clinicamente, quando possível). O tempo de suspensão variará de acordo com a meia-vida da medicação (Tabela 1). Porém, se a indicação for para avaliação de resposta terapêutica, os broncodilatadores serão mantidos.

TABELA 1 Tempo de suspensão dos broncodilatadores.

Medicamentos	Tempo
Beta-agonista de curta duração (albuterol, salbutamol)	4-6 horas
Antimuscarínico de curta duração (ipratrópio)	12 horas
Beta-agonista de longa duração (formoterol, salmeterol)	24 horas
Beta-agonista de ultralonga duração (indacaterol, vilanterol, olodaterol)	36 horas
Antimuscarínico de longa duração (tiotrópio, umeclidínio, glicopirrônio)	36-48 horas

CONTRAINDICAÇÕES À SOLICITAÇÃO

- Condições clínicas que contraindiquem o aumento da demanda miocárdica ou variações na pressão arterial, como cardiopatias descompensadas.
- Comorbidades que contraindiquem o aumento da pressão intracraniana, intraocular, sinusal ou do ouvido médio, como aneurisma cerebral, concussão recente e sintomática, cirurgia intracraniana, oftalmológica, sinusal ou de ouvido médio recente.

- Comorbidades que contraindiquem o aumento da pressão intratorácica e intra-abdominal, como presença de pneumotórax, cirurgia torácica ou abdominal no último mês, gravidez tardia.
- Infecções ativas, como respiratória ou sistêmica transmissíveis, ou ainda condições que predisponham à transmissão de infecção, como hemoptise ou sangramento oral.

PARÂMETROS PULMONARES PASSÍVEIS DE INTERPRETAÇÃO

- Volume corrente (VC): quantidade de ar mobilizada durante um ciclo ventilatório (inspiração e expiração).
- Volume de reserva inspiratório (VRI): quantidade de ar que pode entrar nos pulmões após uma inspiração corrente.
- Volume de reserva expiratório (VRE): quantidade de ar que pode sair dos pulmões após uma expiração corrente.
- Volume residual (VR): quantidade de ar que permanece nos pulmões após a expiração máxima. Não pode ser medida pela espirometria, apenas pela pletismografia.
- Capacidade pulmonar total (CPT): quantidade de ar nos pulmões após uma inspiração máxima. É a soma de todos os volumes pulmonares (VC, VRI, VRE e VR). Não pode ser medida pela espirometria, apenas pela pletismografia.
- Capacidade vital (CV) – máximo volume de ar mobilizado em uma expiração, desde a CPT até o VR. Pode ser obtida por meio das manobras forçadas (CVF) ou lentas (CVL). É a soma do VC, do VRI e do VRE.
- Capacidade inspiratória (CI): soma do VC e do VRI.
- Capacidade residual funcional (CRF): soma do VRE e do VR.
- Volume expiratório forçado no primeiro segundo (VEF1): volume de ar exalado no primeiro segundo durante a manobra de CVF.
- Relação VEF1/CV: razão entre volume expiratório forçado no primeiro segundo e a capacidade vital. São utilizados tanto o VEF1/CVF quanto o VEF1/CVL.
- Fluxo expiratório forçado intermediário (FEF25-75%): fluxo expiratório forçado médio obtido durante a manobra de CVF, entre 25 e 75% da CVF.
- Pico de fluxo expiratório (PFE): fluxo máximo de ar durante a manobra de CVF.

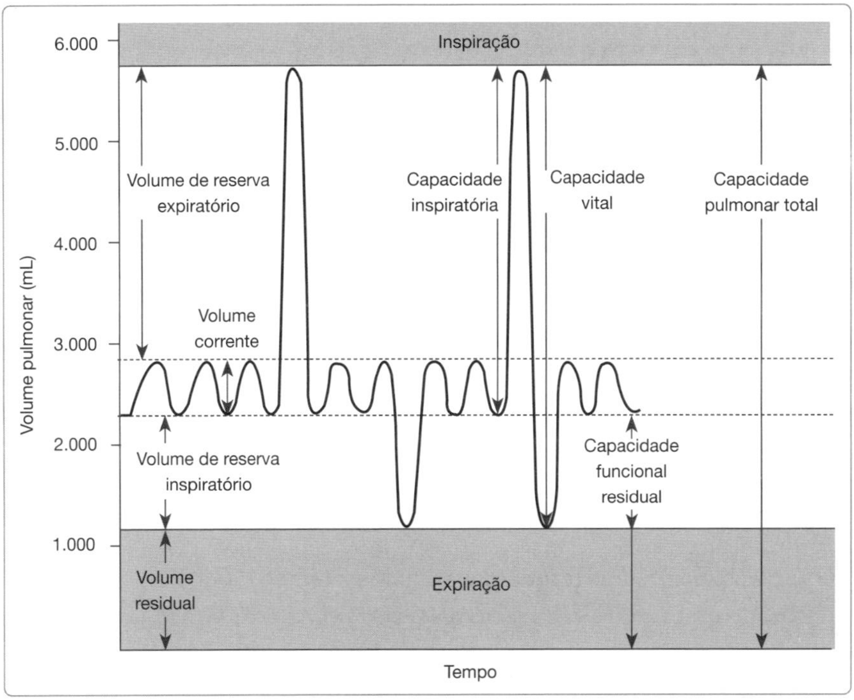

FIGURA 1
Diagrama das excursões respiratórias.

COMO REALIZAR LEITURA E INTERPRETAÇÃO DO EXAME

- Verificar a identificação do paciente.
- Avaliar a qualidade do exame: são necessários pelo menos três testes (curvas) aceitáveis com verificação das curvas de fluxo × volume e volume × tempo.

Curva de fluxo x volume

- Inspiração máxima antes do início do teste, com inspiração semicircular.
- Expiração satisfatória, com pico evidenciando esforço máximo.
- Curva regular, ausência de tosse ou vazamento.

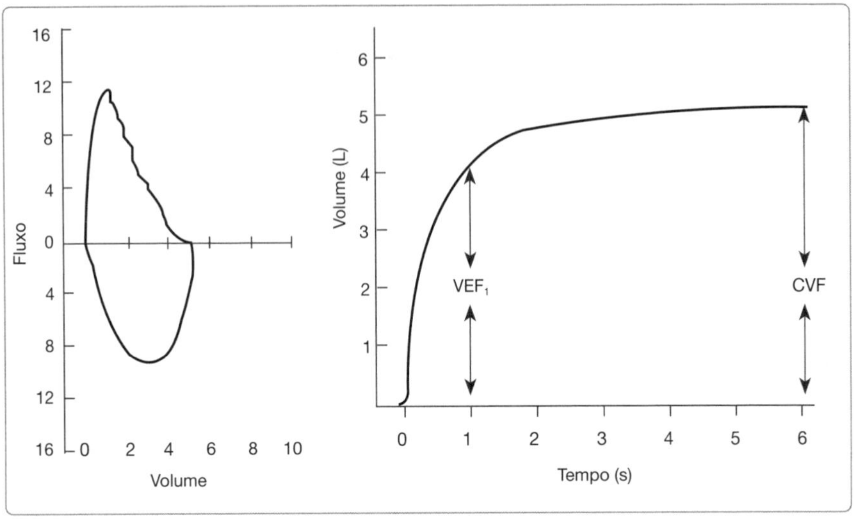

FIGURA 2

Curva de fluxo x volume (esquerda) e volume x tempo (direita).

Fonte: Diretrizes para Testes de Função Pulmonar da SBPT, 2002.

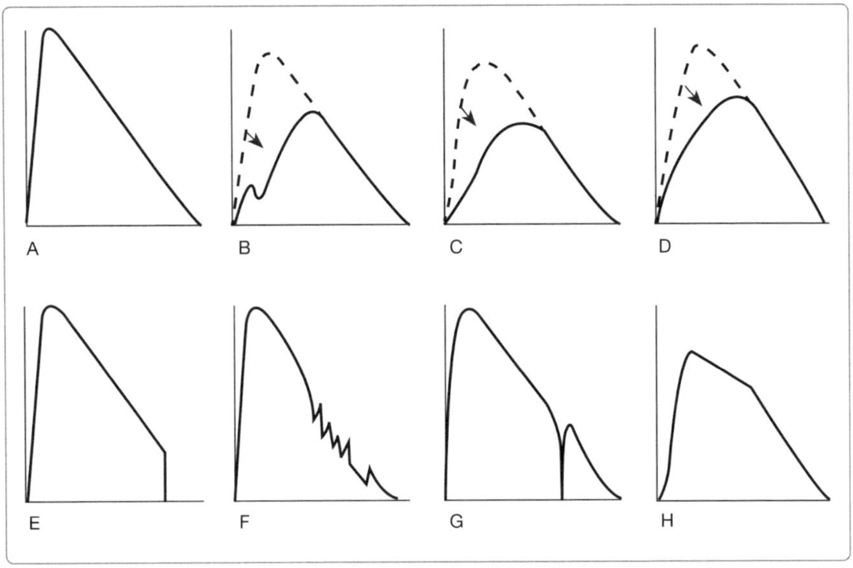

FIGURA 3

Exemplos de curvas de fluxo x volume inaceitáveis.

Fonte: Diretrizes para Testes de Função Pulmonar da SBPT, 2002.

Curva de volume x tempo

- Duração satisfatória, em geral pelo menos 6 segundos, com platô no último segundo.

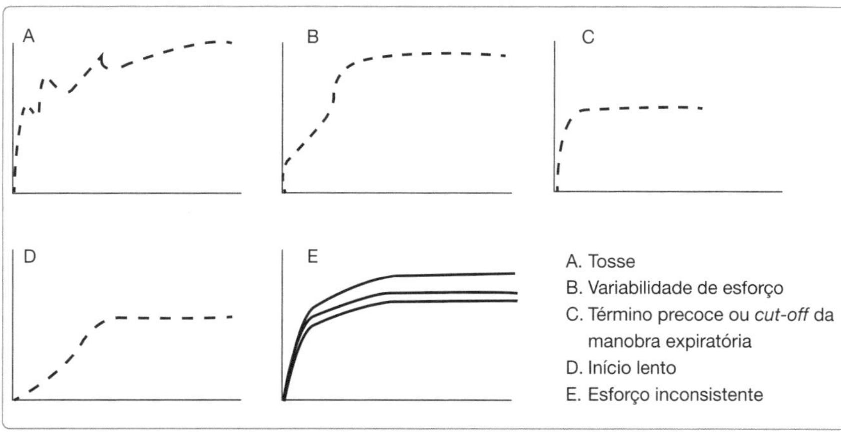

FIGURA 4

Exemplos de curvas de volume x tempo inaceitáveis.

Fonte: Global Initiative for Chronic Obstructive Lung Disease – GOLD 2018.

COMO AVALIAR SE HÁ DISTÚRBIO VENTILATÓRIO OBSTRUTIVO

- Distúrbio ventilatório obstrutivo (DVO) pode ser identificado na presença de:
  - VEF1/CVF < limite inferior da normalidade (LIN), definido como o 5º percentil.
  - VEF1/CVL < LIN.
  - As diretrizes da ERS/ATS desencorajam o uso do valor fixo VEF1/CVF < 0,7.
- Sugere também distúrbio obstrutivo inicial, sobretudo mediante suspeita clínica se:
  - VEF1/CVF ou VEF1/CVL limítrofe + FEF25-75%/CVF < LIN.
  - Diferença CVL – CVF > 200 mL + sintomas.

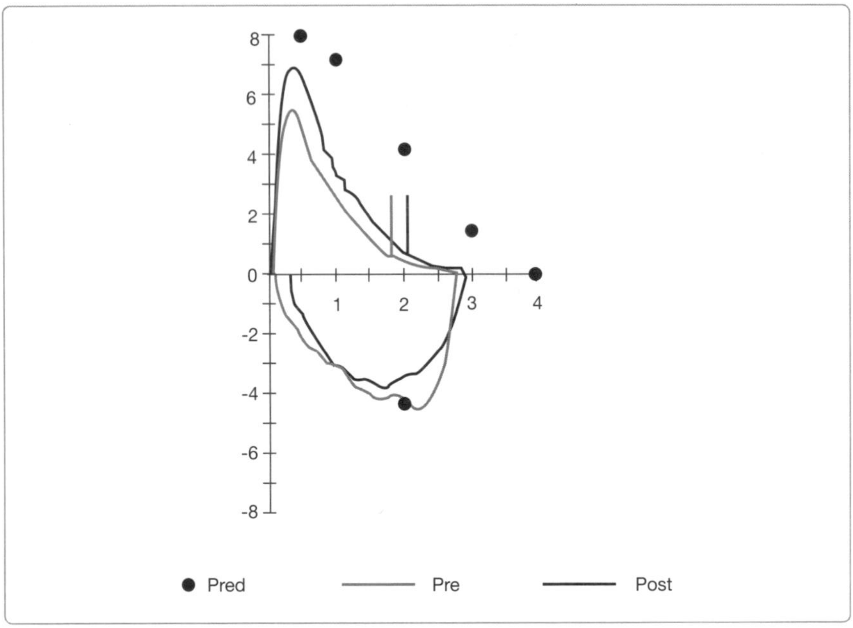

FIGURA 5
Curva fluxo-volume com formato predito de normalidade (pontilhado) e limitação ao fluxo aéreo obstrutivo com uma concavidade na alça expiratória (cinza: pré-broncodilatador; azul: pós-broncodilatador).
Fonte: Trindade AM et al., 2015.

Classificação de gravidade do distúrbio ventilatório obstrutivo (considerar VEF1 pré-broncodilatador)	
> 60% do predito	Leve
40-59% do predito	Moderado
< 40% do predito	Grave

Atenção: com relação ao diagnóstico de DPOC, o documento GOLD (Global Initiative for Chronic Obstructive Lung Disease) requer VEF1/CVF < 0,7 pós-broncodilatador para confirmar a limitação aérea persistente.

DISTÚRBIO VENTILATÓRIO RESTRITIVO

- O distúrbio ventilatório restritivo (DVR) é definido como a redução da capacidade pulmonar total, que só pode ser medida na pletismografia.

- Contudo, a espirometria sugere DVR quando a CV está reduzida (< LIN ou < 80% do predito, se LIN indisponível) na presença de relação VEF1/CVF normal ou aumentada.

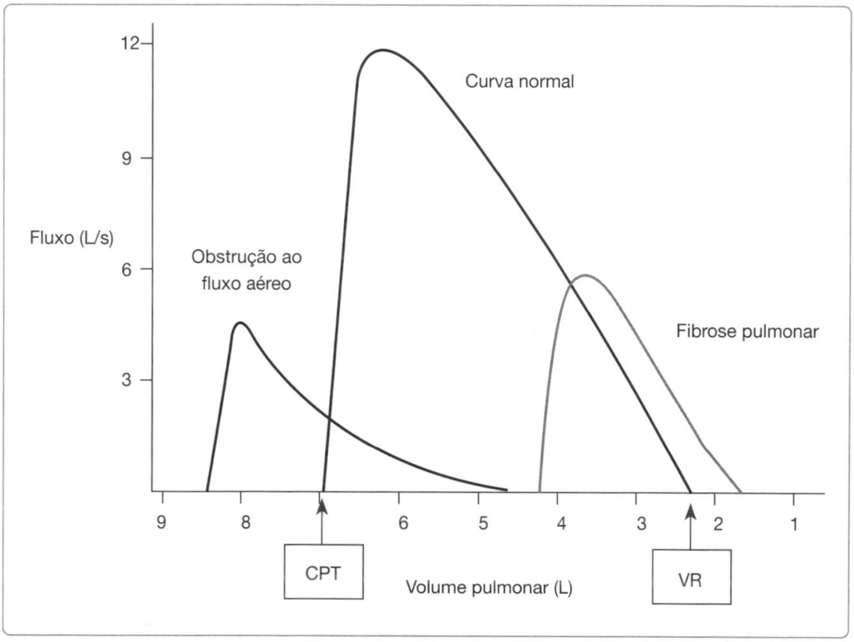

FIGURA 6

Curvas de fluxo x volume expiratórios em portadores de DVO e DVR.

RESPOSTA A BRONCODILATADOR

- A fase pós-broncodilatador só é realizada se a fase pré-broncodilatador for tecnicamente adequada.
- São administrados 4 jatos de 100mcg de fenoterol ou salbutamol e realizados novos testes após 15 a 20 minutos.
- Para interpretação de resposta, podem ser utilizados três parâmetos, havendo pouco consenso na literatura sobre o melhor dentre estes:
  - Aumento percentual em relação ao valor espirométrico basal do paciente.
  - Aumento percentual em relação ao valor previsto para o paciente.
  - Variação absoluta de volume.

Pela American Thoracic Society/European Respiratory Society (ATS/ERS) e pela Global Initiative for Asthma (GINA)

- Em 2022 a publicação da ERS/ATS considera um aumento de 10% ou mais do valor predito de VEF1 ou CVF como uma resposta positiva ao broncodilatador, ao contrário do parâmetro prévio com variação de VEF1 e/ou CVF de 12% e 200 mL em relação ao valor basal do paciente.

Pelas Diretrizes para Testes de Função Pulmonar do Jornal Brasileiro de Pneumologia da Sociedade Brasileira de Pneumologia e Tisiologia

TABELA 2 Critérios de resposta a broncodilatador para CVF e VEF1 baseados nos dados obtidos em normais e portadores de distúrbios obstrutivos.

	Distúrbio obstrutivo				
	Ausente	Presente			
	VEF1	VEF1	CVF	CV	CI
Variação absoluta (L, pós-pré Bd)	*	≥ 0,20 e	≥ 0,35	≥ 0,40	≥ 0,30
Variação percentual em relação ao previsto (pós-pré Bd/previsto)	≥ 10	> 7%	–	–	–

* A resposta absoluta na ausência de obstrução varia com o tamanho do indivíduo. O critério percentual neste caso deve ser usado isoladamente.
Fonte: Diretrizes para Testes de Função Pulmonar da SBPT, 2002.

- Na ausência de DVO, pode-se ainda assim fazer a prova broncodilatadora, de acordo com a suspeita clínica. Se elevação o VEF1 ≥ 10% em relação ao valor previsto na ausência de obstrução ao fluxo aéreo, caracteriza-se variação significativa ao broncodilatador. O laudo deve assinalar que a espirometria é normal, porém a variação sugere aumento do tônus broncomotor.

E SE VEF1/CVF REDUZIDO COM CVF REDUZIDO?

- A presença de CVF reduzido concomitantemente a um distúrbio obstrutivo pode ser decorrente de aprisionamento aéreo ou de um distúrbio misto. O

padrão-ouro para diferenciação é a pletismografia. Porém, na espirometria, para tentar diferenciar estas duas causas, analisamos:
   - Se há persistência de redução de CVF na fase broncodilatadora.
   - Se há redução de CVL.
- Se CVF pós-broncodilatação é normal e/ou a CVL normal, depreende-se DVO isolado, sem associação de distúrbio restritivo. Caso contrário, persistirá a dúvida.
- Pode-se analisar então a diferença entre os percentuais do predito de CVF e VEF1 pré-broncodilatação:
   - ≥ 25: DVO com CVF reduzida por provável hiperinsulflação.
   - < 12: distúrbio misto inferido.
   - 13-25: DVO com CVF reduzida. Não é possível caracterizar melhor sem pletismografia.

REFERÊNCIAS

1. Barjaktarevic IZ, Buhr RG, Wang X, Hu S, Couper D, Anderson W, et al. Clinical Significance of Bronchodilator Responsiveness Evaluated by Forced Vital Capacity in COPD: SPIROMICS Cohort Analysis. Int J Chron Obstruct Pulmon Dis. 2019;14:2927-38.
2. Beasley R, Hughes R, Agusti A, Calverley P, Chipps B, Del Olmo R, et al. Prevalence, Diagnostic Utility and Associated Characteristics of Bronchodilator Responsiveness. Am J Respir Crit Care Med. 2024;209(4):390-401.
3. Global Initiative for Asthma (GINA). Global Strategy for Asthma Management and Prevention. Updated 2019.
4. Global Initiative for Chronic Obstructive Lung Disease (GOLD). Global Strategy for the Diagnosis, Management, and Prevention of Chronic Obstructive Pulmonary Disease. 2018 Report.
5. Global Initiative for Chronic Obstructive Lung Disease (GOLD). Global Strategy for the Diagnosis, Management, and Prevention of Chronic Obstructive Pulmonary Disease. 2020 Report.
6. Graham BL, Steenbruggen I, Miller MR, Barjaktarevic IZ, Cooper BG, Hall GL, et al. Standardization of Spirometry 2019 Update. Am J Respir Crit Care Med. 2019;200(8):e70-e88.
7. Miller MR, Crapo R, Hankinson J, Brusasco V, Burgos F, Casaburi R. General considerations for lung function testing. Eur Respir J. 2005;26:153-61.
8. Pellegrino R, Viegi G, Brusasco V, Crapo RO, Burgos F, Casaburi R, et al. Interpretative strategies for lung function tests. Eur Respir J. 2005;26:948-68.
9. Pereira CAC. Espirometria. J Pneumol. 2002;28(3):S1-S82.
10. Stanojevic S, Kaminsky DA, Miller MR, Thompson B, Aliverti A, Barjaktarevic I, et al. ERS/ATS technical standard on interpretive strategies for routine lung function tests. Eur Respir J. 2022;60(1):2101499.
11. Trindade AM, Sousa TLF, Albuquerque ALP. A interpretação da espirometria na prática pneumológica: até onde podemos avançar com o uso dos seus parâmetros? Pulmão RJ. 2015;24(1):3-7.

30

Doença pulmonar obstrutiva crônica: diagnóstico e tratamento

D&T

Aline Regina Tavares Macedo Furtado de Mendonça

Daniel Costa Guimarães

DEFINIÇÃO

- É uma doença altamente prevalente e evitável, caracterizada por sintomas respiratórios crônicos, secundários à reação inflamatória crônica e exacerbada das vias aéreas e à destruição do parênquima pulmonar, levando a limitação persistente ao fluxo expiratório e declínio progressivo da função pulmonar. As manifestações clínicas dependem da interação entre os fatores individuais do hospedeiro e os agressores ambientais.

ETIOLOGIA

- A principal causa é o tabagismo. Estima-se que de 15% a 25% dos tabagistas evoluem para doença pulmonar obstrutiva crônica (DPOC) e que até 80% dos casos são secundários ao tabagismo.
- Outras importantes etiologias são a inalação de produtos de biomassa e a exposição a gases e partículas nocivas ao epitélio pulmonar.
- A deficiência de alfa-1-antitripsina é uma causa genética rara.

FATORES DE RISCO

- Tabagismo ativo e passivo.

- Exposição doméstica a produtos de biomassa (fogões a lenha, lareiras).
- Exposição ocupacional a poeiras orgânicas e inorgânicas, agentes químicos e vapores.
- Poluição do ar.
- Fatores genéticos: deficiência de alfa-1-antitripsina, entre outros.
- Idade avançada e sexo feminino.
- Tabagismo materno durante a gravidez.
- Baixo peso ao nascer.
- História de infecções respiratórias na infância.
- Asma e hiper-reatividade brônquica.
- Baixo status socioeconômico/pobreza.

DIAGNÓSTICO

- Deve ser considerado em adultos com mais de 40 anos com história de exposição a fatores de risco na presença de um ou mais destes sintomas: dispneia, tosse e expectoração.
- Para a confirmação diagnóstica, é fundamental o achado espirométrico de volume expiratório forçado de primeiro segundo (VEF1)/capacidade vital forçada (CVF) < 0,7 pós-prova broncodilatadora.

APRESENTAÇÃO CLÍNICA

- Existe apresentação clínica variada, com mudanças diárias dos sintomas, sendo a dispneia o sintoma mais característico desses pacientes.
- Apesar de o diagnóstico da doença pulmonar obstrutiva crônica (DPOC) ser dependente de alterações espirométricas, pacientes com exposição a fatores de risco podem apresentar sintomatologia e declínio acentuado da função pulmonar antes mesmo de evidente obstrução ao fluxo expiratório, constituindo um grupo chamado recentemente de pré-DPOC.

Dispneia

- Persistente e progressiva (Quadro 2).

QUADRO 1 Principais diagnósticos diferenciais em doença pulmonar obstrutiva crônica.

Diagnósticos diferenciais	Considerações
Doença pulmonar obstrutiva crônica	Início na vida adulta História de exposição a fatores de risco Sintomas progressivos
Asma	Início precoce (mais comum na infância) Sintomas flutuantes com grandes variações diárias Piora dos sintomas à noite ou pela manhã História de alergia, rinite e/ou eczema (atopia) História familiar de asma ou alergias
Insuficiência cardíaca	Raio X com aumento da área cardíaca e cefalização de trama vascular Ausência de obstrução de via aérea na espirometria
Bronquiectasias	Grande volume de escarro purulento Associado a infecções bacterianas Radiografia de tórax ou tomografia de tórax com dilatação brônquica e afilamento de parede brônquica
Tuberculose	Acomete todas as idades Radiografia de tórax com infiltrado pulmonar Confirmação microbiológica Alta prevalência local

Fonte: adaptado do GOLD Report, 2020.

QUADRO 2 Escala de dispneia do Medical Research Council modificada, adaptada à língua portuguesa.

Escore	Sintomas
0	Tenho falta de ar ao realizar exercício intenso
1	Tenho falta de ar quando apresso o passo ou subo escada ou ladeiras
2	Preciso parar algumas vezes quando ando no meu passo, ou ando mais devagar que pessoas da minha idade
3	Preciso parar muitas vezes devido a falta de ar perto de 100 metros, ou poucos minutos de caminhada no plano
4	Sinto tanta falta de ar que não saio de casa, ou preciso de ajuda para me vestir ou tomar banho sozinho

- Hiperinsuflação dinâmica: piora da dispneia com exercício físico, devido à limitação ao fluxo expiratório, frente a um tempo expiratório reduzido (aumento da frequência respiratória – FR) que resulta no aumento do trabalho mecânico por parte dos músculos respiratórios para vencer forças de oposição (elásticas e resistivas), o que justifica a baixa tolerância desses pacientes ao exercício.

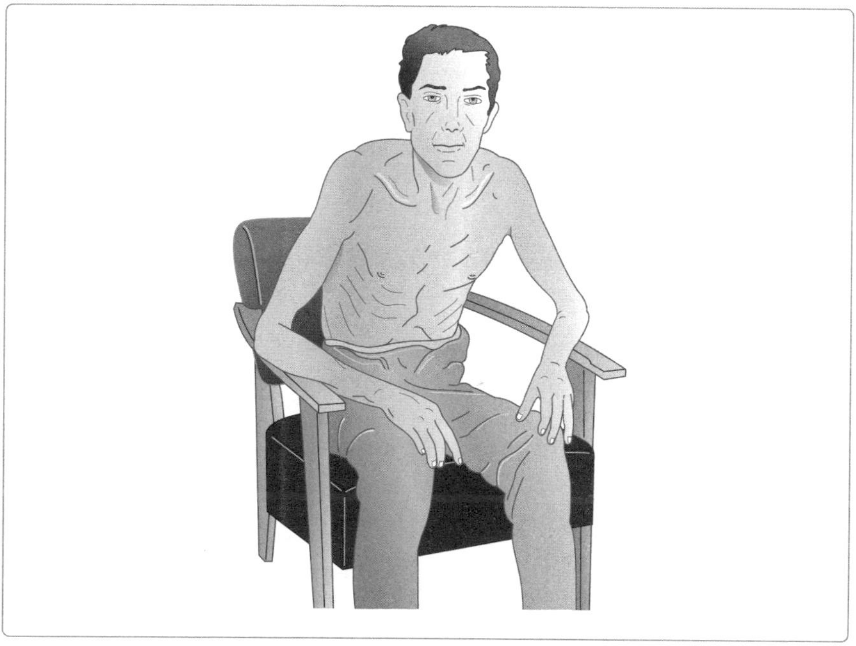

FIGURA 1
Sintoma característico do fenótipo enfisematoso (antigo *pink puffer*).

Tosse crônica

- Pode ser intermitente.
- Pode ou não ser produtiva.
- Sibilos recorrentes: a presença de sibilo aumenta o valor preditivo positivo da doença pulmonar obstrutiva crônica (DPOC). Estima-se que até 60% dos pacientes com DPOC possam apresentar hiper-reatividade brônquica (resposta exacerbada e antecipada).
- Secundária à hipersecreção de muco característica do fenótipo bronquítico crônico (antigo *blue bloater*).

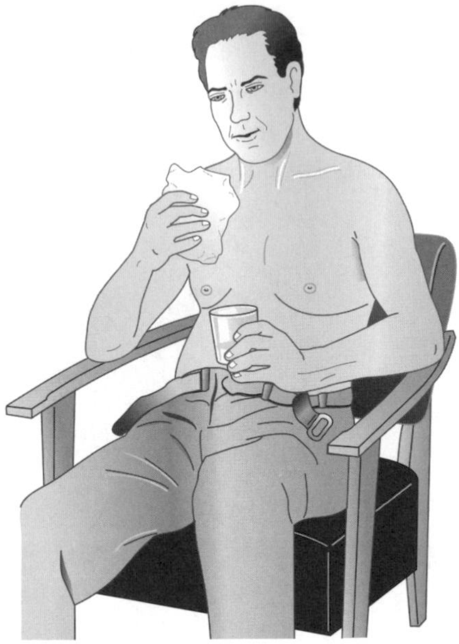

FIGURA 2
Sintoma comum, porém pouco específico, a outras condições extrapulmonares.

QUADRO 3 Principais diagnósticos diferenciais de tosse crônica.

Causas intratorácicas de tosse crônica	Causas extratorácicas de tosse crônica
Asma	Rinite alérgica
Câncer de pulmão	Síndrome da tosse das vias aéreas superiores
Tuberculose	Doença do refluxo gastroesofágico
Bronquiectasias	Medicamentosa (IECA, por exemplo)
Insuficiência cardíaca esquerda	Fibrose cística
Doença intersticial pulmonar	Idiopática

IECA: inibidores da enzima conversora de angiotensina.
Fonte: adaptado do GOLD Report, 2020.

Expectoração

- Produção regular de escarro por mais de 3 meses em 2 anos consecutivos é a clássica definição de bronquite crônica. Porém, qualquer padrão de produção de escarro pode ser indicativo da doença pulmonar obstrutiva crônica.
- Grandes volumes de produção de escarro podem ser sugestivos de bronquiectasia.
- Escarro purulento indica aumento da inflamação e mudança da flora local com proliferação bacteriana e pode ser um indicativo de exacerbação subclínica.

Outros sintomas

- Com a progressão da doença, são comuns os achados de fadiga, anorexia e perda de peso.
- Devido ao aumento do trabalho respiratório, pacientes com doença mais avançada e tipicamente enfisematosos (o que também é conhecido em inglês como fenótipo MOLT (*multi-organ loss of tissue*), antigo *pink puffer*, podem apresentar perda de tecido mesenquimal como músculos, ossos e gordura, caracterizando a caquexia.
- Esses sintomas, não específicos, podem ser encontrados em outras comorbidades associadas como tuberculose e câncer de pulmão, que devem ser investigadas frente a esses achados.

Exame físico

- Sinais vitais: presença de pulso paradoxal, por causa do aumento do esforço inspiratório do paciente com obstrução grave de vias aéreas, negativando ainda mais a pressão intratorácica durante a inspiração, aumentando o retorno venoso das câmaras direitas, exacerbando o fenômeno fisiológico de queda da pressão arterial sistólica (PAS) durante a inspiração, secundária ao abaulamento do ventrículo direito em direção ao ventrículo esquerdo, o que resulta em queda do volume sistólico e, consequentemente, da PAS. O achado patológico ocorre quando se observa queda maior que 10 mmHg da PAS durante a inspiração.
- Inspeção: taquidispneia, tempo expiratório prolongado, uso de musculatura acessória, presença de cianose central.

- Palpação: redução da expansibilidade torácica, ápice cardíaco centralizado impalpável ou subxifoide.
- Percussão: hipertimpanismo pulmonar e diminuição da macicez hepática e cardíaca.
- Ausculta: redução do murmúrio vesicular, presença de roncos, bulhas cardíacas hipofonéticas. Presença de sibilos é o maior preditor de aumento da resistência das vias aéreas, e seu achado em um paciente aumenta o valor preditivo positivo do diagnóstico da doença pulmonar obstrutiva crônica (DPOC).
- É importante lembrar que a presença de baqueteamento ou hipocratismo digital não é esperada no exame físico de um paciente com DPOC. Seu achado deve chamar atenção para diagnósticos diferenciais como câncer de pulmão e doença intersticial pulmonar.

Comorbidades associadas

- Pacientes com doença pulmonar obstrutiva crônica apresentam maior risco de desenvolverem comorbidades como as apresentadas no Quadro 4.

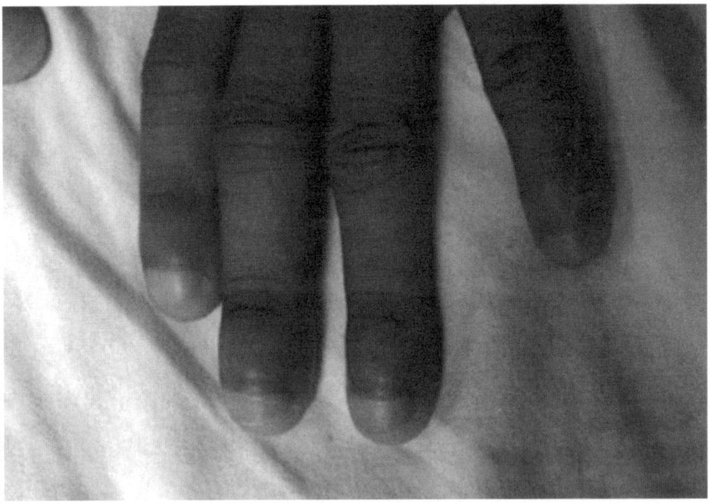

FIGURA 3
Baqueteamento digital: hiperplasia da falange distal e unhas (em vidro de relógio).

QUADRO 4 Comorbidades associadas.

Coronariopatias	Hipertensão pulmonar
Fibrilação atrial	Apneia obstrutiva do sono
Insuficiência cardíaca	Osteoporose
Doença do refluxo gastroesofágico	Depressão e ansiedade
Fenótipo enfisematoso apresenta maior risco para câncer de pulmão	Fenótipo bronquítico crônico apresenta maior risco para síndrome metabólica e doença arterial coronariana e, portanto, maior risco de morte

Fonte: Celli BR, Wedzicha JA, 2019.

EXAMES COMPLEMENTARES

- Na abordagem inicial, nenhum outro exame além da espirometria é necessário. Porém, alguns outros testes podem ser úteis durante o seguimento desses pacientes.
- Gasometria arterial: deve ser solicitada sempre que saturação periférica de O_2 < 92% ou na presença de sinais sugestivos de insuficiência respiratória ou insuficiência cardíaca direita.
- Radiografia de tórax: útil para a avaliação de diagnósticos diferenciais. Achados radiográficos associados a doença pulmonar obstrutiva crônica (DPOC) são sinais de hiperinsuflação como retificação diafragmática, aumento do espaço retroesternal e hipertransparência pulmonar.
- Tomografia computadorizada (TC) de tórax: não deve ser solicitada de rotina. Está indicada na avaliação de pacientes com exacerbações recorrentes ou com dispneia persistente apesar de terapia otimizada, para descartar tromboembolismo pulmonar ou outras anormalidades pulmonares coexistentes, como bronquiectasia, doença intersticial ou malignidade. Devem também ser solicitadas em pacientes candidatos a redução volumétrica pulmonar cirúrgica ou terapia valvar endobrônquica, uma vez que a distribuição anatômica das áreas de enfisema é o principal limitante do procedimento cirúrgico. Além disso, fornece informações a respeito dos fenótipos clínicos (enfisematoso e bronquítico).
- Dosagem de alfa-1-antitripsina: deve ser solicitada a pacientes com início precoce da doença, com história familiar de deficiência ou pacientes que apresentem enfisema, bronquiectasia, hepatopatia ou paniculite, na ausên-

cia de exposição a fatores de risco conhecidos ou que apresentem sintomas desproporcionais à intensidade da exposição (por exemplo, doença avançada para baixa carga tabágica).

- Pletismografia: conhecida também como prova de função pulmonar completa, permite a identificação dos volumes pulmonares e da capacidade de difusão. Identifica e quantifica o aprisionamento aéreo e a hiperinsuflação estática por meio do aumento do volume residual pulmonar e da capacidade pulmonar total, respectivamente. A DLCO, ou capacidade de difusão do CO_2, é outro parâmetro útil na avaliação funcional pulmonar, e valores abaixo do limite inferior da normalidade refletem a intensidade da destruição paredes alveolares e o impacto funcional do enfisema. É um exame útil na avaliação do paciente com DPOC, porém não fundamental para o manejo.
- Teste de caminhada de 6 minutos (6-*minute walk distance* – 6MWD): é um teste simples de ser realizado e que nos traz informações a respeito da capacidade funcional do paciente, sendo inclusive um marcador prognóstico.
- Contagem de eosinófilos: útil para a decisão de iniciar ou descontinuar o uso de corticoide inalatório.
- Marcadores inflamatórios como PCR ou procalcitonina: podem ser utilizados na limitação de antibioticoterapia durante as exacerbações, de acordo com valores de corte desses biomarcadores, conforme proposto por estudos recentes.

FATORES PROGNÓSTICOS

- Uma ferramenta validada é o BODE *index*, capaz de predizer o risco de morte por causas respiratórias e não respiratórias.
- É composto por 4 itens com pontuação de variável, somando um total de 10 pontos.
- Pacientes com pontuações maiores apresentam maior número de exacerbações e hospitalizações.
- Reúne 4 fatores prognósticos independentes e possui associação com sobrevida em 4 anos. São eles:
  - Índice de massa corpórea (*body mass index*).
  - Obstrução ao fluxo expiratório (VEF1%).
  - Dispneia (mMRC Dyspnea Scale).
  - Tolerância ao exercício (6-*minute walk distance*).

TABELA 1 BODE *index*: pontuação e sobrevida em 4 anos.

	0	1	2	3
IMC	> 21	≤ 21	--	--
VEF1 (% do predito)	≥ 65	50-64	36-49	≤ 35
mMRC	0-1	2	3	4
6MWD(m)	≥ 350	250-349	150-249	≤ 149
BODE *index*	Sobrevida em 4 anos			
0-2	80%			
3-4	67%			
5-6	57%			
7-10	18%			

6MWD(m): teste da caminhada de 6 minutos (em metros alcançados); IMC: índice de massa corpórea; mMRC: escala de dispneia.
Fonte: Celli BR, et al, 2004.

- Não deve ser utilizado para guiar tratamento.

AVALIAÇÃO

- Proposta desde 2011 e refinada em 2017, por meio da ferramenta validada do "ABCD" pelo GOLD, prevê a abordagem do paciente com base na avaliação do grau de obstrução ao fluxo expiratório pelo VEF1 (Tabela 2), da sintomatologia do COPD Assessment Test (CAT), ou mMRC Dyspnea Scale (Tabela 3), e do histórico de exacerbações para estimativa do risco de futuras exacerbações e guiar terapêutica.

TABELA 2 Classificação segundo o grau de obstrução ao fluxo expiratório.

Classificação de gravidade da doença pulmonar obstrutiva crônica (VEF1, pós-broncodilatador) Em pacientes com VEF1/CVF < 70%		
GOLD 1	Leve	VEF1 ≥ 80% do previsto
GOLD 2	Moderado	50% ≤ VEF1 < 80% do previsto
GOLD 3	Grave	30% ≤ VEF1 < 50% do previsto
GOLD 4	Muito grave	VEF1 < 30% do previsto

Fonte: adaptado do GOLD Report, 2020.

- O CAT é um questionário validado com boa correlação com qualidade de vida, VEF1 e percepção da dispneia pela mMRC, com informações complementares como tosse, expectoração, sono, disposição.

TABELA 3 Teste de avaliação da doença pulmonar obstrutiva crônica (COPD Assessment Test-CAT).

TESTE							
Nunca tenho tosse	0	1	2	3	4	5	Tenho tosse o tempo todo
Não tenho nenhum catarro (secreção) no peito	0	1	2	3	4	5	O meu peito está cheio de catarro (secreção)
Não sinto nenhuma pressão no peito	0	1	2	3	4	5	Sinto uma grande pressão no peito
Não sinto falta de ar quando subo uma ladeira ou um andar de escada	0	1	2	3	4	5	Sinto bastante falta de ar quando subo uma ladeira ou um andar de escada
Não sinto nenhuma limitação nas minhas atividades de casa	0	1	2	3	4	5	Sinto-me muito limitado nas minhas atividades de casa
Sinto-me confiante para sair de casa, apesar da minha doença	0	1	2	3	4	5	Não me sinto nada confiante para sair de casa, por causa da minha doença pulmonar
Durmo profundamente	0	1	2	3	4	5	Não durmo profundamente devido à minha doença
Tenho muita energia (disposição)	0	1	2	3	4	5	Não tenho nenhuma energia (disposição)

- Segundo a classificação atual do GOLD 2023, o número indica a gravidade da obstrução através do VEF1% (1 a 4, segundo a Tabela 2), enquanto as letras (ABE) classificam o paciente de acordo com a morbidade e o risco de exacerbação (Tabela 4).
- O VEF1% é um parâmetro espirométrico fundamental para diagnóstico e classificação da gravidade e possui importância prognóstica. Sabe-se que o declínio acelerado da VEF1 se associa ao aumento da mortalidade em doença pulmonar obstrutiva crônica.
- Por outro lado, sabemos que a dispneia é o principal determinante da morbidade desses pacientes. Sua intensidade e o impacto no estado de saúde do

TABELA 4 Ferramenta ABE do GOLD 2023.

Histórico de exacerbações		
≥ 2 exacerbações ou ≥ 1 com hospitalização	E (pouco assintomático, exacerbador)	
0 ou 1 exacerbação (sem hospitalização)	A (pouco sintomático, não exacerbador)	B (sintomático, não exacerbador)
	mMRC 0-1 CAT < 10	mMRC ≥ 2 CAT ≥ 10
		Sintomas

mMRC: escala de dispneia; CAT: COPD assessment test.
Fonte: adaptado do GOLD Report, 2023.

paciente possuem baixa correlação com VEF1, o que limita a sua utilização isolada para decisões terapêuticas.

- Essa ferramenta, além de permitir uma avaliação global do paciente, ao combinar parâmetros espirométricos, clínica e prognóstico, permite ao médico plantonista do serviço de emergência, durante uma exacerbação, acessar o paciente e iniciar tratamento independente de valores da espirometria.
- É importante questionar em que período do dia o paciente mais apresenta dispneia para adaptar as atividades de vida diária à sua gravidade. Pacientes que relatam pouco sintomas, apesar de obstrução grave, em alguns casos, podem parecer oligossintomáticos por terem reduzido o nível de atividade física como mecanismo de adaptação à limitação imposta pela doença. Nesses casos, uma ferramenta útil é o teste de caminhada de 6 minutos, que pode evidenciar a intolerância ao exercício. Para casos em que haja divergência significativa entre sintomatologia e grau de obstrução, é importante considerar investigação adicional à procura de condições que justifiquem a sintomatologia, como alterações estruturais ou comorbidades associadas como doença arterial coronariana.

TRATAMENTO FARMACOLÓGICO

- Tem como objetivo o controle de sintomas, reduzir a frequência e gravidade das exacerbações, aumentar tolerância ao exercício, melhorar a qualidade de vida e reduzir mortalidade.

- Broncodilatadores e corticoides inalatórios são os pilares do tratamento.
- Não existe, até o presente momento, nenhum medicamento que aumente a sobrevida e que seja modificador da doença.

Broncodilatadores

- São capazes de reduzir a hiperinsuflação pulmonar no repouso e na dinâmica, aumentando a tolerância ao exercício físico.
- São representados por duas classes farmacológicas: beta-2-agonistas e anticolinérgicos.
- A via de administração inalatória é preferível pela ação direta nas vias aéreas e menos efeitos colaterais.
- É possível combinar broncodilatadores de classes diferentes e de tempos de ação diferentes, para alcançar máximo efeito com menos efeitos colaterais.
- Broncodilatadores de curta duração (3 a 6 horas de ação) são utilizados para alívio sintomático e são capazes de melhorar o VEF1.
- Broncodilatadores de longa duração são utilizados como terapia de manutenção, sendo mais eficazes que os de curta duração para sintomas persistentes, e seu uso está associado a melhor controle sintomático, maior tolerância ao exercício, melhora da qualidade de vida, redução da frequência de exacerbações e melhora discreta da função pulmonar.
- Existem diferentes apresentações, dispositivos e preços. A escolha da medicação ideal deve ser individualizada, levando em consideração a intensidade dos sintomas, as exacerbações, efeitos adversos, comorbidades, adaptação com dispositivo, disponibilidade e custo.
- O uso regular de beta-2-agonistas de curta duração, apesar de não recomendado, não está associado ao aumento de mortalidade em doença pulmonar obstrutiva crônica.
- A teofilina é uma droga oral, com pequeno potencial broncodilatador, e que atualmente está proscrita devido à estreita janela terapêutica, interação medicamentosa com outras drogas e frequentes efeitos adversos, como náuseas, vômitos, taquiarritmias e convulsões.

Beta-2-agonistas de longa duração (LABA)

- Promovem relaxamento da musculatura lisa brônquica ao se ligarem diretamente a receptores beta-2 da via aérea.

- O formoterol e o salmeterol são associados a melhora da VEF1, dispneia, qualidade de vida e redução do número de exacerbações e hospitalizações.
- O indacaterol melhora dispneia, qualidade de vida e taxa de exacerbações.
- O olodaterol e o vilanterol são capazes de melhorar a função pulmonar e sintomas.
- São medicações seguras. Seus efeitos adversos mais comuns são taquicardia sinusal e tremores. Podem causar também hipopotassemia e predispor a arritmias cardíacas em indivíduos suscetíveis. Sua toxicidade é dose-dependente.

TABELA 5 Medicações inalatórias para tratamento da doença pulmonar obstrutiva crônica.

Medicamentos	Dispositivo inalatório e dose	Tempo de ação
Beta-2-agonista de curta		
Fenoterol	MDI 100 e 200	4 a 6
Salbutamol	MDI 100, 200, 200	4 a 6, 12
Beta-2-agonista de longa		
Formoterol	DPI 12	12
Salmeterol	MDI 25, DPI 50	12
Indacaterol	DPI 150 e 300	24
Olodaterol	SMI 2,5	24
Anticolinérgico de curta		
Ipratrópio	MDI 20 e 40	6 a 8
Anticolinérgico de longa		
Glicopirrônio	DPI 50	12 a 24
Tiotrópio	SMI 2,5	24
Umeclídinio	DPI 62,5	24
Agonista + anticolinérgico de curta		
Fenoterol/ipratrópio	MDI 50/20	6 a 8
Salbutamol/ipratrópio	MDI 120/20	6 a 8
LABA + LAMA		
Formoterol/aclidínio	DPI 12/400	12
Formoterol/glicopirrônio	MDI 9,6/14,4	12
Indacaterol/glicopirrônio	DPI 110/50	12 a 24

(continua)

TABELA 5 Medicações inalatórias para tratamento da doença pulmonar obstrutiva crônica. (*continuação*)

LABA + LAMA		
Vilanterol/umeclidínio	DPI 25/62,5	24
Olodaterol/tiotrópio	SMI 2,5/2,5	24
LABA + ICS		
Formoterol/beclometasona	MDI e DPI 6/100	12
Formoterol/budesonida	DPI 6/200, 12/400 e 12/200 e MDI 6/200	12
Formoterol/mometasona	MDI 5/50, 5/100 e 5/200	12
Salmeterol/fluticasona	DPI 5/100, 50/250 e 50/500 MDI 25/50, 25/125 e 25/250	12
Vilanterol/fluticasona	DPI 25/100	24

DPI: *dry-powder inhaler* (inalador de pó); ICS: *inhaled corticosteroids*; LABA: *long-acting beta agonist*; LAMA: *long-acting muscarinic antagonist*; MDI: *metered-dose inhaler* (inalador pressurizado); SMI: Soft Mist™ Inhaler (inalador formador de névoa).
Fonte: Fernandes FLA, et al, 2017.

Anticolinérgicos de longa duração (LAMA)

- Agem diretamente nos receptores M3, bloqueando a ação da acetilcolina, inibindo seu efeito broncoconstritor e reduzindo a secreção de muco pelo epitélio respiratório.
- O tiotrópio é capaz de melhorar sintomas, qualidade de vida, aumentar a efetividade da reabilitação pulmonar ao aumentar a tolerância ao exercício desses pacientes, além de reduzir o número de exacerbações e hospitalizações.
- LAMA é superior ao LABA em redução do número de exacerbações e hospitalizações, constituindo a droga de escolha para GOLD C.
- Possuem poucos efeitos colaterais, sendo a xerostomia o principal.

Terapia dupla (LABA + LAMA)

- A associação LAMA + LABA é superior à monoterapia em controle sintomático e melhora da função pulmonar e deve ser considerada em pacientes muito sintomáticos (CAT ≥ 20) ou na abordagem de sintomáticos em uso de monoterapia.
- Para exacerbadores mais sintomáticos (GOLD D) ou com limitação funcional mais grave (GOLD C e VEF1 < 50%), uma opção terapêutica é a associação LABA + LAMA.

- A terapia dupla é superior em reduzir o número de exacerbações comparada à monoterapia.

Corticoterapia

- Corticoides inalatórios (ICS) devem sempre estar associados a um LABA e estão indicados na presença de fenótipos específicos como sobreposição com asma, ou com eosinofilia sérica ou do escarro.
- Nunca devem ser utilizados em monoterapia em pacientes com doença pulmonar obstrutiva crônica.
- A combinação LABA + ICS é superior à monoterapia em melhora da função pulmonar, qualidade de vida e número de exacerbações.
- Alteram a transcrição gênica no núcleo celular, aumentando a produção de proteínas anti-inflamatórias e a quantidade de receptores B2 na superfície celular, potencializando o efeito broncodilatador dos beta-2-agonistas. Na prática, possuem ação limitada por causa da resistência intrínseca apresentada por uma parcela dos pacientes.
- A dosagem de eosinófilos no sangue é apontada com preditor da resposta terapêutica aos ICS. Valores maiores que 300 identificam o fenótipo de pacientes que provavelmente mais se beneficiam da corticoterapia.
- O principal limitante do seu uso é seu perfil de efeitos colaterais. Dentre eles, o mais temido é o aumento do risco de pneumonia adquirida na comunidade. Sua incidência está associada ao uso prolongado de ICS, doses elevadas e corticosteroides mais potentes. Pacientes de maior risco são tabagistas, maiores de 55 anos, com IMC < 25 kg/m^2, história prévia de exacerbações ou pneumonia, mais sintomáticos (mMRC 3-4) e/ou GOLD avançado (obstrução grave).
- Outros efeitos adversos: candidíase, disfonia, hematomas superficiais secundários a traumas leves, osteopenia, catarata, glaucoma, diabete melito, supressão adrenal, infecções por micobactérias (incluindo tuberculose) e pneumonias.
- O clínico deve sempre avaliar o risco-benefício da continuidade do tratamento com ICS.
- Pode ser suspenso em todos os pacientes não exacerbadores nos quais seu uso foi iniciado sem indicação bem estabelecida. Existe uma possível associação de sua retirada com o aumento da taxa de exacerbações, piora

dos sintomas e piora da função pulmonar, principalmente com eosinófilos séricos > 300 células/mL.

- Corticoterapia oral é reservada para curtos períodos no tratamento de exacerbações. Além disso, tratamento prolongado com corticoides orais possui benefício questionável e alto risco de efeitos adversos sistêmicos, portanto seu uso é não é recomendado.

Terapia tripla (LABA/ICS + LAMA)

- Está associada a melhora da função pulmonar, melhor controle sintomático, melhor qualidade de vida e menor número de exacerbações comparada a ICS/LABA, LABA + LAMA ou LAMA monoterapia.
- Subgrupos de pacientes a quem está indicada: sintomáticos apesar de LABA + LAMA, exacerbadores apesar de LABA + LAMA otimizados e sobreposição com asma sintomáticos, em uso de LABA + ICS.

TABELA 6 Tratamento inicial segundo o GOLD 2023.

Tratamento		
≥ 2 exacerbações ou ≥ 1 com hospitalização	E LABA + LAMA + ICS (se eosinófilos ≥ 300)	
0 ou 1 exacerbação (sem hospitalização	A Qualquer broncodilatador	B LABA ou LAMA
	mMRC 0-1 CAT < 10	mMRC ≥ 2 CAT ≥ 10

LAMA: *long-acting muscarinic antagonist*; LABA: *long-acting beta agonist*; ICS: *inhaled corticosteroids*; mMRC: escala de dispneia; CAT: COPD assessment test.
Fonte: adaptado do GOLD Report, 2023.

Roflumilaste

- Inibidor seletivo da fosfodiesterase-4 (PDE4), age bloqueando a atividade dessa enzima, aumentando os níveis intracelulares de AMPc, com consequente redução da atividade inflamatória intracelular. Receptores da PDE4 também são expressos na musculatura lisa das vias aéreas, porém com efeito broncodilatador modesto.

- Indicação: doença pulmonar obstrutiva crônica grave e muito grave (VEF < 50%), com bronquite crônica (tosse, catarro) e que persiste com exacerbações mesmo em uso de terapia inalatória otimizada.
- Dose recomendada: 500 mcg/dia, por via oral. A meia-vida longa do metabólito terminal N-óxido-roflumilaste permite administração em dose única diária.
- Possivelmente, reduz o número de exacerbações, e em pacientes em tripla terapia pode melhorar o grau de obstrução (VEF1 45,6 mL) e reduz a frequência de exacerbações moderadas.
- Normalmente, bem tolerado, porém apresenta mais efeitos adversos que terapia inalatória. São eles: diarreia e náuseas, redução do apetite, insônia, depressão, cefaleia e perda de peso. São maiores no início do tratamento, reversíveis e melhoram com o tempo (4 semanas).

Macrolídeos

- Racional fisiopatológico: uma vez que a presença de bactérias nas vias aéreas inferiores contribui para a inflamação crônica, resultando na progressão da doença, é possível que, em pacientes cronicamente infectados, a redução da carga bacteriana pelo uso prolongado de antibióticos reduza a frequência e a gravidade das exacerbações.
- Classe de escolha pelos efeitos anti-inflamatórios e imunomoduladores. São capazes de alterar a síntese do biofilme, aumentam a fagocitose e a depuração bacteriana por macrófagos alveolares.
- Trata-se de um recurso de terceira linha para o tratamento do paciente exacerbador.
- Medicamento: azitromicina 250 mg diariamente, ou 500 mg 3 x/semana.
- O uso prolongado associa-se a aumento do risco de eventos adversos e desenvolvimento de resistência bacteriana.
- Uso cauteloso em cardiopatas, pacientes com taquicardia em repouso ou história de arritmias devido ao prolongamento do intervalo QT. Também devem ser monitorados efeitos colaterais como otoxicidade e gastrointestinais.
- É recomendado que, antes de sua introdução, seja realizada coleta de amostra de escarro para a cultura de bactérias e micobactérias, visto que o uso contínuo pode dificultar o diagnóstico de infecções pulmonares crônicas por microrganismos de baixa virulência.

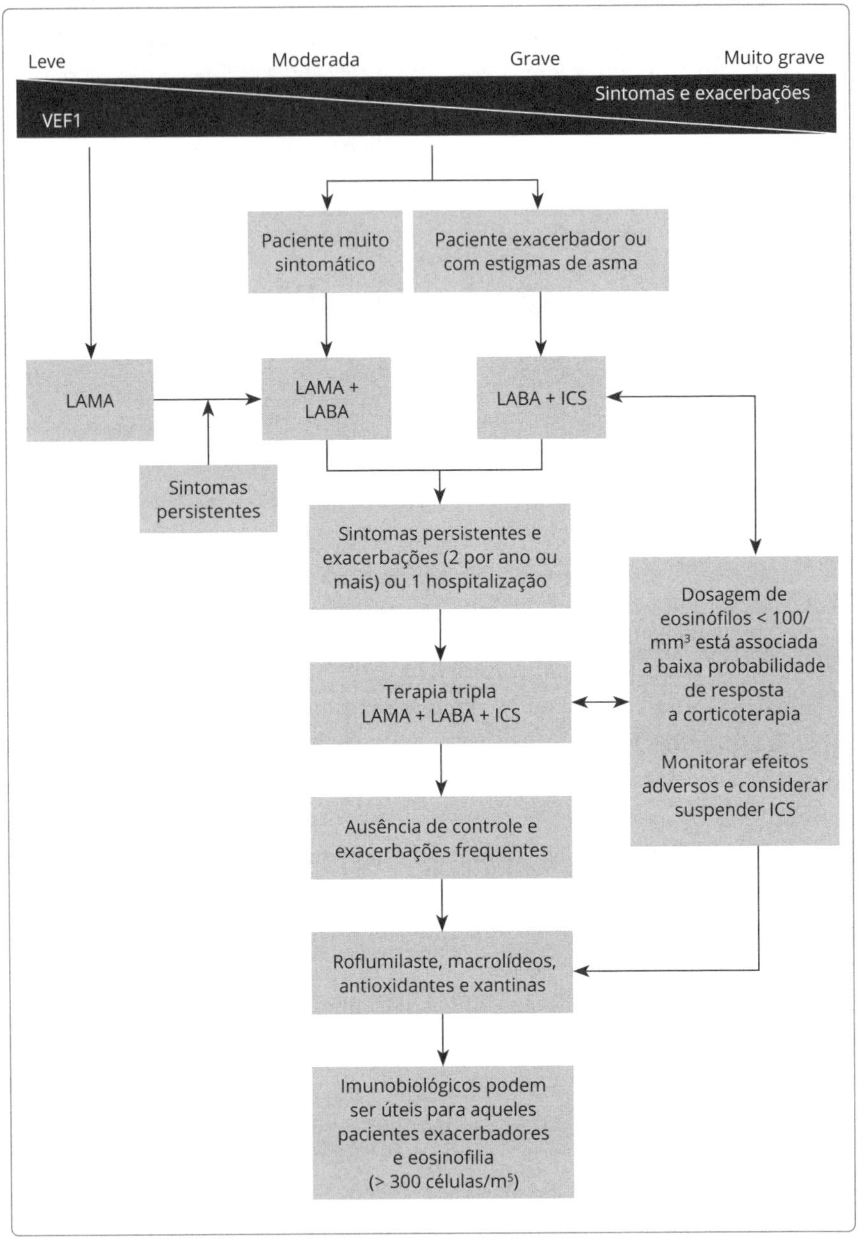

FIGURA 4
Algoritmo de tratamento.

LAMA: *long-acting muscarinic antagonist*; LABA: *long-acting beta agonist*; ICS: *inhaled corticosteroids*.
Fonte: Celli BR, Wedzicha JA, 2019.

N-acetilcisteína

- Racional fisiopatológico: o estresse oxidativo das vias aéreas promove o aumento de células e citocinas inflamatórias, faz parte do desenvolvimento da doença e aumenta o risco de exacerbações. Sendo assim, a utilização de agentes antioxidantes e anti-inflamatórios na doença pulmonar obstrutiva crônica pode ser adjuvante ao tratamento do paciente exacerbador.
- N-acetilcisteína (NAC) apresenta ação direta, devido à presença do grupo sulfidril livre, que serve como fonte pronta de equivalente redutor de oxidantes, e ação indireta, devido à reposição intracelular dos níveis do antioxidante glutationa.
- Há, ainda, grande discussão com relação à sua eficácia no controle de exacerbações e à melhor dose.
- Efeitos colaterais mais comuns: náusea e diarreia leve.
- Estudos recentes mostram que a NAC pode ser usada com segurança na prevenção de exacerbação quando utilizadas por mais de 6 meses e em doses diárias maiores de 1.200 mg.
- É medicação de terceira linha do tratamento do exacerbador, e o perfil de pacientes que potencialmente se beneficiam com seu uso seria o dos portadores de bronquite crônica.

TRATAMENTO NÃO FARMACOLÓGICO

Cessação de tabagismo

- Deve ser abordada em toda consulta.
- Doença pulmonar obstrutiva crônica secundária ao tabagismo é caracteristicamente mais grave e de progressão mais acelerada, logo todos os pacientes fumantes, independentemente da etiologia, devem ser aconselhados a parar de fumar.
- Aumenta a sobrevida e é capaz de influenciar a história natural da doença.
- Está associada a melhor resposta aos broncodilatadores.

Vacinações

- Todos os pacientes com doenças crônicas pulmonares devem receber vacinação para influenza, pneumococo, pertussis e covid-19.
- A vacinação para influenza reduz significativamente o número de exacerbações e mortalidade em doença pulmonar obstrutiva crônica (DPOC) e é recomendada anualmente.
- Adultos de 19 a 64 anos que fumam ou portadores de DPOC devem receber uma dose da pneumo-23, que deve ser repetida aos 65 se a última dose tiver sido há mais de 5 anos, o que está associado a menor risco de pneumonia adquirida na comunidade e de exacerbações.
- A vacinação pneumo-13 em pacientes maiores de 65 anos é capaz de reduzir a incidência de doença pneumocócica invasiva e bacteriemia.

Oxigenoterapia domiciliar

- O uso de O_2 suplementar por mais de 15 horas/dia (regimes mais estritos não estão associados a benefícios) está associado a menor mortalidade em pacientes com hipoxemia grave, em repouso.
- Indicação:
  - Saturação de $O_2 \leq 88\%$ ou $PaO_2 \leq 55$ mmHg.
  - Saturação de $O_2 \leq 89\%$ ou $PaO_2 \leq 56$-59 mmHg em pacientes com hipertensão pulmonar, insuficiência cardíaca ou policitemia (hematócrito $> 55\%$).
- A gasometria arterial para avaliação de oxigenoterapia domiciliar deve ser coletada em ar ambiente, fora do período de exacerbação, em todo paciente com doença estável que apresente uma saturação periférica de O_2 (SpO_2) $\leq$ 92% em repouso.
- Titular O_2 suplementar para SpO_2 alvo 88-90% e, idealmente, usar por 24 horas.
- Reavaliação com nova gasometria arterial após 60-90 dias de oxigenoterapia deve ser realizada para rever se a indicação se mantém.
- Importante lembrar que o oxigênio é inflamável e que o paciente candidato a oxigenoterapia domiciliar não pode ser tabagista atual.

Ventilação não invasiva domiciliar

- Pressão positiva contínua nas vias aéreas (CPAP) em pacientes com insuficiência respiratória crônica ($PaCO_2 \geq 52$ mmHg) após uma hospitalização recente pode ser útil na prevenção de re-hospitalização.

Reabilitação pulmonar

- É definida por um conjunto de práticas integradas visando melhorar o condicionamento físico e psicológico de pacientes com insuficiência respiratória crônica e promover adesão, em longo prazo, a hábitos de vida saudáveis.
- Está indicada para todos os pacientes com dispneia persistente e com VEF1 ≤ 50%.
- Está associada a melhora da dispneia, melhora da qualidade de vida e maior tolerância ao exercício físico, sendo capaz de otimizar o condicionamento físico desses pacientes para as atividades de vida diária, impactando positivamente no prognóstico.
- É capaz de reduzir a hospitalização em pacientes com exacerbação recente (≤ 4 semanas).

Cirurgia redutora de volume pulmonar

- É caracterizada pela ressecção de pelo menos 30% do parênquima pulmonar acometido, com o objetivo de melhorar a função pulmonar do parênquima remanescente.
- Indicações:
  - Acometimento predominante nos lobos superiores na TC.
  - Capacidade pulmonar total e volume residual acima de 100% e 150% do predito, respectivamente.
  - VEF1 pós-prova broncodilatadora < 45% do predito.
  - $PaCO_2 < 60$ mmHg e $PaO_2 > 45$ mmHg no repouso.
- Contraindicada a pacientes com VEF1 < 20%, acometimento difuso e homogêneo do parênquima pulmonar na TC e/ou DLCO < 20%, devido ao alto risco cirúrgico e menor evidência de benefício.
- Está associada a menor mortalidade, melhora sintomática e maior tolerância ao exercício para um seleto grupo de pacientes candidatos a cirurgia.
- Atualmente existe também a opção por broncoscopia.

Transplante pulmonar

- Deve ser considerado em pacientes com doença progressiva a despeito de tratamento farmacológico e não farmacológico otimizados, não candidatos a redução volumétrica pulmonar ou BODE *index score* > 5, $PaCO_2$ > 50 mmHg e/ou PaO_2 < 60 mmHg, e VEF1 < 25%.
- Quando bem-sucedido, o transplante está associado a melhora da função pulmonar, maior tolerância ao exercício e melhor qualidade de vida.
- Sobrevida média pós-transplante de 5,5 anos.
- A principal causa de morbimortalidade desses pacientes é a rejeição crônica do enxerto, caracterizada por bronquiolite obliterativa, com incidência de 25-55% após transplante. Outras causas: infecções oportunistas e doenças linfoproliferativas.

EXACERBAÇÃO

- É definida na presença de pelo menos dois dos critérios de Anthonisen: aumento da dispneia, aumento da expectoração e aumento da purulência do escarro.
- É um evento no curso natural da doença, caracterizado por sustentada piora dos sintomas, além das variações normais do dia a dia, e que resulta na necessidade de alterar a medicação regular do paciente.
- Está associada a um aumento do processo inflamatório, aceleração da progressão da doença, piora da qualidade de vida, e aumenta o risco de exacerbações e hospitalizações subsequentes.
- Sabe-se que o retorno lento ao status basal está associado a progressão da doença e que 8 semanas após uma exacerbação até 20% não se recuperaram ao status basal.
- Principal causa: infecções virais ou bacteriana. Veja na Tabela 7 os principais patógenos.
- Quando relacionadas a infecções virais, costumam ser de maior gravidade, duração maior e com maior risco de hospitalização.
- Diagnóstico diferencial: pneumonia, pneumotórax, derrame pleural, tromboembolismo pulmonar, edema pulmonar cardiogênico e arritmias cardíacas como flutter e fibrilação atrial.

- O maior preditor de risco para exacerbação é o número de exacerbações prévias no ano anterior. Outros fatores de risco são idade avançada, função pulmonar comprometida, bronquite crônica, comorbidades, doença do refluxo gastroesofágico, razão da área da artéria pulmonar/aorta > 1 e maior porcentagem de enfisema ou adelgaçamento de parede da via aérea medidos através da TC de tórax.
- O exacerbador frequente é aquele que apresenta duas ou mais exacerbações no período de 1 ano, cada uma separada por pelo menos 4 semanas após o fim do tratamento anterior, ou por 6 semanas a partir do início do evento em casos que não tenham sido tratados, ou aquele que apresentou uma exacerbação com necessidade de internação nos últimos 12 meses. Esse é um grupo que possui um prognóstico reservado e, portanto, merece atenção especial.
- São classificadas em:
  - Leve: tratada apenas com broncodilatadores de curta ação, ambulatorialmente apenas com ajuste de doses.
  - Moderada: uso de antibiótico e corticoide sistêmico.
  - Grave: tratada no departamento de emergência, relato de hospitalização ou insuficiência respiratória aguda.
- Possuem duração média de 7 a 10 dias e podem ter apresentação clínica variável, podendo ser classificadas em:
  - Sem insuficiência respiratória: Frequência respiratória (FR) – 20 a 30 incursões/minuto (irpm), ausência de uso de musculatura acessória, sem alterações do nível de consciência, hipoxemia resolvida com administração de oxigênio suplementar por máscara de Venturi 28-35%, sem aumento de $PaCO_2$.
  - Insuficiência respiratória aguda não ameaçadora à vida: FR > 30 irpm, uso de musculatura acessória, sem alterações do nível de consciência, hipoxemia respondedora a administração de oxigênio suplementar por máscara de Venturi 24-35%, FiO_2, $PaCO_2$ aumentada.
  - Insuficiência respiratória aguda ameaçadora à vida: FR > 30 irpm, uso de musculatura acessória, alteração do nível de consciência, hipoxemia não respondedora a Venturi com necessidades de FIO_2 > 40%, $PaCO_2$ aumentada ou > 60 mmHg ou acidose respiratória (pH ≤ 7,25).
- A mortalidade intra-hospitalar varia de 3,6% a 11%, 24% em ambiente de unidade de terapia intensiva (UTI), podendo chegar a 42% no decorrer de 1 ano, e é de 50% em 5 anos, após uma hospitalização, o que reforça a importância das medidas de prevenção e tratamento.

- Fatores de mau prognóstico: idade avançada, baixo IMC, comorbidades, hospitalizações previas, necessidade de oxigênio suplementar na alta.
- Durante a exacerbação, há maior risco de infarto agudo do miocárdio, acidente vascular encefálico e tromboembolismo pulmonar.
- Indicações de internação:
  - Sintomatologia exacerbada, com alta FR, hipoxemia, alteração do nível de consciência.
  - Insuficiência respiratória aguda.
  - Início de sintomas novos (cianose, edema periférico).
  - Ausência de resposta ao tratamento inicial.
  - Presença de comorbidades graves.
  - Suporte social insuficiente.

Tratamento

- O objetivo do tratamento é minimizar o impacto da negativo da exacerbação atual e prevenir exacerbações subsequentes.

Broncodilatadores

- Beta-2-agonistas de curta duração, com ou sem anticolinérgicos, são a droga de escolha para o tratamento da exacerbação.
- Broncodilatadores de longa duração devem ser mantidos ou reconciliados assim que possível.

Corticoides sistêmicos

- Estão associados a menor tempo de recuperação, menor tempo de hospitalização e menor taxa de falência de tratamento.
- Prednisona 40 mg por 5 dias é o regime de escolha. Tratamento prolongado não mostrou diferença em desfecho e está associado a maior risco de efeitos adversos, como psicose em idosos, distúrbios hidroeletrolíticos, hiperglicemia e hipertensão.
- Não há diferença entre administração oral ou endovenosa.

Antibióticos

- Seu uso está associado a redução de mortalidade e falência de tratamento.

- Está indicado para exacerbações moderadas a graves na presença dos três critérios de Anthonisen, ou na presença de dois, incluindo purulência do escarro, ou necessidade de ventilação mecânica (invasiva e não invasiva).
- O tratamento empírico geralmente inclui um betalactâmico, macrolídeo ou tetraciclina. Tempo de tratamento de 5 a 7 dias, podendo haver um tempo menor caso se opte por um macrolídeo e sua meia-vida prolongada.
- Está indicada a cultura do escarro de pacientes com exacerbações frequentes, obstrução severa e/ou com necessidade de ventilação mecânica para identificação de bactérias Gram negativas como Pseudomonas sp. ou germes multirresistentes e ampliação do espectro, se necessário.
- Biomarcadores, como procalcitonina e PCR *point of care*, podem ser estratégias úteis na redução da prescrição excessiva de antibióticos nas exacerbações da doença pulmonar obstrutiva crônica (DPOC) sem associação com piores desfechos clínicos, como indicam estudos recentes.
- Fatores de risco para infecção por Pseudomonas aeruginosa em pacientes com DPOC exacerbado:
  - Colonização prévia ou identificação de Pseudomonas aeruginosa no escarro no último ano.
  - DPOC GOLD 4 (VEF1 < 30%).
  - Presença de bronquiectasias na TC de tórax.
  - Uso de antibioticoterapia de amplo espectro nos últimos 3 meses.
  - Uso contínuo de corticoide sistêmico.

Suporte ventilatório

- Oxigênio suplementar deve ser fornecido via cânula nasal ou máscara de Venturi e titulado para SpO_2 88-92%.
- Indicação de ventilação não invasiva (VNI):
  - Acidose respiratória ($PaCO_2$ > 45 mmHg e pH ≤ 7,35).
  - Dispneia com sinais de falência respiratória, como uso de musculatura acessória, respiração abdominal paradoxal ou retração de musculatura intercostal.
  - Hipoxemia persistente apesar de oxigênio suplementar.
- O uso de VNI está associado a melhora da acidose respiratória, redução do trabalho respiratório, diminuição do tempo de internação, menor risco de intubação orotraqueal e redução de mortalidade.

- Já a ventilação mecânica invasiva está indicada quando há falência de VNI, rebaixamento do nível de consciência, pós-PCR, instabilidade hemodinâmica sem resposta a fluidos ou drogas vasoativas, hipoxemia severa em pacientes que não toleram VNI.

TABELA 7 Principais patógenos das exacerbações.

Papel nas exacerbações	
Bactérias	
Haemophilus influenzae	20-30%
Streptococcus pneumoniae	10-15%
Moraxella catarrhalis	10-15%
Pseudomonas aeruginosa	5-10%, prevalente em doença avançada
Staphylococcus aureus	Causa improvável
Vírus	
Rinovírus	20-25%
Parainfluenza	5-10%
Influenza	5-10%
VSR	5-10%
Adenovírus	3-5%
Bactérias atípicas	
Chlamydophila pneumoniae	3-5%
Mycoplasma pneumoniae	1-2%
Fungo	
Pneumocystis jiroveci	Indefinido

Fonte: Celli BR, Wedzicha JA, 2019.

PRESCRIÇÃO NA PRÁTICA

Exemplo de prescrição (cada caso deve ser avaliado individualmente e a decisão deve ser tomada pelo médico responsável pelo caso).

- Budesonida 400 mcg + formoterol 12 mcg: 1 capsula, via inalatória, 2 x/dia. Lavar cavidade oral após.
- Tiotrópio 2,5 mcg: 1 puff, via inalatória, 1 x/dia.
- Azitromicina 500 mg: tomar 1 comprimido as segundas, quartas e sextas.

REFERÊNCIAS

1. Agustí A, Hogg JC. Update on the pathogenesis of chronic obstructive pulmonary disease. N Engl J Med. 2019;381(13):1248-56.
2. Boucher RC. Muco-obstructive lung diseases. N Engl J Med. 2019;380(20):1941-53.
3. Butler CC, Gillespie D, White P, Bates J, Lowe R, Thomas-Jones E, et al. C-Reactive Protein Testing to Guide Antibiotic Prescribing for COPD Exacerbations. N Engl J Med. 2019;381(2):111-20.
4. Celli BR, Cote CG, Marin JM, Casanova C, Oca MM, Mendez RA, et al. The body-mass index, airflow obstruction, dyspnea, and exercise capacity index in chronic obstructive pulmonary disease. N Engl J Med. 2004;350(10):1005-12.
5. Celli BR, Wedzicha JA. Update on Clinical Aspects of Chronic Obstructive Pulmonary Disease. N Engl J Med. 2019;381(13):1257-66.
6. Criner GJ, Celli BR, Brightling CE, Agusti A, Papi A, Singh D, et al. Benralizumab for the Prevention of COPD Exacerbations. N Engl J Med. 2019;381(11):1023-34.
7. Ekström M, Andersson A, Papadopoulos S, Kipper T, Pedersen B, Kricka O, et al. Long-Term Oxygen Therapy for 24 or 15 Hours per Day in Severe Hypoxemia. N Engl J Med. 2024;391(11):977-88.
8. Fernandes FLA, Cukier A, Camelier AA, Fritscher CC, Costa CH, Pereira EDB, et al. Recomendações para tratamento farmacológico da DPOC: Perguntas e respostas. J Bras Pneumol. 2017;43(4):290-301.
9. Global Initiative for Chronic Obstructive Lung Disease (GOLD). Global Strategy for the Diagnosis, Management and Prevention of Chronic Obstructive Pulmonary Disease: 2020 Report. Disponível em: https://goldcopd.org/gold-reports/.
10. Global Initiative for Chronic Obstructive Lung Disease (GOLD). Global Strategy for the Diagnosis, Management and Prevention of Chronic Obstructive Pulmonary Disease: 2023 Report. Disponível em: https://goldcopd.org/2023-gold-report-2/.
11. Lipson DA, Barnhart F, Brealey N, Brooks J, Criner GJ, Day NC, et al. Once-Daily Single-Inhaler Triple versus Dual Therapy in Patients with COPD. N Engl J Med. 2018;378(18):1671-80.
12. Pavord ID, Chanez P, Criner GJ, Kerstjens HAM, Korn S, Lugogo N, et al. Mepolizumab for Eosinophilic Chronic Obstructive Pulmonary Disease. N Engl J Med. 2017;377(17):1613-29.
13. Suissa S, Patenaude V, Lapi F, Ernst P. Inhaled corticosteroids in COPD and the risk of serious pneumonia. Thorax 2013;68(11):1029-36.

Índice remissivo

E

U

V

X